CW01476870

Mit gebrochenen Flügeln fliegen....

Menschen berichten über bipolare Störungen

Renate Kingma (Redaktion)

Mit gebrochenen Flügeln fliegen....
Menschen berichten über bipolare Störungen

Deutsche Gesellschaft für Bipolare Störungen e. V. (DGBS)
(manisch-depressive Erkrankungen)
www.dgbs.de

Hinweis:
Medizin als Wissenschaft ist ständig im Fluss. Für Angaben bzgl. Medikamenteneinsatz, Zulassung bzw. Zulassungsbeschränkung, Dosierungsempfehlungen und Applikationsformen kann vom Herausgeber keine Haftung übernommen werden. Jeder Benutzer ist angehalten, durch sorgfältige Prüfung der Medikamentenbeipackzettel und ggf. nach Konsultation eines Spezialisten festzustellen, ob die dort gegebenen Empfehlungen von denen in diesem Werk abweichen.

Die Wiedergabe von Gebrauchsnamen, Handelsnamen, Warenbezeichnungen usw. in diesem Werk berechtigt auch ohne besondere Kennzeichnung nicht zu der Annahme, dass solche Namen im Sinne der Warenzeichen- und Markenschutz-Gesetzgebung als frei zu betrachten wären und von jedermann benutzt werden dürfen.

Wichtig:
Eine Gefährdungshaftung für in Deutschland nicht zugelassene Importpräparate durch den Hersteller und den Importeur wird nicht übernommen.

Redaktion:
Dr. Renate Kingma
Wissenschaftsjournalistin
Frankfurt am Main
Die Autoren, deren Vornamen zum Teil geändert wurden, sind der Redaktion bekannt. Auf Wunsch kann mit ihnen über die DGBS e.V. Kontakt aufgenommen werden.

Zweite Auflage 2005
Copyright © 2003 Deutsche Gesellschaft für
Bipolare Störungen e.V. und die Autoren
Alle Rechte vorbehalten
Gestaltung: ConferencePoint Verlag, Hamburg
www.conferencepoint.de
Herstellung: Books on Demand GmbH, Norderstedt

ISBN 3-8330-0662-5

Was man aufschreibt, stellt man außer sich
Man nimmt es aus dem Blut
Und legt es auf die Schwelle.
Die Sonne und der Wind trocknen es
Und dann ist es ein anderes.
Nicht mehr wir selbst.
Ein Geschöpf, das uns verlassen hat.
Und hinter den Schmerzen der Geburt
Kommt die Stille…

Ernst Wiechert, *Missa sine nomine*

Für Till

Inhalt

Das Buch enthält Gedichte und Zeichnungen verschiedener Autoren

Vorwort

Die sogenannten „bipolaren Erkrankungen" erfahren erst allmählich eine wachsende Aufmerksamkeit. Der Begriff des „Manisch-Depressiven" ist zwar seit langem bekannt und der Volksmund bedient sich gerne des Ausdrucks: „Himmelhochjauchzend – zu Tode betrübt".

Nur Wenige können jedoch vermutlich ermessen, was Menschen durchmachen, die solchen starken Stimmungsschwankungen von Krankheitswert ausgesetzt sind und die dabei die Pole zwischen dem euphorisch-überschwänglichen, ungebremsten Taten- und Schaffensdrang der Manie und dem antriebslosen, resignierten und oft ausweglos erscheinenden Zustand der Depression mit allen Höhen und Tiefen im engsten Sinne des Wortes durchleben.

Die Deutsche Gesellschaft für Bipolare Störungen hat es sich zum Ziel gesetzt, die Forschung und Lehre über Ursachen und Behandlung bipolarer Erkrankungen zu fördern und den Erfahrungsaustausch zwischen Professionellen, Angehörigen, Betroffenen und allen Beteiligten im Gesundheitswesen zu unterstützen. Diese Zielsetzung begrüßt das Bundesministerium für Gesundheit und Soziale Sicherung ausdrücklich.

Wie verschiedene andere schwere psychische Erkrankungen verlaufen bipolare Erkrankungen oft chronisch und sind durch wiederkehrende Krankheitsphasen gekennzeichnet. Oft noch mehr als durch eine somatische Erkrankung werden die Betroffenen aus dem eigenen Selbstverständnis und bisherigen Lebensbezügen herausgerissen. Hinzu kommt, dass psychische Erkrankungen auch heute noch oft mit einem gewissen Stigma belegt sind und die Umgebung mit Unverständnis, Abwehr und Rückzug reagiert.

In dem vorliegenden Buch berichten Betroffene über ihre ganz persönlichen Erfahrungen mit ihrer Krankheit. Die Sichtweise der Betroffenen zu hören und ernst zu nehmen, sie als Partner und im gewissen Sinne „Sachverständige" ihrer Erkrankung einzubeziehen, ist eine Haltung, die die Medizin, insbesondere auch die Psychiatrie erst lernen musste. Es ist ein Erfolg der Psychiatrie-Reform, dass die Einbindung der Angehörigen psychisch Kranker sowie der Betroffenen selbst verbessert wurde. Dahinter steht die Überzeugung, dass nur eine Psychiatrie, die von allen beteiligten Gruppen entwickelt und getragen wird, eine menschliche Psychiatrie sein kann. Daher ist es der Bundesregierung nicht nur ein besonderes Anliegen, die speziellen Belange psychisch kranker Menschen zu berücksichtigen, sondern auch die Patientenrechte zu verbessern und die Selbsthilfe zu stärken.

Es ist zu hoffen, dass das vorliegende Buch viele Leser erreicht. Vielleicht ermutigt es Betroffene und ihre unmittelbaren Angehörigen, aus einem schambesetzten Schweigen herauszutreten und sich mit anderen auszutauschen. Vielleicht ergeben sich auch für manchen professionellen Helfer Impulse, in besserer Kenntnis der Perspektive Betroffener das eigene Handeln weiterzuentwickeln.

Ich wünsche dem Buch eine weite Verbreitung sowie eine interessierte und aufmerksame Leserschaft.

Dr. Klaus Theo Schröder
Staatssekretär im Bundesministerium für Gesundheit
und Soziale Sicherung

Sehr geehrte Leserin, sehr geehrter Leser,

ist Krankheit zu einem Störfall modernen Lebens geworden? Unser Gesundheitswesen ist zu teuer, hört man beständig von den politischen Entscheidungsträgern. Die zu Ansprüchen verdichteten Wohltaten müssen zurückgenommen werden.

Nicht nur auf Seiten der Patienten wächst das Gefühl der Unsicherheit und des Ausgeliefertseins.

Um so mehr müssen die Bedürfnisse von Menschen mit bipolarer Erkrankung ins Blickfeld der Reformen gestellt werden. Denn die Häufigkeit, Schwere und Konsequenzen dieser Erkrankung werden unterschätzt. Die Betroffenen sehen sich immer noch viel zu oft mit unzureichenden Behandlungsstrategien und sehr belastenden Schwierigkeiten im familiären und beruflichen Umfeld konfrontiert, die einen Verlust von Lebensqualität, Arbeitsfähigkeit und oft die Frühberentung nach sich ziehen. Bei einem Großteil der Betroffenen hätte die Krankheit durch eine frühzeitige, korrekte Diagnose und moderne Behandlungsmethoden einen anderen Verlauf genommen.

Die Deutsche Gesellschaft für Bipolare Störungen e.V. (DGBS) ist ein gemeinnütziger Verein, der 1999 gegründet wurde, um den Dialog zwischen Professionellen, Betroffenen, Angehörigen sowie allen am Gesundheitswesen Beteiligten zu fördern. Nach der Herausgabe des *Weißbuches Bipolare Störungen in Deutschland* im vergangenen Jahr stellt das vorliegende Buch mit Erfahrungsberichten von Betroffenen und Angehörigen einen weiteren Höhepunkt dar. Ein besonderes Lese-, aber auch Lehrbuch – und ein neuer Beitrag der DGBS e.V., um Informationsdefizite über die Erkrankung zu vermindern und die Betroffenen und ihre Familien besser zu verstehen sowie Berührungsängste abzubauen.

Ein von Fachwissen und gleichermaßen Empathie und Respekt getragener Umgang miteinander ist das Fundament einer erfolgreichen Behandlung und Entstigmatisierung bipolar Erkrankter.

Der Satz, dass es nicht gut sei, wenn der Mensch allein ist, gilt auch im gesellschaftlichen Sinne. Der DGBS e.V.-Vorstand hofft daher, mit diesem Buch Erfahrungen von Gemeinschaft und Nähe aller Beteiligten zu vermitteln, denn eine veränderte Orientierung der finanziellen Ressourcen in unserem Gesundheitswesen ist nicht das einzige Problem.

Wir danken allen Autoren sehr herzlich für ihre Offenheit und den Mut, ihre ganz persönlichen Erfahrungen, Erlebnisse und bildnerischen Darstellungen der Öffentlichkeit zugänglich zu machen. Frau Dr. Renate Kingma möchten wir für ihr großes und sensibles Engagement zur Realisierung dieses Buches ausdrücklich danken.

Vorstand der DGBS e.V.
Dr. Heinz Grunze
Privatdozent Dr. Andreas Erfurth
Dieter Borchers

Hamburg, im Juli 2003

Weit verbreitet, häufig unerkannt und deshalb meist falsch behandelt: Hinter der medizinischen Bezeichnung „bipolare Störungen" verbirgt sich eine seelische Erkrankung, die von Patienten und Ärzten lange verdrängt wurde. Fünfundvierzig Betroffene und Angehörige haben den Mut, in diesem Buch über ihren ganz persönlichen Umgang mit einer chronischen Krankheit zu sprechen. Sie sprechen über Auslöser und Frühwarnsymptome, über den Kampf mit der Krankheitseinsicht, über Medikamente und Nebenwirkungen, über Psychotherapie und Selbsthilfegruppen.

Sie sprechen aber auch über Wunden, die in der Kindheit geschlagen wurden, über Stress im Beruf, über Partnerprobleme. Und sie sprechen vor allem über ihre Wut und Verzweiflung, ihre Tränen und schlaflosen Nächte, ihre Angst, ihre Einsamkeit, ihre Todessehnsucht, ihr zerbrochenes Leben. Was es heißt, aus einer vorgeschädigten Familie zu kommen. Was es heißt, von der Familie verstoßen oder angenommen zu werden.

Wie ein roter Faden zieht sich das Typische dieser tückischen Krankheit durch ihrer aller Leben: Verletzlichkeit wurde oft in der frühen Kindheit angelegt, sozialer Stress durch Überforderung hervorgerufen, Krankheitseinsicht quälend lange unterdrückt, der Umgang mit Medikamenten vor allem in Phasen des Hochgefühls vernachlässigt, die tröstliche Wirkung von Selbsthilfegruppen nur zögernd angenommen. Und fast immer kam die richtige Diagnose viel zu spät!

Und doch hat jede Lebensgeschichte ihre ganz individuelle Ausprägung: Olga setzt sich mit Normalität und Krankheit auseinander, Sonja leidet vor allem darunter, beruflich ausgemustert zu werden. Lisas Immunsystem wurde durch Missbrauch geschädigt, Rudolf immer wieder aus der Achterbahn seines Lebens geschleudert, Viola als kleines Mädchen einfach nicht geliebt. Richard berichtet vor allem über seine peinlichen Entgleisungen in der Manie und Angehörige über ihre sie immer stärker strangulierende Co-Abhängigkeit, in der sie sich hilf- und machtlos fühlen. Viele dieser Kranken überfordern sich mit ihrem Anspruch auf Perfektion immer wieder selbst.

Aber es gibt auch Geschichten von Menschen, die nicht aufgeben: Ob sie nun malen oder Gedichte schreiben, ob sie sich trotz ihrer in hohem Maße vererblichen Krankheit doch eine Familie aufbauen oder ob sie einfach im „Ja zur Krankheit" Ruhe finden.

Es gibt sogar Geschichten vom Siegen. Von Menschen, die wie Phönix aus der Asche steigen: Marie-Luise jubelt: „Ich liebe mein bipolares Leben!" Maria stellt fest, dass die Krankheit ihr Leben positiv verändert hat. Britta hat gelernt, mit „gebrochenen Flügeln zu fliegen". Vera hat es ihrer Mutter zu verdanken, dass sie nicht gescheitert ist.

Manche klagen aber auch an: Dass die kreativen (manischen) Phasen in ihrem Leben viel zu schnell wegtherapiert werden, dass man ihnen nur die depressiven (pflegeleichten) lässt, dass es in der Psychiatrie hier und da noch zugeht, wie vor der Psychiatriereform der siebziger Jahre: Mit Gewalt und Überheblichkeit, Verwahr-Mentalität und Pharma-Gläubigkeit. Ohne Achtung vor dem einzelnen Kranken mit seiner ganz individuellen Würde. Andere erinnern sich dankbar der guten Kontakte mit ihrem Arzt, ihrem

Psychologen, von dem sie sagen, dass sie ohne ihn nicht überlebt hätten, manche sind demütig geworden und glauben fest daran, dass jemand sie „von oben" beschützt.

Das alles können Leser in diesem Buch finden. Aber auch dies: Die Selbstheilungskräfte der Menschen sind eine nie versiegende Quelle. Ärzte sollten niemals verlernen, daran zu glauben und sie zu nutzen.

Renate Kingma

Als Nesthäkchen in einer harmonischen Familie hatte ich keine Probleme in der Schule und mit Freunden. Abitur, Studium, Abschluss als Diplom-Ingenieur und aktiver Sport waren eine folgerichtige Entwicklung. Kann sein, dass ich dann aus einer Art Torschlusspanik einen 12 Jahre älteren Mann geheiratet habe. Kann sein, dass der Eintritt in den Beruf, der Übergang von der Theorie in die Praxis der entscheidende Auslöser für die Krankheit war. Ich wollte viel zu hoch hinaus, von Anfang an perfekt sein, gönnte mir keine Lehrjahre. Aber ich war eben noch nicht perfekt und so folgten schlimme Minderwertigkeitsgefühle, Depressionen und Ängste.

Der erste Nervenarzt riet mir zu einem Arbeitsplatzwechsel, aber ich wollte durchhalten – oder ganz aus dem Leben gehen. Lithium stabilisierte mich, auch bei der Arbeit. Aber als mein erster Mann einen politischen Prozess an den Hals bekam, brachte das so viel Unruhe in mein Leben, dass ich das nicht durchhielt und mich scheiden ließ.

Zweite Heirat 1975. Schwangerschaft. Ich fühlte mich wohl, wollte dem Kind nicht schaden und setzte das Lithium ab. Die Folge waren schlimme Depressionen und natürlich wieder Lithium. Bei der zweiten Schwangerschaft verzichtete ich auf derlei Experimente. Die nächsten zehn Jahre waren unproblematisch.

1990 dann eine neue manische Episode. Ich stürzte mich in die Arbeit, konnte nicht abschalten, war mobil rund um die Uhr, meine Gedanken rasten bis zur Erschöpfung. Mein Mann, der nach dem Tod seiner herzkranken Mutter all seine Angst auf mich übertragen hatte, muss mich wohl unbewusst „eingeigelt" haben, denn ich ging ganz und gar im Beruf, im Haushalt und in der Familie auf. Das Ganze endete wieder in der Psychiatrie. Mein Arbeitsplatz wurde wegrationalisiert. Aber ich gab nicht auf, fand einen Job in einem Supermarkt – Regale auffüllen! Und es ging immer wieder aufwärts: Ansehen bis in die Chefetagen, Wahl zum Betriebsrat. Aber dann begann es in der Familie zu kriseln. Die älteste Tochter durchlebte einen Ablöseprozess, mein Mann wurde Dialyse-Patient, depressive Phasen und Schlafstörungen waren meine Antwort, und dazu kamen Schuldgefühle, als Mutter und Ehefrau zu versagen. Also engagierte ich mich noch mehr da, wo ich meine Bestätigung fand – in der Arbeit.

Eines Tages war ich so ausgepumpt, dass ich kaum noch essen konnte, nur noch flüssige Nahrung. Und ich schuftete weiter, bis sich herausstellte, dass ich mir eine massive Nierenschädigung eingehandelt hatte. Gefühlsstress soll sich ja auf die Nieren legen, „Giftige Beziehungen…" heißt ein entsprechendes Buch aus dem Amerikanischen.

Darin sah ich nun mein bisheriges Leben voll bestätigt. Unsere Ehe war eine Vernunftehe geworden, mein Mann hatte sich krankheitsbedingt – und wohl auch aus Schutz vor meinen Stimmungsschwankungen – allmählich zurückgezogen. Wir lebten uns immer mehr auseinander, konnten nicht einmal mehr miteinander reden, mein Mann drückte seine Gefühle in Gedichten aus. Wir merkten immer mehr, dass wir kaum noch etwas gemeinsam hatten, die Rollen waren festgelegt, ich die Praktische, die Dominante, er der Flüchter, für mich unerreichbar, dass ich eigentlich ganz anders sein wollte, hörte niemand.

Mit einer manisch-depressiven Frau zu leben, ist sicher nicht leicht. Aber diese Diagnose wird oft auch wie ein Stempel benutzt – „sie ist eben krank". Da wird dann vieles drauf abgerechnet, was es wiederum schwer macht, eine Mittellage zu finden. Aber wer entscheidet eigentlich, was an mir krank und was normal ist? Ich habe in einer langen Verhaltenstherapie lernen können, dass ich das nur selber entscheiden kann. ICH muss wissen, wie ich sein will, ich lebe mit Menschen, die meine Gefühle herausfordern. ich entscheide, welche Gefühle dies sein dürfen, ich gestalte das Verhältnis zu ihnen, gehe auf sie zu, ziehe mich zurück, lasse sie an mich heran oder auch nicht.

Trotz oder vielleicht auch wegen meiner Krankheit erlebe ich immer wieder interessante Konfrontationen. Zum Beispiel bei meiner Arbeit für die Selbsthilfe. Das bedeutet, zwischen Experten und Kranken eine Partnerschaft aufzubauen, nicht nur darüber zu reden, sondern sie zu leben. Das lässt der Arbeitsalltag aber oft nicht zu. Das Engagement als Freiwillige wird zwar gut geheißen, aber doch zurückgestellt. In den manischen Phasen macht mich das aggressiv, und ich versuche zu provozieren. Aber das ist ein Weg, der auf Glatteis führt. Und dann denke ich wieder nach über Fragen wie „Zwang und Gewalt in der Psychiatrie". Bin ich von Natur aus provokant oder nur, weil ich krank bin? Wer kann das zuverlässig sagen? Der Umgang mit bipolar Erkrankten erfordert wirklich viel Wissen, Vertrauen, Fingerspitzengefühl und eben ein partnerschaftliches Miteinander von Fachleuten und Betroffenen.

Nach dem Lithium-Entzug vor fünf Jahren wegen einer Nieren-schädigung hatten wir als Familie eine schwere Zeit. Depressionen und manische Phasen folgten einander in raschem Verlauf, manch-mal fast über Nacht. Ich bäumte mich dagegen auf, wollte meine Arbeit nicht verlieren, mein Mann wurde immer kränker. Bis sich schließlich eine Spenderniere fand, war ich an meine Belastungs-grenze gekommen. Ich wollte einfach nicht mehr leben und kam erneut in die Psychiatrie. Lithium als Suizid-Schutz fiel ja aus. Andere Medikamente, wie Valproat oder Carbamazepin versagten. Es war die bisher schlimmste Krise. Erst eine ambulante Verhal-tenstherapie in der hiesigen Reha-Klinik brachte eine gewisse Erleichterung, Entspannungstechniken gaben mir Ruhe, halfen, meinen Körper neu zu entdecken und konnten die Medikamente auf ein Minimum reduzieren. Die Gespräche in der Gruppe, mit den Therapeuten, den Psychologen, die Kontakte insgesamt halfen mir einzusehen, dass eine Trennung für uns das Beste ist. Wir haben ja beide nur noch ein Lebensdrittel. So kann jeder nach seinen Wünschen leben.

Die Trennung und die damit verbundenen Umzüge brachten mich allerdings noch einmal an die Grenze meiner Belastbarkeit. Was ich gelernt hatte, konnte ich nicht mehr leben, ausgepumpt und leer ging ich wieder in die Psychiatrie.

Seitdem lebe ich mit dem Phasenprophylaktikum Lamictal und hoffe auf eine weitere Normalisierung der Stimmungsschwankungen. Mein Körper allerdings will noch nicht so recht, erinnert mich mit allerlei psychosomatischen Störungen daran, dass ich auf ihn acht geben muss. In den Selbsthilfegruppen tanke ich auf. In meiner Krankheit sehe ich keinen Makel mehr. Ich versuche anderen zu helfen, das genauso zu erleben.

Karl (48): Ja-Sagen bringt Realitätsgewinn...

Es begann vor 32 Jahren mitten im Sommer. Ich war sechzehn und in der 11. Klasse eines Gymnasiums in Niederbayern. Innerhalb von nur wenigen Tagen verlor ich ohne äußere Ursache mein ganzes Selbstvertrauen.

Es war schrecklich. Ich, der ich in meiner Umgebung als vital bekannt war, traute mir überhaupt nichts mehr zu. In der Schule konnte ich den Cicero nicht mehr übersetzen, weil ich jedes Wort, obwohl ich seine deutsche Bedeutung kannte, aus Unsicherheit doch immer wieder im Lexikon nachschlagen musste. So wurde alle Arbeit endlos.

Dazu kam Angst. Starke Angst, zu scheitern, zu versagen, die Schule nicht zu schaffen. Und schließlich heftige Schuldgefühle. Schuld wofür? Schwer zu sagen. Vielleicht: Schuld am Leben zu sein.

Das ging knapp eine Woche so. In den Nächten fand ich keinen Schlaf. Jemand riet mir zu einer Psychiaterin. Ich bekam Beruhigungsmittel, und damit ging es wieder aufwärts. Doch mit den Jahren kamen diese Depressionen immer wieder, etwa ein bis drei Mal im Jahr, zehn Jahre lang. Ich nahm dann immer wieder die Beruhigungsmittel (Adumbran und manchmal auch Sinquan) und setzte sie nach vier bis sechs Wochen wieder ab, wenn ich glaubte, sie nicht mehr zu brauchen.

Zwischen den Depressionen blühte ich immer wieder zu alter Stärke auf. Ich hatte das Gefühl, die Depressionen könnten nie wieder kommen, der Dämon sei endgültig verjagt und besiegt. Lese ich heute etwas über diese Krankheit, so würde ich sagen: Ich war in diesen 10 Jahren ein Bipolar-II-Patient mit häufig rezidivierenden Depressionen und zwischenzeitlicher Normalisierung, welche gelegentlich bis hin zur Hypomanie anstieg.

Auch die Depressionen während dieser 10 Jahre waren schlimm, aber nicht so schlimm wie die erste. Das lag daran, dass ich sie allmählich kennen lernte und wusste, dass sie wieder vergehen. Dieses Wissen ist sehr wichtig. Denn ich fühlte mich zwar elend, dachte vielleicht auch, dass die Depression jetzt für immer und ewig bleibt, aber daneben wusste ich auch, sie wird wieder vergehen, und ich begann, sie so schnell wie möglich mit Medikamenten zu bekämpfen. Das war bei der ersten Depression noch nicht so. Und deshalb war die erste so höllisch.

In all den Jahren während der Schulzeit fand ich trotz aller Spannungen bei meiner Mutter gerade in Krisensituationen eine instinkthaft gebotene warme Obhut.

Etwa 5 bis 7 Jahre nach der ersten Depression – ich studierte mittlerweile Mathematik, Physik und Philosophie – kam es immer häufiger vor, dass ich in der Zeit zwischen den Depressionen zunehmend „aufgedreht" war. Mir floss eine Menge an innerer Energie zu, die ich aber nicht immer sinnvoll bewältigen konnte. Es geschahen „komische Dinge", die mich an den Rand der gesellschaftlichen Konformität und Legalität brachten. Ich spürte, dass ich durch dieses Auf und Ab in Gefahr war, mein Studium nicht mehr beenden zu können.

Deshalb suchte ich eines Nachmittags zusammen mit einem Freund, der Medizin studierte, die Universitätsbibliothek auf. Dort fanden wir eine neuere Doktorarbeit über die Behandlung der Zyklothymie (einer milden Form der manisch-depressiven Erkrankung) mit Lithium. Am nächsten Morgen radelte ich zu meinem Psychiater und bat ihn, mir Lithium zu verschreiben. Er riet ab, weil man damals – Mitte der siebziger Jahre – noch glaubte, dass Lithium auf längere Sicht die Nieren schädigen könne. Er empfahl ein Neuroleptikum. Aber ich gab nicht nach, verwies auf obige Doktorarbeit und kam mit Lithium und Truxal nach Hause.

Lithium half mir nun für ein paar Jahre, mein Leben zu stabilisieren. Nicht nur die Depressionen, sondern auch die Hypomanien zogen sich zurück. Ich beendete mit gutem Erfolg mein Studium und begann mit der Arbeit im Beruf.

In dieser Zeit lernte ich auch meine Frau kennen. Aber sobald wieder etwas mehr Ruhe in mein Leben eingekehrt war, wurde ich leichtsinnig und begann, das Lithium abzusetzen. Ich dachte eben jedes Mal, jetzt sei ich gesund, vielleicht sogar endgültig gesund.

Wahrscheinlich gibt es für das Absetzen dieses Medikaments noch einen sehr viel tieferen Grund: Ich konnte zur Diagnose meiner Nervenärzte einfach nicht „Ja" sagen. Ich kannte die Diagnose. Aber was sollte ich als junger intellektueller Mann mit einer „Psychose" anfangen? Ich empfand das wie einen „geistigen Kopfschuss"! Ich brauchte nur ein Lexikon aufzuschlagen, und dann las ich die furchtbarsten Dinge! „Geisteskrankheit"? Bin ich denn ein Verrückter? Ich musste das einfach ablehnen, ich wollte keine Psychose haben. Ich wollte eine Neurose, keine Psychose! Aber für eine Neurose braucht man kein Lithium. Deshalb nahm ich es in der Zeit, in der es mir gut ging, einfach nicht mehr, obwohl ich es doch selber von meinem Arzt verlangt hatte. Mit anderen Worten: Ich nahm meine Krankheit nicht an, ich akzeptierte sie nicht – und wurde ihr dadurch nur noch mehr ausgeliefert. Die Erkrankung „regierte" mich, nicht ich sie. Doch darüber später mehr.

Noch etwas möchte ich in diesem Zusammenhang erzählen: Wenn ich damals zu meiner Frau oder Freunden von meiner Erkrankung sprach, sagte ich stets, dass ich Depressionen habe. Dass ich auch manchmal zu aufgedreht, zu aufgekratzt war, zuviel an Energie hatte, und dass das auch eine Seite meiner Erkrankung war, das verstand ich damals noch nicht, oder vielleicht besser: Ich wollte es nicht verstehen! Denn meine energiegeladene, kreative Zeit auch als Krankheit zu begreifen, hätte ja zur Folge gehabt, auf die lustvolle Seite meines Lebens zu verzichten. „Der Verzicht aber ist keine Frucht der Jugend, sondern der Reife," heißt es bei Goethe.

Von 1986 bis 1988, ich war schon über die ersten Berufsjahre hinaus, ging ich wöchentlich zwei Stunden (Einzelgesprächs-Sitzungen) zu einem angehenden Psychoanalytiker und heutigen Therapeuten, der versuchte, mir bei der Aufarbeitung von Vergangenem zu helfen. Er wollte mich dabei unterstützen, mit mir selbst mehr ins Reine zu kommen. Ich wollte ja ein neues Etikett: Neurose statt Psychose. So lehnte ich meine eigene Erkrankung immer mehr ab und natürlich vor allem die Manie. Ich wollte einfach weg von der Psychose und setzte das Lithium ab. So scheiterte immer wieder so ziemlich alles, was ich mir vornahm. Erst als ich nach Jahren lernte, meine manisch-depressive Erkrankung anzunehmen, habe ich von der Behandlung profitiert. Psychohygiene und Psychoedukation sind eben gerade bei psychotisch kranken Menschen sehr wichtig, weil sie den sinnvollen Umgang mit den Medikamenten oft erst möglich machen.

Allmählich verstärkten sich nun die hypomanischen Phasen. Ganz allgemein würde ich sagen, dass ich im zweiten Jahrzehnt meiner Erkrankung hypomanische Phasen mit depressiven Nachschwankungen hatte, während es im ersten Jahrzehnt gerade umgekehrt war. Zunächst gelang es mir, die aus der Manie zufließende Kraft voll in die berufliche Arbeit zu integrieren, aber bald wurde dies schwieriger. Immer wenn die Vorstufe zur Manie überschritten war, kam es zu Auffälligkeiten in meinem Sozialverhalten. Damals nahm ich gelegentlich Lithium und sehr viel seltener ein Neuroleptikum.

Schließlich kam es zu echten Manien. Ich war stimmungsmäßig derart aufgedreht, dass ich den Bezug zur Realität und den Boden unter den Füßen verlor. Zweimal wurde ich mit voll aufgeblühter Manie zwangsweise in ein Nervenkrankenhaus eingewiesen. Das war inzwischen über zwanzig Jahre nach der ersten Depression und liegt heute etwa zehn Jahre zurück. Der Übergang vom ehemaligen Bipolar-II-Patienten zum Bipolar-I-Patienten dauerte gut 10 Jahre.

Nach der zweiten Zwangseinweisung war ich 3 Monate in der Klinik. Nach den ersten drei Wochen auf einer geschlossenen Station kam ich auf eine halbgeschlossene, wo ich über 2 Monate verbrachte und außer mir niemand mehr ein Arbeitsverhältnis hatte.

In der heutigen Erinnerung wirkt die Station traurig, dumpf, eine willenlose Atmosphäre. Endstation?

Nach drei Monaten entließ mich der Stationsarzt mit dem Rat, eine Rente zu beantragen. Er meinte, ich würde nie wieder richtig arbeiten können. Das war eine bittere Erfahrung, hatte ich doch beruflich noch so viele Pläne. Aber auch mein Chef, mit dem ich befreundet war und den ich ziemlich verzweifelt um Rat fragte, riet zur Rente und hatte schon alles ausgerechnet, sogar eine kleine Abfindung.

Das war im Frühjahr 1993. Zuhause saß ich lustlos über grauen Tabellen mit vielen Spalten und Zahlen. Ich hatte zwar überhaupt keine Kraft, weil ich nach der langen Manie vollkommen ausgepumpt war. Aber in die Rente wollte ich auf keinen Fall. Ich hatte noch viel zu viele Pläne. Ich kam immer mehr unter Druck. Gab es noch einen Ausweg? Da geschah das Eigenartige: In dieser absolut hoffnungslos erscheinenden Lage begann ich, meine Krankheit von beiden Seiten her zu akzeptieren, nicht nur von der Depression her, sondern auch mit der Manie. Und dann kam aus dieser Richtung auch etwas Licht.

Mein berufliches Aus stand unmittelbar bevor. Die Wende zum Positiven verdanke ich meinem Nervenarzt. Er bat meinen Chef nachdrücklich, es doch noch einmal mit mir zu versuchen. Der sagte schließlich zu, und ich durfte wieder arbeiten.

Seither sind 10 Jahre vergangen. Ich bin noch immer in der gleichen Firma. Inzwischen bin ich fast fünfzig Jahre alt und denke an schönen, sonnigen Tagen darüber nach, wie das Leben wohl mit einer Rente wäre.

Noch immer nehme ich regelmäßig Lithium. Dennoch kommt es etwa dreimal im Jahr immer noch zu hypomanen Aufwallungen. Dann nehme ich Haldol und Levome. Aber nur relativ geringe Dosen mit wenig Nebenwirkungen, sodass ich in den letzten zehn Jahren kein einziges Mal krank geschrieben werden musste. Ich habe meine Krankheit im Griff.

Neuerdings probiere ich Valproat. Das bekommt mir gut und hilft, den Einsatz der Neuroleptika zu reduzieren. Vollkommen vermeiden kann ich die leider immer noch nicht. Und sonst? Carbamazepin war vollkommen wirkungslos; Olanzapin scheint bei mir viel weniger zu wirken als Haldol und Levome; müsste wahrscheinlich ziemlich hoch dosiert werden. Depressionen erlebte ich die letzten zehn Jahre nicht mehr, was ich persönlich der konsequenten Einnahme von Lithium zuschreibe.

Bei der Niederschrift dieses Berichts fällt mir ein Buch von Elisabeth Kübler-Ross ein, das ich als Jugendlicher gelesen habe, als mein Vater krebskrank war. Die Autorin beschreibt darin die Auseinandersetzung krebskranker Patienten mit ihrem Leiden. In meiner heutigen Erinnerung geschieht das nach Kübler-Ross in drei Phasen:

– In der ersten Phase will man die Krankheit nicht wahr haben, man versucht, die Realität zu verleugnen und ist wütend auf den Arzt.

– In der zweiten Phase kämpft man mit der Erkrankung: Therapien werden versucht, manchmal scheint es aufwärts zu gehen, dann kommen immer wieder Rückschläge.

– In der dritten Phase schließlich nimmt man seine Krankheit an, man söhnt sich mit ihr aus, ist mit dem Schicksal einverstanden.

Heute scheint mir, dass es diese drei Phasen nicht nur bei Krebskranken, sondern bei vielen „chronisch" verlaufenden Leiden gibt. Ein Mann, der einen Autounfall erleidet und sich querschnittgelähmt im Rollstuhl wiederfindet, erlebt wahrscheinlich das gleiche: zuerst die Verleugnung, dann den Kampf, schließlich das Einverständnis.

Auch ein Freund, der im Rollstuhl sitzt, sagte mir, dass Querschnittgelähmte keine Chance haben, wenn sie es nicht schaffen, ihr Schicksal anzunehmen. Das ist bei anderen chronischen Krankheiten, Diabetes, Bluthochdruck oder Rheuma im Prinzip nicht anders. Das Annehmen der Erkrankung, das Einverstanden-Sein, dieses Ja-Sagen ist der zentrale Punkt bei jeder chronischen Erkrankung und natürlich auch bei der manisch-depressiven.

Aber es ist alles andere als einfach, eine so gravierende Krankheit anzunehmen. Die Phasen der Verleugnung und des Kampfes müssen sein. Sie sind Grunderscheinungen menschlichen Daseins in der Auseinandersetzung mit dem Schicksal. Ohne sie gibt es kein wirkliches „Ja" zum eigenen Leiden.

Ich habe etwa 20 Jahre gebraucht, bevor ich meine manisch-depressive Erkrankung akzeptieren konnte. Zu lange? Eine für mich heute vollkommen sinnlose Frage! Ich habe es eben nicht eher geschafft. Die Ereignisse im Jahr 1993 waren nur ein Durchbruch in das Einverstanden-Sein. Genau gesehen ist das Ja-Sagen ein lebenslanger Prozess. Kleine Fortschritte gehen einher mit einem Zuwachs an menschlicher Reife. Auch das Schreiben dieses Berichts hat mir geholfen.

Was mir das Ja-Sagen erleichtert hat? Da ist einmal die sachliche Aufklärung, zum Beispiel durch kleine Bücher, meist aus dem Thieme-Verlag, die mir mein Nervenarzt gegeben hat. Was man braucht, findet sich auf der Literaturliste der DGBS (www.dgbs.de). Diese Informationen schaffen eine Basis an Wissen, mit dem sich die Angst vor der Diagnose „Psychose" verringern lässt.

Hinzu kommt der enorme Druck, unter dem ich in jenen Frühlingstagen 1993 stand. Die Arbeitsstelle war in Gefahr, die „Endstation" nahe. Von heute aus gesehen kann ich nicht mehr beurteilen, ob ich ohne diesen äußeren Druck zum Ja-Sagen bereit gewesen wäre.

Für die seelische Leistung des Ja-Sagens wurde ich sozial belohnt, denn mein Arbeitsverhältnis geriet nicht in Gefahr. Heute kann ich kaum noch beurteilen, ob ich ohne diese äußere Belohnung zu dieser inneren Akzeptanz bereit gewesen wäre. Aber dazu kam die Kameradschaft meiner Frau.

Was die Annahme erschwerte: Manie und Hypomanie sind mit Lebensfreude, beschwingter Stimmung und frohem Schaffen verbunden. Es geht einfach nicht, dies als Erkrankung zu akzeptieren.

Und dann der Zeitgeist: Wo alles nur um „Fit for Fun", um Mode und Konsum zu gehen scheint, da wird ein Nachdenken über Leid und das Ja-Sagen erschwert.

Dieses Ja-Sagen brachte zunächst einmal Realitätsgewinn! Ich habe „Ja" zu dem gesagt, was ich bin, und damit „Ja" zur Realität. Deshalb kann ich jetzt auf alle Hilfen, auf alle Medikamente und Ratschläge, welche die Medizin (die Realität) mir bietet, sinnvoll und planmäßig zugreifen. Und das sind nicht wenige! Damit „beherrsche" ich meine Krankheit, nicht sie „beherrscht" mich. Ich bin nicht mehr der Spielball eines grausamen Geschicks, ohnmächtig ausgeliefert, sondern kann selbst eingreifen, die Krankheit beeinflussen, meine Stimmungslagen lenken, meine Phasen steuern. Dies ist ein Vorteil von sehr hoher Werthaftigkeit. Denn er erhält mir als Persönlichkeit meine Autonomie und Selbständigkeit.

Hinzu kommt ein Zuwachs an menschlicher Reife, an persönlicher Geschlossenheit, der erst durch die Bewältigung schwerer Krisen entsteht.

Im Alltag des Mediziners steht immer das Nächstliegende, das Akute, die Versorgung mit Medikamenten und anderes im Vordergrund. Das ist auch ganz normal so. Aber ist es nicht auch die Aufgabe des Arztes, seinen Patienten zu helfen, ihr Schicksal, ihre Erkrankung, ihr Leiden anzunehmen und „Ja" dazu zu sagen? Gewiss ist in der Hektik des gewöhnlichen Betriebs oft wenig Zeit. Doch wäre es schade, wüsste der Mediziner nicht, worauf es eigentlich und ganz zuletzt ankommt.

Fred (58): Nach zehn Jahren die richtige Diagnose...

Wie schwer es ist, mit einer Krankheit zu leben, über die man kaum zu sprechen wagt, die aber unser ganzes Sein in Anspruch nimmt und trotz aller deutlichen Signale so schwer zu erkennen ist...

Wenn wir uns depressiv fühlen, verkriechen wir uns, hoffen auf Zuwendung und bleiben doch einsam auf unser Leid fixiert. Wenn sich dies dann nach langen Wochen oder Monaten wieder wendet, glauben wir, das Leben in vollen Zügen genießen zu können, aber in dieser Phase des vermeintlichen Glücks schaffen wir meist neue Fakten, die uns bei der nächsten Depression in die Tiefe ziehen.

Diesen teuflischen Kreislauf zu durchbrechen, muss das Ziel jeder Therapie von bipolaren Störungen sein. Aber jede Behandlung muss auch die Erkenntnis vermitteln, dass die Hoffnung auf eine Heilung uns nie dazu verleiten darf, stabilisierende Medikamente eigenmächtig abzusetzen. Der Absturz wird um so heftiger sein. Denn Medikamente sind hilfreiche Krücken für unsere Integration in die Gesellschaft, trotz aller Nebenwirkungen und trotz der Bremsen auf unser Gemüt, die wir gerade in der vermeintlichen Glücksphase so gar nicht akzeptieren können.

Nach anfänglicher Ablehnung der Krankheit, nach Opposition und Resignation, muss man die Krankheit akzeptieren lernen. Das ist Voraussetzung für ein erfülltes Leben trotz aller Behinderungen und die letzte Stufe in diesem Prozess existenzieller Selbstfindung.

Ein paar Daten vorweg: Ich bin Jahrgang 1944, geboren in Leisnig (Sachsen) und lebte ab 1950 bei Pflegeeltern in der Schweiz, wo ich streng römisch-katholisch erzogen wurde. Ich habe mehr als zehn Jahre gebraucht, bis jemand bei mir die richtige Diagnose stellte.

Nach unzähligen Arztbesuchen, nach unzähligen Behandlungen durch Hausärzte, Psychologen und Psychiater war es schließlich eine Betroffene, die mir ins Gesicht sagte, ich sei manisch-depressiv. Meine Wut war riesig. Um keinen Preis hätte ich damals zugeben wollen, dass diese junge Frau recht hatte, obwohl schon ihr Vater und auch sie selber an dieser Krankheit litten. Wieder vergingen Monate, bis ich schließlich doch den Psychiater aufsuchte, den sie mir empfohlen hatte. Und der ihr helfen konnte.

Die ersten Symptome glaube ich in die späten siebziger Jahre legen zu können. Damals hatte ich als Manager einer Kaufhausgruppe mehrere Geschäfte zu betreuen. Eingebunden in ein starres, hierarchisches System blieb mir wenig Spielraum für hochfliegende Exzesse. Aber ich erinnere mich an tiefe depressive Phasen, in denen ich meine Filialbesuche dem Rhythmus meiner Gemütsverfassung anzupassen versuchte. Wenn es mir schlecht ging, versuchte ich, Begegnungen mit Menschen zu vermeiden. Schweigend bewegte ich mich durch die Verkaufsräume, gab mich so unnahbar wie möglich. Schließlich wurde mir die Verantwortung in meiner Tätigkeit derart unerträglich, dass ich die Flucht nach vorn wagte und eine selbständige Beratertätigkeit begann.

Aber das war genau der falsche Weg, denn in den depressiven Phasen fehlte mir immer wieder der Mut, neue Aufträge an Land zu ziehen. Ich konnte mich einfach nicht „verkaufen". So vergrub ich mich in gesellschaftskritische Gedanken, verwarf alles, was ich bisher erreicht hatte und hoffte auf eine neue „bessere" Welt. Nie wäre ich damals auf den Gedanken gekommen, dass es eine innere Uhr war, die mich mit meinen Hochs und Tiefs eisern in den Griff genommen hatte.

Irgendwann begeisterte ich mich für eine journalistische Tätigkeit. Immerhin spreche und schreibe ich Deutsch, Italienisch, Französisch und Englisch ohne Mühe. Ungebremst durch äußere Zwänge wurden meine Unternehmungen immer gewagter. In einer meiner manischen Phasen ernannte mich der Exilkönig eines

Balkanstaates sogar zum Minister, was kurz darauf durch die Bou-
levardpresse ging. Es handelte sich um den Prinzen Lavarello aus
Rom, der 1956 den Titel eines „Königs von Serbien" erhalten hatte.
Er wurde in Rom zum „König gesalbt", was damals in allen Zeitungen stand, denn seine Familie war damals sehr vermögend. Als ich
ihn aber kennen lernte, war er mausearm geworden und erhoffte
sich durch meine Aktivitäten eine Wiederbelebung seiner Vergangenheit. Irgendwann wurde ich dann von ihm zum Generalsekretär
ernannt und erhielt den Titel eines „Grafen von Dubrovnik".

Bei all diesen Unternehmungen ging mein ganzes Geld drauf.
Aber ich sah die Schuld dafür nie bei mir. Erst neun Jahre später
– ich war inzwischen Mitarbeiter in einer sozialen Einrichtung
– erhielt ich die eingangs geschilderte Rückmeldung über mein
wirkliches Problem durch die Frau, die selber krank war und die
Krankheit aus ihrer Familie kannte. Aber bis dahin war meine soziale Isolierung schon weit fortgeschritten: Alle Beziehungen waren
praktisch gescheitert, Freunde hatte ich fast keine mehr, und meine
finanzielle Situation wurde immer dramatischer.

Mit der regelmäßigen Einnahme von Lithium war dann ein
erster Schritt gemacht, aber der war nicht der entscheidende. Denn
ich hoffte immer noch auf Heilung und wollte meine Behinderung
einfach nicht wahrhaben. Tief in mir drin glaubte ich immer noch,
falsch diagnostiziert worden zu sein. Meine manischen Phasen,
wenn nun auch in abgeschwächter Form, bestätigten immer wieder diese Annahme. Ich hatte zu meiner Krankheit einfach noch
nicht Ja gesagt.

Dank der aufopfernden Hilfsbereitschaft einer älteren Frau,
die ich im kirchlichen Umfeld kennen gelernt hatte, fand ich für
viele meiner Unternehmungen einen finanziellen Rückhalt. Nach
langer Abwesenheit von der Kirche hatte ich 1982 wieder den
Weg zurück gefunden. Aber das Sendungsbewusstsein, von dem
ich in der Folge getrieben wurde, begreife ich heute teilweise als
Ausdruck meiner Krankheit. Diese religiöse „Auserwähltheit" gab

mir immer wieder Auftrieb. In der Rückschau fällt es mir immer noch nicht leicht, dabei den Wahn vom Sinn zu trennen. So erlebte ich als Reporter einer katholischen Radiostation die ersten Tage des Golfkrieges hautnah vor Ort, kehrte mit einem persönlichen Brief von Saddam Hussein an den Papst nach Rom zurück und organisierte später Hilfslieferungen für bedürftige Kinder im Irak. Im Anschluss daran versuchte ich Hilfe nach Albanien zu bringen. Aber auch dies wurde durch meine innere Uhr immer wieder nach oben und nach unten korrigiert. Typisch für meine Erkrankung war immer, dass ich in die manischen Phasen alles hineinzwängen wollte, was mir in den Monaten innerer Blockade verwehrt worden war. Dabei scheiterten natürlich viele gutgemeinte Projekte.

Typisch für meine ganz persönliche Version dieser Krankheit war, dass es in den manischen Phasen nie zu einer stationären Behandlung kam. Ich fand immer wieder geschickte Argumente, die mein wirres Verhalten in einem vermeintlich vernünftigen Licht erscheinen ließen. Meine dabei ungebremste Kreativität wurde dafür eingesetzt, meiner ständig wechselnden Umgebung Erklärungen für mein Verhalten zu liefern, die ich selber oft nicht glauben konnte.

Solche Zyklen dauerten oft fünf bis sechs Monate. Dann folgte immer wieder der Absturz. Der dauerte ungefähr genauso lange. Aber ich kann mich daran weit besser erinnern als an die Zeiten ungebremster Hochstimmung, in der ich meine Umgebung sowieso nur eingeschränkt wahrnehmen konnte.

Mindestens dreimal habe ich das Lithium eigenmächtig abgesetzt, meist in den ersten Monaten der Manie. Die Quittung folgte regelmäßig in Form einer tiefen Depression, die mich in ihrer Heftigkeit jedes Mal schmerzlich traf. Ich verkroch mich in mein Zuhause, traf kaum noch Menschen, sah stundenlang fern oder las. Nach einem manischen Exzess, der mich bis nach Kuba führte, verlor ich auch dieses Zuhause an die Bank. Nie werde ich den schmerzlichen Prozess der Liquidierung meines kleinen Traumhauses in Frankreich vergessen, aus dem ich schließlich mit ein paar

Bananenschachteln ausziehen musste. Diese Krise habe ich wohl nur mit meinem Glauben überlebt.

Der Glaube an Gott und die Begegnungen mit außergewöhnlichen Menschen wie Mutter Teresa und einigen ungewöhnlich beeindruckenden Priestern und Bischöfen waren es, die mir in den schwersten Tagen meines Lebens oft Halt gegeben haben. Durch meine journalistische Arbeit hatte ich auch Kontakt mit der kirchlichen Hierarchie. Aber bei diesen Kontakten kamen immer wieder unverarbeitete Konflikte aus meiner Jugendzeit hoch, die mich in den manischen Phasen zu aggressiven Reaktionen provozierten. Was ich dann immer wieder bereut habe.

Wenn ich jetzt auf meine Krankheitsgeschichte zurückblicke, sehe ich, wie viel Zeit ich gebraucht habe, mein Schicksal anzunehmen. Dazu trug sicher auch bei, dass ich nur mit wenigen Menschen darüber sprechen konnte. Meine ganze Energie wurde dafür eingesetzt, ein gesundes und angepasstes „Scheinbild" von mir zu erstellen. Aber wenn ich in meinen depressiven Phasen bei anderen Menschen Zuspruch erhoffte, erntete ich meist Unverständnis. Immer wieder wurde mir zu erklären versucht, dass eine Depression reine Einbildung ist. Ein wirkliches Gespräch blieb ein Tabu. Vor allem hier im südlichen Europa, wo Frohmut und Geselligkeit einen besonderen Stellenwert haben. Auch Reaktionen im religiösen Umfeld haben mich immer wieder erschreckt. Denn es gibt auch heute noch Menschen, die psychische Krankheiten für eine „Sünde" halten, die durch Gebete heilbar sei.

Seit fast zehn Jahren erhalte ich eine Invalidenrente, mit der ich eigentlich recht gut leben könnte. Aber als ein Mann, der seine Identität weitgehend aus seiner beruflichen Betätigung bezieht, leide ich oft an einem Mangel an Herausforderung durch die Arbeit. Aber gerade hier lag früher ja auch die größte Gefahr manischer Exzesse, denn ich habe mich dabei immer wieder an berufliche Experimente gewagt, die von vorne herein zum Scheitern verurteilt waren. Daraus erwuchsen Scheinidentitäten, hinter denen ich meinen ungebremsten Aktionismus zu verstecken versuchte. Immer wieder fand ich einleuchtende Argumente für meine Unternehmungen, doch die wirtschaftliche Realität sah jedes Mal anders aus. Mit entsprechender psychologischer Begleitung hätte ich diese Gefahren vielleicht besser erkennen können.

Erst in den letzten Monaten wurde mir richtig bewusst, wie sehr diese Krankheit in den letzten zehn Jahren mein Handeln beeinflusst hat. Viele meiner Aktivitäten waren nur mit den klassischen Exzessen einer Manie zu erklären. Aber zugleich habe ich auch viel Positives geschaffen, viele Texte, die kritisch Themen beleuchteten, an die ich mich sonst nie herangewagt hätte. Außerdem habe ich Hunderten von Kindern Milchpulver, Medikamente und Spielzeug beschaffen können.

Während ich dies schreibe, durchlebe ich gerade wieder eine depressive Phase. Meine Sicht ist also getrübt. Aber weil ich um die Krankheit weiß, weiß ich auch, dass der Tunnel, den ich jetzt durchschreite, ein Ende haben wird. Und dass ich sinnerfüllt leben kann, wenn ich meine Behinderung ehrlich annehmen kann.

Aus dieser Motivation heraus habe ich ein Internetportal geschaffen, das sich mit der Bipolaren Störung befasst. Denn mir graut vor der Tatsache, dass rund 60 Prozent der Betroffenen ihre Krankheit nicht erkennen, weil keine richtige Diagnose gestellt wurde. Mein Leben wäre sicher anders verlaufen, wenn ich früh genug die richtigen Medikamente bekommen hätte. Deshalb muss diese Krankheit aus ihrer Anonymität herausgeholt werden, denn unbehandelt ist sie eine große Last für Betroffene, Angehörige und Freunde. Sie kann aber auch eine Chance sein, unser Leben neu zu ordnen und Echtes von Falschem zu unterscheiden, denn gerade in der manischen Phase steckt eine Botschaft, die es zu entschlüsseln gilt.

In meinem Leben spielt der Glauben immer noch eine entscheidende Rolle. Ich bin überzeugt davon, dass Gott in uns Menschen wirkt und durch uns auf andere. Wir wissen aus der Geschichte, dass „Gott auch auf krummen Wegen gerade schreibt".

Die Manie, besonders wenn sie unbehandelt bleibt, birgt zwar die Gefahr religiöser Selbstüberschätzung. Aber Geistliches von Krankhaftem zu unterscheiden, wurde für mich und meine geistlichen Freunde immer wieder zu einer Herausforderung, denn die Grenze ist schwer zu ziehen. Und doch habe ich die Erfahrung gemacht, dass ich in entscheidenden Momenten immer wieder auf „wundersame Weise" von einer inneren Kraft daran gehindert worden bin, kapitale Fehler zu begehen, auch wenn ich selbst dazu bereit gewesen bin.

Wenn ich auf die vergangenen zwanzig Jahre zurückblicke, erkenne ich, wie stark diese Krankheit mein Leben bestimmt hat. Aber nicht nur im negativen Sinne. In meiner Jugend war ich wortkarg, schüchtern und zurückgezogen – heute fühle ich mich selbstsicher, manchmal sogar etwas forsch. Diese Krankheit war also auch eine Chance. Die wird sich aber erst ganz verwirklichen, wenn es mir gelingt, aus ganzem Herzen JA dazu zu sagen.

Es ist schon so,
dass ich versuche,
„normal" zu leben
und so anerkannt.

Es ist auch so,
dass ich verfluche,
was ich doch eben
noch so sinnvoll fand.

Es sieht so aus,
als ob ich suche
'nen Weg daneben
oder durch die Wand.

Doch es ist so,
dass ich noch suche
nach meinem Weg
und Deiner Hand.

Karla Kundisch 1992

Viola (56): Ich kam von einem Heim ins andere...

Ich bin am 28. September 1946 in Zwickau geboren worden. Mein Vater war ein kriegsgefangener Franzose. Meine Mutter hatte von diesem Mann schon eine Tochter (Jahrgang 1944), die aber schon als Baby an einer Lungenentzündung gestorben ist.

Dieser Mann war die große Liebe meiner Mutter. Davon zeugte auch ein großes Bündel Liebesbriefe, was ich allerdings erst sehr viel später in die Hände bekam. Als er Ende 1946 wieder in seine Heimat musste, versprach er, meine Mutter nachzuholen. Was meine Mutter nicht wusste: Er war in Frankreich verheiratet und hatte einen sechsjährigen Sohn.

Pierre wohnte bei meiner Mutter und wollte sich wohl auch von seiner Frau trennen. Die kam aus einem guten Elternhaus und lebte zu der Zeit gut versorgt in Paris. Mein Vater hat bei den Renault-Werken als Kfz-Mechaniker gearbeitet. Nach der Rückkehr in die Heimat hat meine Mutter ihn nie wiedergesehen.

Sie hat dann 1949 einen anderen Mann geheiratet, der brachte einen zehnjährigen Sohn in die Ehe. Es war eine Zweckgemeinschaft, keine Liebe. Mein Stiefvater war vertriebener Sudentendeutscher (Bergarbeiter) und suchte ein Heim für seinen Sohn. Er hat in Sachsen nie richtig Fuß gefasst, konnte auch kaum arbeiten, weil er immer krank war. Bis zu seinem Tod im Jahre 1957 lebten wir unter sehr schlechten Bedingungen, oft gab es nur Brotsuppe mit Wasser und Salz.

Aber trotz aller Einschränkungen war meine Mutter eine gepflegte Erscheinung – zu Lippenstift und Puder hat es immer gereicht. Sie strahlte immer sehr viel Wärme aus und schenkte gern, vor allem mir, aber auch meinem Stiefbruder, der 1996 verstorben ist. Ich habe ihn über alles geliebt.

1953 sind wir in den Westen gegangen. Es ging durch mehrere Auffanglager. Ich wurde in die Lagerschule eingeschult, vier Monate später wurden wir umgesiedelt. Ich kam gleich in die 2. Klasse. In dieser Zeit war meine Mutter sehr viel (bipolar) krank. Wir hatten eine kleine Zwei-Zimmer-Wohnung, von der ein Zimmer vermietet war. Die Einrichtung war dürftig, die Sozialhilfe auch. Mein Stiefvater konnte ja nicht viel arbeiten.

Ich habe unter der Krankheit meiner Mutter sehr gelitten. In der Schule und der Nachbarschaft redete man darüber. Einmal brachte sie einen Mann mit nachhause, den sie meinem Stiefvater und uns als ihren Bruder vorstellte. Dann war von Trennung die Rede, alle wussten etwas, nur ich nicht. Es war alles sehr peinlich. Ich erinnere mich, dass meine Mutter sich einmal im Geschäft vordrängelte und behauptete, sie sei die Kaiserin Soraya und müsse sofort bedient werden. Ausgerechnet in dem Geschäft, in dem wir immer anschreiben lassen mussten.

In der Schule wurde ich immer schlechter. Das Überspringen der Klasse, die Verhältnisse zuhause, die große Klasse, unser schlechter Ruf in der Nachbarschaft – das war wohl alles zuviel für ein Grundschulkind.

Eines Tages ging meine Mutter zum Zahnarzt und kam nicht mehr zurück. Morgens gegen vier Uhr fand man sie dann völlig verwirrt mit einem großen Koffer in der Hand auf dem Bahnsteig in Bad Dürkheim. Im Koffer war unser totes Kätzchen. Meine Mutter wurde in eine Nervenheilanstalt bei Heidelberg gebracht, wo sie im November 1956 an einer Elektroschockbehandlung starb.

Ich wurde von der Polizei zum Jugendamt gebracht, von da kam ich ins Heim. Zur Beerdigung durfte ich nicht. Aus dem zweiten Heim in Mannheim bin ich oft ausgerissen, immer in meine alte Gegend. Meinen geliebten Stiefbruder – er war groß, ruhig und stark – sah ich in dieser Zeit häufiger, er kam immer, wenn das Heimweh zu groß wurde. Aber 1958 lernte er eine Frau kennen, die sehr schnell schwanger wurde, und die unterband unseren Kontakt.

Wieder ein neues Heim. Dort war es ganz grässlich. Sehr große Gruppen, viel Schläge und viel Arbeit in Haus und Küche. Dazu kamen immer wieder sexuelle Misshandlungen, die alle Vorstufen zu einer Vergewaltigung waren. Wir wussten es alle, aber es konnte niemand darüber reden. Das blieb auch den Erziehern nicht verborgen. Der, der das getan hat, kam immer in die Großdusche oder zog uns in geheime Räume. Abends im Schlafsaal hat er unter die Bettdecken gelangt und uns begrabscht. Wenn jemand krank war, kam er, um „das Herz abzuhorchen" oder die Vagina abzutasten. Er fand immer eine Gelegenheit, alle wussten es, niemand hinderte ihn. Kam es doch einmal zu einer Anzeige beim Jugendamt, wurde das immer als Phantasterei von Kindern abgetan, die nicht ernst zu nehmen seien. Der Heimleiter, ein Diakon, hat jeden Tag gepredigt, aber das Heim und den dazugehörigen Bauernhof gut bewirtschaftet. Eines Tages platzte die Bombe, und es drang ins Dorf. Darauf verprügelte er mich und erpresste mich mit allerlei Drohungen zum Schweigen. Aber die Sache war nicht mehr aufzuhalten. Nach zwei Jahren Untersuchungshaft kam es endlich zur Verhandlung. Er bekam fünf Jahre.

Durch all diese Dinge wurde ich immer schweigsamer, bekam immer wieder Depressionen und Probleme mit dem Essen, wurde immer dünner. Trotzdem bekam ich ein gutes Abschlusszeugnis von der Volksschule. Aber das Heim konnte mich nicht mehr behalten, ich war zu alt. Deshalb sollte ich noch ein Haushaltsjahr machen und kam, schwach und psychopathisch wie ich war, in eine Familie mit sechs Kindern, das älteste war so alt wie ich. Keine ruhige Minute! Nach acht Wochen wurde ich so krank, dass mich der Arzt in die Jugendpsychiatrie überwies. Ich hatte eine richtige Magersucht. Man gab mir Infusionen, versuchte es mit Insulin-Schocks und als gar nichts mehr half, setzte sich der Professor persönlich jeden Morgen zum Frühstück an mein Bett. So viel Liebe und Aufmerksamkeit war ich gar nicht gewöhnt. Ich fing wieder an zu essen…

Nach etwas über einem Jahr machte das Jugendamt Schwierigkeiten mit der Bezahlung. Aber ich war noch nicht gesund. Sie steckten mich in ein Heim in der Nähe von Frankfurt – furchtbar! Lauter alte Frauen, die traurig und unansprechbar waren. Ich lief weg, wurde aufgegriffen und kam wieder in die Psychiatrie. Es war furchtbar. Medikamente, die lähmen, Schockapparat ohne Narkose, Gummizelle. Ich kam zu zwei Frauen, die ihre Familie gelyncht hatten. Sie waren groß und wuchtig und machten mir Angst. Nach ein paar Monaten kam ich zu den Chronischen und musste auf dem Feld arbeiten. Grau wie die Anstaltskleidung war der Trott. Ich protestierte wieder mit Nicht-Essen, nahm sehr viel ab und kam über eine Internistin und eine Psychiaterin wieder auf eine normale Abteilung. Dort sorgte ein Psychotherapeut dafür, dass ich nach Tübingen in eine psychotherapeutische Abteilung kam, wo auch der Professor von damals war. Insgesamt war ich wieder zwei Jahre in der Psychiatrie.

Da habe ich mich auch das erste Mal verliebt. Er war 14 Jahre älter, Epileptiker und impotent. Nach der Entlassung zogen wir in die gleiche Stadt, wohnten aber nicht zusammen. Ich besuchte eine Abendschule und machte das Einjährige. Betriebswirtschaftslehre, Steno und Sprachen lagen mir am meisten. Während dieser Zeit arbeitete ich in einer Uhrenfabrik als Schreibkraft.

In dieser Zeit kam ich mit einem christlichen Kreis in Kontakt und verliebte mich zum zweiten Mal. Aber ich war wohl für ihn zu wenig aufgeschlossen. Er wollte eine ernste Bindung, ich hatte Angst, ihn dadurch zu verlieren und so ging das wieder auseinander. Auch hier gab es keinen Sex.

Damals wurde man erst mit 21 volljährig, ich hatte also einen Vormund. Der verschaffte mir eine Ausbildung zur medizinischen Laborantin. Ich bekam einen sehr guten Abschluss und hätte gern noch das Abitur gemacht. Aber die Begabtenförderung hätte nicht gereicht. Also fing ich an zu arbeiten, gleich als Leitende Laborantin, was mir sehr gut gefiel. Aber dieser Arbeitsplatz fiel bald der

Insolvenz zum Opfer. Ich bekam einen Platz in einem Krankenhaus, aber die Chefin war furchtbar, ich blieb nicht lange. Etwa zu diesem Zeitpunkt löste auch der Professor das allzu eng gewordene Verhältnis, indem er mich plötzlich siezte. Das war ein Bruch, den ich fast nicht verkraftet habe, obwohl es immer hieß, sonst bleibe alles beim alten.

Ich hatte dann zwei Arbeitsstellen bei Banken und einen ziemlichen Männerverschleiß. Geraucht habe ich auch. Als dann die richtige große Liebe kam, ging die aus wie das Hornberger Schiessen. Oder wie bei meiner Mutter. Es folgte Phase auf Phase.

Dann bin ich aber doch eine Zweckehe eingegangen, aus der immerhin eine sehr schöne Freundschaft geworden ist, die heute noch hält. Wir heirateten 1971, aber ich konnte mich nicht verlieben. Mit dem letzten Kind hörte der Sex auf.

Weil ich im Krankenhaus keine Stelle bekam, arbeitete ich im Personalwesen einer großen Firma und, bis das erste Kind kam, als Sekretärin im Ausbildungswesen. Es gab ein Auf und Ab, aber ich wollte keinen Psychiater mehr, der mich dann wieder verließ.

Zwischen 1977 und 1979 war ich sehr viel und sehr schwer krank. Viele Operationen, auch am Kopf. Das war schrecklich, und es begannen wieder die alten Depressionen. Anfangs versteckten sie sich hinter körperlichen Symptomen. Stand eine Operation ins Haus, bekam ich ein Magengeschwür oder eine Colitis. Aber dann begann wieder die Tretmühle in der Psychiatrie und Psychotherapie. Anfangs habe ich gar nichts aus der Vergangenheit erzählt. Die Ärztin war zu nett, ich konnte ihre Nähe nicht mehr ertragen, es kam zu einem symbioseähnlichen Zustand, und ich brach die Behandlung ab.

Nun folgte Phase auf Phase, Depression auf Manie und wieder Depression und wieder Manie. Ich habe mich immer verliebt, aber ohne Sex. Ich habe mich an keinen Menschen gewagt, ausgenommen meine Kinder.

Die Kinder kamen 1975, 1977 und 1978 – alles Frühgeborene. Ich habe hart gearbeitet, meine Kinder sollten es gut haben, das

Leben sollte einen Sinn für sie haben und eine gute Ausbildung. Dabei habe ich ihnen oft viel abverlangt, aber heute danken sie es mir, weil sie in dieser Leistungsgesellschaft besser zurecht kommen. Emotional war ich aber wohl nicht reif genug, ihnen Nestwärme zu vermitteln. Mit Zärtlichkeiten und mit Kuscheln hatte ich immer meine Schwierigkeiten. Depressive Phasen folgten den Manischen. Sie trieben mich achtmal in den Selbstmord. Ich habe sehr gelitten. Die manischen Phasen waren grotesk, es gab nichts, was es nicht gab. Einmal habe ich in einer mittelgroßen Stadt den Verkehr geregelt. Manchmal war ich distanzlos, manchmal habe ich mich heiß verliebt. Habe alles verschenkt, Geld in großen Mengen ausgegeben, Das Erbe von meinem Vater gab ich in kürzester Zeit aus. Von 200 000 Mark hatte ich immerhin ein Reihenhaus gekauft. Aber 30 000 gingen sinnlos drauf. Ich war Robin Hood auf großem Fuß. Hatte teilweise 20 Hüte und 15 Handtaschen, alles Dinge, die ich gar nicht brauchte. Zweimal bin ich beim Klauen erwischt worden, einmal hatte ich Zigaretten dabei, einmal ein kleines tragbares Fernsehgerät mit Radio. Als mich die Detektivin aufforderte, die Tasche zu öffnen, weigerte ich mich und sagte, ich hätte Unterwäsche dabei, die ich nicht zeigen will. Die Polizei brachte mich in die Nervenklinik. Sonst passierte nicht viel.

Wir leben jetzt in geregelten Familienverhältnissen. Eine meiner Töchter ist seit einem Jahr Anwältin in einer sehr guten Kanzlei. Die zweite macht gerade ein sozialpädagogisches Examen. Die Dritte hat meine Erkrankung geerbt, war nach einem guten Abitur über zwei Jahre Empfangssekretärin in Frankreich und studierte zwei Semester Betriebswirtschaftslehre, bevor sie krank wurde. Nach dem ersten Mal hat sie versucht, als Reiseverkehrskauffrau anzufangen, wurde rausgemobbt. Also wieder Psychiatrie, schizoide Episode, sonst unklar.

So fängt alles wieder von vorne an….

Jetzt gehe ich hier in meiner Heimatstadt in eine große Gruppe für psychisch Kranke zum Erfahrungsaustausch. Ich bin Mitglied bei der Deutschen Gesellschaft für bipolare Störungen und fahre sogar nach München, wenn dort eine Tagung ist. Inzwischen leben wir in geregelten finanziellen Verhältnissen. Denn das Reihenhaus blieb uns ja.

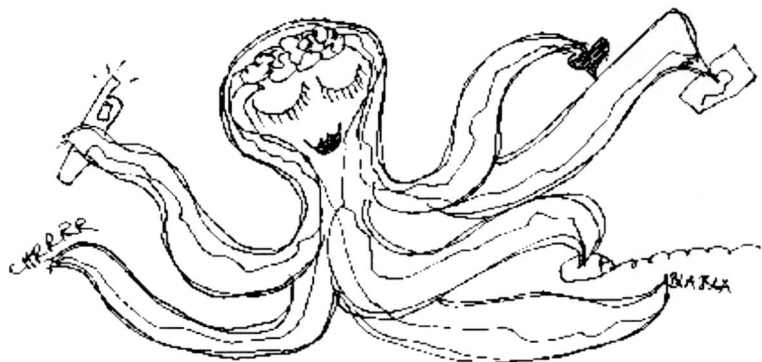

Nathalie Wiegand, *Tintenfisch: ach... alles gleichzeitig müsste ich können*

Sabine (27): Ich möchte wieder beziehungsfähig werden...

Ziemlich genau zu meinen zwanzigsten Geburtstag begann sich mein Leben um 180 Grad zu drehen. Völlig überraschend für mich und meine Umgebung brachen mein Leben und meine Gefühlswelt zusammen.

Es war kurz vor dem Abschluss meiner Tourismusausbildung, und mir war plötzlich klar, dass ich sie nie beenden würde. Ich war nicht mehr in der Lage, den Unterricht zu besuchen, saß heulend daheim herum. Meine Familie war besorgt, verzweifelt, hilflos. Diese seelische Isolation dauerte fast zwei Monate, und es gab für mich kein Entrinnen. Man hielt mich für schwer erkrankt, aber körperlich, wenn auch die internistischen Untersuchungen ergebnislos blieben.

Das Unverständnis und die Ohnmacht meiner Umgebung wuchs: Ich sei „gesund wie eine junge Prinzessin", meinte mein damaliger Internist und riet mir, psychotherapeutische Hilfe in Anspruch zu nehmen. Mir wurde noch elender. War ich ein Simulant? Bildete ich mir alles nur ein? Dass dies ein „Vorbote" des Wahnsinns war, ahnte damals noch niemand. Zum Schluss gab es Tage, da stand ich in der Dusche und hatte keine Ahnung, was ich dort sollte. Ich hatte den Staubsauger in der Hand, und mich packte Verzweiflung, weil ich keinen Bezug mehr zu dem Ding herstellen konnte. Nur eins wusste ich mit absoluter Sicherheit: Ich würde das neue Jahr nicht erleben. Ich brauchte mich nicht einmal umzubringen. Am 31. Dezember würde es einfach kein „Morgen" mehr geben.

Aus dieser inneren Hölle half mir dann ein Hausarzt mit „ganz harmlosen Tabletten", wie er meinte. Eine Diagnose gab er mir nicht, und ich hatte noch keine Ahnung von Psychopharmaka. Sie wirkten wirklich ziemlich schnell, und ich schaffte sogar fast den Schulabschluss. Eine „Kleinigkeit" hatte ich jedoch übersehen: Ich hatte mich verändert und zwar wieder um 180 Grad. Mein Denken wurde irgendwie schneller, klarer. Ich sah meine Zukunftspläne deutlich vor mir. Ich war total glücklich. Mein Gedankenreichtum war unerschöpflich, bis ich aber an dem Punkt ankam, wo ich Unverständnis und Ablehnung erfuhr, denn meine Umgebung, die Schule, die Familie kamen nicht mehr mit.

Warum mögen sie mich alle nicht mehr? Ich merkte nicht, dass meine Realität nicht mehr viel mit der „Welt da draußen" zu tun hatte. Damals glaubte ich, 20 Sprachen sprechen zu können, die Bibel in drei Tagen gelesen zu haben. Niemand hätte mich während dieser Phase vom Gegenteil überzeugen können. Was ich bis heute nicht wirklich verstehe: Dass ich mich an all die irrealen und schrägen Dinge in dieser manischen Phase und auch bei den folgenden erinnern kann.

Meine Familie brachte mich dann auf Anraten des Hausarztes in ein „Zentrum für seelische Gesundheit", einen Ort, der mir während der nächsten Jahre immer wieder zur Heimat, zum Zufluchtsort werden würde. Ein Ort, an dem ich mich aufgehoben und verstanden fühlte, auch wenn die Türen mitunter zu meiner eigenen Sicherheit verschlossen waren. Erst Tage später erfuhr ich, dass ich mich in der Psychiatrie befand, und erst Monate später erfasste mich das „Stigma der Psychiatrisierung."

Damals war ich einfach nur froh, weg zu sein von den Menschen, die mich nicht verstanden. Meine Eltern sind an meinem Zustand fast zerbrochen, aber ich selbst bekam davon nicht viel mit. Die medikamentöse Intervention hatte ihre Aufgabe erfüllt, ich war ruhig gestellt. Ich konnte die ersten Tage weder richtig gehen noch sprechen. Meine Familie wurde von professioneller Seite in ein Feindbild verwandelt. Erst ein jahrelanger Lernprozess im Umgang mit der Krankheit und positive therapeutische und seelsorgerische Unterstützung ließen die Wunden der ersten

„Wahnsinnsjahre" langsam verheilen. Schon nach meinem ersten stationären Aufenthalt bekam ich die richtige Diagnose: Manisch-depressive affektive Psychose!

Inzwischen habe ich es in den letzten acht Jahren auf sieben stationäre Aufenthalte gebracht. Die „MD-Spielchen" wechselten sich immer wieder ab. Die ersten Aufenthalte waren die Folge manischer Phasen. Das Krankheitsbild änderte sich im Laufe der letzten Jahre immer wieder. Die manischen Phasen wurden milder. Inzwischen habe ich schon recht gut gelernt, mit ihnen umzugehen und sie wenn möglich abzufangen, meistens mit professioneller Hilfe.

Leider wird man mit dieser Krankheit oft „nur" als Maniker abgestempelt. Rein subjektiv betrachtet sind akut psychotische Zustände schon ein faszinierendes Erlebnis. In den zwei Phasen, in denen ich diese Zustände erleben „durfte", sprengte ich die Fesseln eines äußerst introvertierten, schüchternen jungen Menschen. Die Folgen waren jedoch immer katastrophal.

In den letzten Jahren bewegte ich mich dann fast nur noch in den unterschiedlichsten Facetten depressiver Gemütslagen bis hin zu Suizidgedanken, Suiziddrohungen, Selbstverletzungen und manisch-depressiven Mischzuständen. Trotz meiner oft melancholischen Phasen, meiner scheinbaren Lebensunfähigkeit, ist meine größte Angst immer noch, wieder in eine manische Phase zu geraten. Die Konsequenzen, die Scherben, das Schamgefühl, der Verlust der Persönlichkeit, die Verzerrung des eigenen Ichs machen die kurze Zeit des Hochgefühls ziemlich lächerlich.

Zum Glück habe ich es geschafft, mir ein recht stabiles „psycho-soziales" Netz aufzubauen, das besonders dann funktioniert, wenn ich „abzutreiben drohe" oder am Leben verzweifle. „Mein Netz" besteht aus Menschen zu denen ich Vertrauen habe und die mir wichtig sind: meine Familie, „meine" Seelsorger, Therapeuten, mein Facharzt, einige wenige gute Bekannte, aber auch das „Zentrum", also das Krankenhaus. Letzteres aber wirklich nur dann, wenn ich gar nicht mehr weiter weiß.

Im Laufe meiner Psychiatrie-Erfahrung hat sich meine Einstellung zum stationären Aufenthalt sehr stark geändert. In den ersten Jahren war „das Zentrum" nicht nur Zufluchtsort, sondern auch eine Art „Entertainment-Betrieb". Es gab immer eine Menge zu tun; von der Ergotherapie über die Entspannungsgruppen bis hin zu Ausflügen. Ich war unter „Gleichgesinnten" und meist auch Gleichaltrigen. Ich fühlte mich verstanden und geborgen. Besser als in der „Welt da draußen", die oberflächlich, egoistisch und verletzend war. Nach meinem ersten nicht-manischen stationären Aufenthalt erkannte ich, dass „das Zentrum für seelische Gesundheit" wirklich ein Ort für kranke Menschen ist, die dringend Hilfe brauchen, weil sie sonst an der Welt zerbrechen. Aber die heile Welt im „Zentrum" ist nur Schein, man muss versuchen, sich auch „draußen" wieder so gut es geht zu integrieren.

Die Medikamente brachten sehr viele Probleme mit sich. Auf die meisten Antidepressiva reagierte ich manisch. Die akut eingesetzten Neuroleptika brachten mich zwar immer wieder auf den Boden zurück, aber eben nur mit all den bekannten Nebenwirkungen: Ich wankte dann tagelang nur in einem Dämmerzustand durch die Gegend, hatte Krämpfe in den Beinen und beim Schlucken.

Inzwischen bin ich seit sechs Jahren auf Lithium eingestellt, und die geringe Dosis von Neuroleptika, die zur Vorbeugung dienen, vertrage ich gut. Die Medikamente sind ein Teil meines Lebens geworden, sie geben mir ein Gefühl der Sicherheit.

Leider habe ich in den letzten sieben Jahren mehr als 30 Kilo zugenommen. Jede neue depressive Phase, jeder neue stationäre Aufenthalt haben ihre Spuren hinterlassen. Das ist eine körperliche Mehrbelastung, die auch zu einem großen Stück seelischem Ballast geworden ist, mit dem ich irgendwie fertig werden muss. Seit einem Jahr versuche ich es mit etwas mehr Sport und Sorgfalt beim Essen. Immerhin konnte ich mein Gewicht damit ein wenig reduzieren und stabilisieren.

Ich erlebe mich immer wieder als Belastung für meine Familie und mein Umfeld, obwohl ich durchaus versuche, mein Leben weitgehend selbständig zu gestalten. Erst mit Mitte zwanzig gelang mir der wichtigste Schritt in Richtung Selbständigkeit: Eine eigene Wohnung und eine abgeschlossene Berufsausbildung als Buchhändlerin. Die Lehre verdanke ich meiner ersten Rehamaßnahme, aber es hat unendlich viel Kraft gekostet, durchzuhalten und zur Abschlussprüfung anzutreten. Bis auf meine Chefs wusste zu Beginn niemand in der Arbeit von meiner „Einschränkung", denn ich hatte zu dieser Zeit keine akuten manischen Phasen. Der strukturierte Tagesablauf tat mir sehr gut, obwohl ich mich sehr oft überfordert gefühlt habe. Meine Chefs waren sehr verständnisvoll. Auf Grund der für mich starken Überbelastung „flüchtete" ich mich öfters in eine Depression oder es entstanden manisch-depressive Mischzustände. Während der Krankheitsphasen schickten mir die Kollegen zwar Blumen und Genesungswünsche nach Hause, aber ich war schließlich nicht mehr in der Lage, das Arbeitsverhältnis aufrecht zu erhalten. Durch mein ungewolltes „Outing" fühlte ich mich einfach stigmatisiert.

Nach einem Jahr Arbeitslosigkeit bekam ich dann noch einmal die Chance, an einer beruflichen Rehamaßnahme teilzunehmen. Ich hoffe sehr, dass ich es schaffe, mich wieder in die Arbeitswelt zu integrieren und nicht erneut zu scheitern. Ein neuer Verlust meiner Tagesstruktur wäre eine Katastrophe. In dem einen Jahr meiner Arbeitslosigkeit hatte ich mehr Selbstmordgedanken als in all den Jahren zuvor. Auch die Selbstverletzungen häuften sich.

Vor kurzem habe ich nun auch wieder mit einer Einzeltherapie begonnen, um aus meinem inneren Chaos herauszufinden und vielleicht wieder positive Lebensansätze zu entdecken. Es wird aber noch ein sehr weiter Weg sein, bis ich von meinen alten destruktiven Denkstrukturen Abschied nehmen kann und anfangen kann, mich „gesund zu denken". Ich habe zwar schon einige Therapien hinter mir, doch erst heute kann ich meine Therapieziele klar formulieren und bin wirklich bereit, an mir zu arbeiten. Mein Hauptziel ist, psychische und auch körperliche Stabilität und Sinn und Ziel in meinem Leben zu finden. Eine große Aufgabe. Ob ich mich ihr stellen kann? Ich habe im Laufe mehrerer Therapieerfahrungen gelernt, dass eine Therapie nur dann wirklich Sinn hat, wenn man selbst weiß, was man erreichen möchte und schon einige Erfahrungen mit sich und seiner Erkrankung gemacht hat. Bei meinen ersten Therapien war ich einfach überfordert. Hatte keine Ahnung, was ich eigentlich dort sollte. Besonders die Gruppentherapien waren sehr schwierig für mich. Zu den eigenen Problemen kamen dabei noch die Probleme der Mitpatienten, die zum Teil noch mehr an der Realität vorbei lebten als ich selbst.

Noch gibt es immer wieder Probleme mit der Partnerschaft. Immer wenn eine gerade erst begonnene Beziehung in die Brüche geht, muss ich erkennen, dass ich doch ein sehr schwieriger Mensch bin. Ein Mensch, der oft sehr schwer mit seiner Umwelt zu Recht kommt. Denn bis jetzt war ich noch nicht in der Lage, eine längerfristige Beziehung aufzubauen. Meistens kam dann bald der Zeitpunkt, wo ich mich überfordert fühlte und in eine Krankheitsphase „flüchtete". Das war dann meist das Ende der Beziehung. Für einen Partner ist die Beziehung zu einem psychisch Kranken sicher eine große Belastung und Verantwortung.

Nach jeder Beziehungskrise glaube ich, dass ich für einen gesunden Menschen überhaupt nicht zumutbar bin. Es ist ja selbst für mich, die den Wahnsinn selbst erlebt, schwer zu verstehen, was sich in solchen Phasen abspielt. Wie soll dann ein Außenstehender begreifen, was hier vorgeht? Aber immer noch hoffe ich, einen Menschen zu finden, der sich mit mir auf das Abenteuer Leben einlässt und der auch dann noch da ist, wenn ich wieder in einer Krise bin.

Manisch-depressiv zu sein ist sicher schwierig, und ich stoße immer wieder an meine eigenen Grenzen, drohe an meiner bizarren Gefühls- und Gedankenwelt zu zerbrechen. Doch inzwischen ist meine Krankheit für mich auch zu einer Herausforderung geworden, ein Auftrag, an mir zu arbeiten und zu reifen, damit ich dieses Leben bestehen kann.

Ohne „mein Netz", das sind meine Familie und meine therapeutischen und seelsorgerischen Begleiter, wäre mein Leben nicht zu bewältigen. Trotz aller Schwierigkeiten bin ich optimistisch, dass ich es schaffen kann, längere gesunde Phasen zu erreichen. Dass ich je wieder ganz gesund werde, glaube ich nicht mehr. Aber ich muss versuchen, mit meiner Einschränkung zu leben. Das ist mein Ziel für die Zukunft.

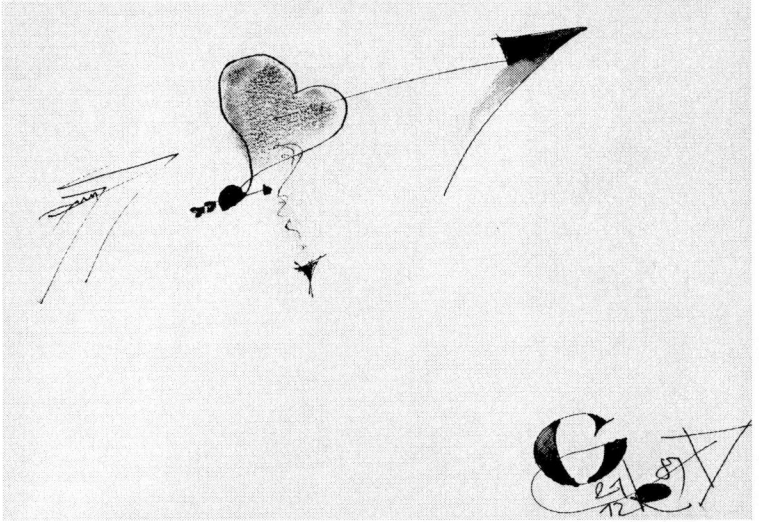

© Reinhard Gielen

Susanne (31): Missbrauch hat meine Seele krank gemacht…

Ich stamme aus Baden-Württemberg und habe sieben Geschwister. Meine Eltern sind Landwirte. Nach dem Abitur ging ich für ein Jahr als Au-Pair-Mädchen nach Amerika, wo ich meinen Lebenspartner kennenlernte, mit dem ich 12 Jahre zusammen war. Nach der Rückkehr aus USA belegte ich einen Französisch-Kurs in Straßburg und wollte Sozialpädagogik studieren. Doch alles kam anders…

Zuhause ging es mir nicht allzu gut. Aus diesem Grund beschloss ich immer wieder, weit weg zu gehen. Ich wurde über Jahre von meinem Bruder sexuell missbraucht. Erst mit 26 Jahren war ich fähig, dies Familiengeheimnis zu lüften. Für meine Eltern brach eine heile Welt zusammen. Das Studium musste ich alleine durchziehen. Eine Anzeige wegen sexuellen Missbrauchs hatte keine Konsequenzen. Das Delikt wurde als Bagatelle angesehen, und es gab auch keine Zeugen, die aussagen konnten oder wollten. Heute weiß ich, dass das Geschehen große Wunden in meiner Seele hinterlassen hat, die Erniedrigung hat mein Selbstwertgefühl beschädigt. Ob das ein Grund für die Krankheit ist?

Anfang 1995 kamen die ersten schweren Depressionen. Ich war so down, dass ich nicht mehr leben wollte, das für das Studium vorgeschriebene Jahrespraktikum machte mir zu schaffen. In diesem desolaten Zustand fand ich zunächst für vier Wochen Asyl bei meiner Schwester in Niederbayern, ging dort zu einem Nervenarzt und bekam als Stimmungsaufheller Tolvin. Diagnose: Depressives Erschöpfungssyndrom. Ich wechselte die Praktikumsstelle, die Medikamente gingen aus, der betreuende Professor ließ mich durch die mündliche Prüfung fallen – ich war enttäuscht, denn ich fand mich gut und fähig, so kämpfte ich und verbrauchte

all meine Energie. Fühlte mich als Null, als Versager und das nach 6 Semestern Studium...
Die Prüfung habe ich übrigens 1997 doch noch erfolgreich abgelegt!

Aber zunächst erfolgte der Zusammenbruch. Meine Schwester nahm mich wieder auf, brachte mich ins Bezirkskrankenhaus der Stadt. Diagnose: Verdacht auf Hebephrenie. Ich bekam sofort wieder Medikamente (Saroten und Taxilan) und blieb acht Wochen vollstationär und danach vier Monate in tagesklinischer Behandlung. In der Tagesklinik ging es mir gut. Mit dem Arzt und den Patienten verstand ich mich, es gab Freundschaften und sogar Verliebtheiten.

Im Juni 1996 ging ich auf eigenen Wunsch, fand ein Zimmer in einer Wohngemeinschaft, und mein Lebenspartner zog in meine Nähe. Im September schrieb ich mich in einer Fremdsprachenschule ein. Aber Weihnachten 1996 war ich alleine, und durch ein Telefongespräch brachen die alten Wunden aus meiner Kindheit wieder auf. Eine Manie blühte auf. Weil ich an der Schule eine Bombendrohung verbreitete, wurde ich vom weiteren Studium ausgeschlossen. Die Bombe ging dann (symbolisch) wirklich hoch, aber in der Familie. Ich wurde die Erinnerungen an meinen Bruder nicht mehr los, erzählte jedem in der Familie davon, meine Schwester wurde mit meinen Telefonanrufen strapaziert. Im Januar ging ich freiwillig in die Psychiatrie, kam aber unfreiwillig auf die geschlossene Abteilung, Diagnose: Schizoaffektive Psychose. Ich wurde fixiert, gespritzt, bekam Haldol, Nipolept, Truxal und Timonil – ein einziger Alptraum.

Nach fünf Wochen kam ich auf eine offene Station, wollte so schnell wie möglich nach Hause und war deshalb mit einer Tagesklinik einverstanden. So langsam kam die nächste Depression, und die Phasen pendelten sich ein – vier bis sechs Wochen Manie, monatelange Depressionen. In der Tagesklinik war diesmal alles anders. Der Arzt lag mir nicht, die Patienten waren andere, und die Depression wurde auch nicht besser. Im Mai 1997 brach ich das Ganze ab und zog zu meinem Freund, der nun meine depressiven Selbstmordgedanken aushalten musste.

Im Juni 1997 der erste Selbstmordversuch – eine Überdosis Timonil. Wieder Psychiatrie, wieder geschlossene Abteilung, wieder Timonil, was ich gar nicht wollte. Aber ich gab nach. Nach einigen Wochen ging es für acht Wochen auf eine offene Station. Das Personal war angenehm, besonders in den depressiven Phasen. Aber ich wollte raus und in ein Heim, weil ich überhaupt keine Hoffnung mehr hatte.

Aber eine kleine Verliebtheit ließ mir neue Kräfte wachsen. Die mündeten prompt in eine Manie. Wieder Geschlossene, wieder Fixierungen, Spritzen, eine schreckliche Behandlung. Der Richter gab sein Okay. Die Diagnose lautete nun: Manische Episode mit psychotischen Anteilen bei bipolar affektiver Störung, und ich frage mich noch heute, ob in dieser Klinik Menschenrechte wie Würde und körperliche Unversehrtheit jemals bekannt waren.

Es folgte wieder eine Depression. Das bedeutete wieder Krankenhaus, wieder fünf Wochen geschlossene und drei Wochen offene Station. Diagnose: Schizoaffektive Störung, gegenwärtig depressiv. Ich bekam Serdolect, Anafranil und Stangyl, doch eine Besserung war nicht in Sicht.

Danach tauchten keine weiteren Phasen mehr auf. Ich nehme regelmäßig Zyprexa und Lithium. Mein Therapeut machte diese Medikamente zur Bedingung, um mit mir arbeiten zu können. Die Psychotherapie tat mir gut. Eine Umschulung zur Bürokauffrau hat dann aber leider doch nicht geklappt. Aber ich lebte wieder mit meinem Freund zusammen und arbeitete in einem Netzwerk der Stadt, das sich um psychisch Kranke kümmert. Zwei Jahre habe ich halbtags im Verkauf gearbeitet und bin stolz darauf, das durchgehalten zu haben. Eine kleine Rente bekomme ich auch. Zwischendurch gab es noch eine Beziehung zu einem Engländer, die zwar ohne Zukunft war, mich aber von meinem langjährigen Freund trennte.

Seit fast einem Jahr lebe ich nun alleine und halte mich mit kleinen Nebenjobs über Wasser, weil die Rente und Sozialhilfe zum Leben nicht reichen. Manchmal bin ich einsam, manchmal kann keine Aktivität aufkommen. Manchmal fehlen mir gute Gesprächspartner. Und manchmal habe ich kleinere Einbrüche. Aber Krankheitseinsicht und regelmäßige Medikamenteneinnahme sowie der feste Wille, nicht mehr krank zu werden und eine neue Psychotherapie helfen mir zu einem fast normalen Leben zurück. Ich tue alles, um einen Rückfall zu vermeiden und gehe regelmäßig zum Nervenarzt. Doch die Angst ist allgegenwärtig: Ist man dieser Krankheit ausgeliefert?

Als Mensch habe ich mich gottseidank nicht sehr verändert und wollte mich auch nicht verändern lassen. Ich bin dankbar dafür, dass ich so bin, wie ich bin. Dankbar auch für alles, was andere Menschen für mich getan haben, mein Freund, meine Schwestern, meine Freunde.

Mick (37): Ein Akademiker auf dem Abstellgleis...

Ich wurde 1965 in der DDR geboren. Meine Krankheit brach aus, als ich 13 oder 14 Jahre alt war. Es waren heftige unerklärliche Depressionen, ohne Frühwarnsymptome, sie waren einfach da. Die einzige, die mir riet, zu einem Arzt zu gehen, war meine Oma. Erst als die üblichen Symptome immer stärker wurden, riet mir auch meine Mutter, die mich allein aufzog, dazu. Der Arzt wusste auch ohne große Untersuchungen, was es war: Die üblichen Pubertätsprobleme. Und die würden sich früher oder später schon von selber lösen.

Wie Unrecht er haben sollte!

Eine richtige Diagnose gab es lange nicht. Erst im Jahre 1993, ich war damals schon fast 30 Jahre alt, sagte ein Psychiater in Hannover, worum es wirklich ging. Ich habe mich lange sehr machtlos gefühlt. Die Krankheit hat mich beherrscht, ich war ihr hoffnungslos ausgeliefert.

Die erste Krankheitseinsicht kam erst nach einer Psychoedukation 1997. Damals war ich schon seit drei Monaten stationär in der Psychiatrie. Aber mein Wissen um die Krankheit war recht gering. Aber dann nahm sich die Oberärztin die Zeit, mich über die Vorteile einer Psychoedukation aufzuklären. Und endlich habe ich etwas Grundlegendes über meine Krankheit gelernt. Das Seminar wurde von der Oberärztin und zwei dafür ausgebildeten Fachkräften, in diesem Fall eine Krankenschwester und ein Sozialarbeiter, geleitet, die von der Institutsambulanz ausgewählt worden waren. Wir benutzten während der neunziger Jahre in Bielefeld entwickeltes Material, was didaktisch und inhaltlich sehr gut aufbereitet war. Aber am meisten haben mir die ehrlichen und vertrauensvollen

Gespräche über die Krankheit geholfen. Und der von uns entwickelte Sozialplan.

Schon zweimal hatte ich das Referendariat für das Lehramt an einer Realschule abbrechen müssen, bis heute habe ich nur das erste Staatsexamen. Meine Angehörigen kamen erst gar nicht mit dem Krankheitsbild klar. Sie kannten nur die verheerenden Folgen. Erst viele Gespräche mit Fachpersonal und umfangreiche Literaturstudien ließen sie von der Betroffenheit zur Einsicht kommen und damit auch zu einer fachgerechten Unterstützung meiner Person. Aber da ich in den ersten Jahren der Erkrankung so hilflos und unwissend war, kamen es zu vielen verletzenden Szenen zwischen meiner Familie und mir.

Die Phasenhäufigkeit war bei mir so verteilt: Siebzig Prozent Depressionen, dreißig Prozent Manien. Die Verlaufsformen kenne ich von der monatelangen Depression bis hin zur Stundenmanie fast alle.

Fünfmal wurde ich in dieser Zeit stationär behandelt, die Aufenthaltsdauer reichte von zwei Tagen bis zu vier Monaten. Jetzt bin ich seit vielen Jahren ambulant bei immer dem gleichen Psychiater.

In den ersten Jahren bekam ich viele Antidepressiva, zum Beispiel Tofranil. Seit 1996 auch Lithium und Timonil. Seitdem muss ich nicht mehr in die stationäre Psychiatrie, aber es gibt immer noch zwei bis drei Hypomanien pro Jahr.

Durch die vielen Medikamente habe ich in den letzten fünf Jahren fünfzig (!) Kilo zugenommen. Das belastet mich nun als zusätzliches Problem. Außerdem bin ich wegen der Schilddrüse in ständiger Behandlung. Seit 1997 habe ich auch eine Gesprächs-Psychotherapie mit tiefenpsychologischen Ansätzen. Ich glaube, dass darin der Schlüssel zu meinem halbwegs stabilen Leben liegt.

Was es in meinem Leben wegen der Krankheit für Katastrophen gab, sei nur kurz erzählt: keine abgeschlossene Ausbildung,

Arbeitsplatzverluste, Verluste von Freundschaften und Partnerschaften, materielle Verschuldung – alles wurde immer wieder von meiner Mutter aufgefangen und abgefangen. Jetzt lebe ich am Existenzminimum, bin ungewollt Vater geworden, bin sozial deklassiert und habe drei Selbstmordversuche hinter mir.

Man hat mir jetzt die Arbeit in einer beschützten Werkstatt (Büro) angeboten. Je nach Bedarf gehe ich ein- bis viermal im Monat zum Facharzt, alle zwei Wochen zur Psychotherapie. Die Bindung an eine Selbsthilfegruppe, die Familie und der Freundeskreis sind die Basis für meine Stabilität.

Die Gruppe wurde von mir 1998 gegründet. Der Gedanke dazu existierte schon seit Jahren, aber die Umsetzung war zunächst ein Problem. Ich ließ mich dann beim Paritätischen Wohlfahrtsverband beraten, vor allem in der Öffentlichkeitsarbeit, um Mitglieder zu gewinnen. Da es in Hannover einen Verein Psychiatrieerfahrener gab, fanden wir auch einen Raum, später sogar einen eigenen. Inzwischen gibt es uns fünf Jahre, und wir sind stolz darauf. Die Treffen laufen etwa so ab: Nach der Eröffnung und Begrüßung gibt jeder der Anwesenden so etwas wie ein „Blitzlicht" ab, berichtet in kurzen Worten, wie es ihm in der zurückliegenden Woche ergangen ist. Wir lassen vor allem unsere Gefühle zu dem Erlebten Revue passieren. Daraus ergibt sich dann jeweils das Thema für den Gruppenabend. Die Solidarität unter den Gruppenmitgliedern ist sehr groß. Wir haben bereits Angehörigentreffen organisiert, und jeder von uns hat eine Telefonliste von allen Mitgliedern und deren Angehörigen, sodass jemand im Notfall schnell Hilfe holen kann. Es werden auch Weiterbildungsangebote genutzt, und viele von uns sind Mitglied in der Deutschen Gesellschaft für bipolare Störungen.

Alles schön und gut. Aber beruflich habe ich nichts mehr zu erwarten. Ein Akademiker auf dem Abstellgleis…

Höhenflüge
Sind wahnsinnig angenehm
Du bewegst dich
In grenzenlosen Sphären
Bist endlich dort, wo du schon immer sein wolltest
Die Träume werden Wirklichkeit
Und das alles mit doppelter Schallgeschwindigkeit
Doch irgendwann
Kommt das Erwachen –
Wer hat die Kontrolle im Cockpit
Du selbst schon lange nicht mehr.
Der Schaden ist riesig
Und plötzlich bist du verzweifelt und leer
Am Boden zerstört.

Sonja Becker

Stefan (53): Ich wollte nicht „ferngesteuert" werden...

Bereits gegen Ende meiner Pubertät – vielleicht auch ausgelöst durch den plötzlichen Tod meines Vaters – hatte ich die ersten ausgeprägten depressiven Phasen, gekennzeichnet durch starke melancholische Verstimmungen, schwaches Selbstwertgefühl, starke Rückzugstendenzen und diffuse Zukunfts- und Bindungsängste, daraus entstanden dann wiederum partnerschaftliche Probleme und ich vereinsamte immer mehr.

Eine ärztliche Behandlung vermied ich, weil ich meine Situation lange Zeit nicht als Krankheit erkannte und später, weil ich die Medikamente aus Angst vor Eingriffen in mein(e) Hirn(-Chemie) und meine reiche Gefühlswelt vermeiden wollte. Es war einfach ein schrecklicher Gedanke, abhängig und „ferngesteuert" zu sein.

Mitte Dreißig kamen die ersten hypomanischen Episoden hinzu, bis hin zur ersten (von bisher sechs) stationären Zwangseinweisung(en) auf die geschlossene Abteilung der Psychiatrie. So ein Aufenthalt dauerte immer ungefähr vier bis sechs Wochen.

Ein Jahr später wurde die erste richtige Diagnose gestellt. In den letzten Jahren jedoch hat sich der Phasenwechsel beschleunigt (rapid cycling). Seit 1995 (erste Klinikeinweisung) nehme ich regelmäßig Medikamente ein – mit wechselhaftem Erfolg und durchaus nicht immer durchgängiger Krankheitseinsicht. Außerdem machen mir die Nebenwirkungen der Medikamente zu schaffen: Sehstörungen, Gewichtszunahme, Händezittern, Potenzstörungen.

Eigentlich hat mir bisher niemand so richtig helfen können, meine Krankheit zu akzeptieren, es war wohl mein eigener starker Leidensdruck, der übrigens im Verlauf einer Psychoanalyse – eine aus heutiger Sicht völlig unangemessene Therapie – immer weiter zunahm.

Inzwischen habe ich seit Jahren eine durchgängige, engmaschige ambulante Betreuung und die Einbindung an eine Klinik, denn der Einfluss auf mein (Arbeits-)Leben ist sehr groß. Ich bin Bildhauer (Kunstakademie), und da gibt es immer wieder Phasen ohne jede schöpferische Leistung, es gibt Unsicherheit und Fehler aufgrund schlechter Konzentration und häufige Arbeitslosigkeit. Meine wechselnden Arbeitgeber – als Nebenerwerb führe ich kleinere handwerkliche Tätigkeiten aus und arbeite als Kleinbusfahrer – wissen nichts von meiner Erkrankung, um Nachteile zu vermeiden. Denn in den depressiven Phasen nehme ich manche Aufträge einfach nicht an oder verschiebe deren Erledigung immer wieder aufs Neue – es ist ein Versteckspiel. Aber zwischendurch bin ich immer wieder fast voll leistungsfähig, ich arbeite in einem Atelier und in einer Gießerei, ein fester Arbeitsplatz von 15 Stunden in der Woche.

Die Verständnislosigkeit meines sozialen Umfeldes (Familie, Freunde) wich in dem Maße, in dem ich den Mut hatte, offen nach außen über meine Erkrankung und die damit verbundenen Schwierigkeiten zu reden. Auch in der Öffentlichkeit nehme ich inzwischen sogar mit Namensnennung in Zeitungs- und Hörfunkinterviews offen Stellung.

Insgesamt bin ich froh über die Entwicklung, da meine Situation sich stabilisierte, wenn ich auch zuletzt vor sechs Monaten aufgrund wahnhafter Vorstellungen (Psychose) wieder eingewiesen werden musste. In solchen Phasen habe ich immer wieder das Gefühl, ein „Auserwählter" zu sein, der der Menschheit Botschaften überbringen soll. Die Realität sieht aber stets anders aus: So wurde ich zum Beispiel mal wegen einer harmlosen Autopanne von der Polizei kontrolliert und schließlich aufgrund meines sonderbaren Gehabes in Handschellen abgeführt. Und trotzdem sage ich „stabil", weil ich in den letzten vier Jahren keinen Klinikaufenthalt mehr hatte und das Pendel zwischen Manie oder Depression nur noch mittelstark schwingt – aber leider pendelt es schneller (rapid cycling). Und froh über diese Entwicklung bin ich deshalb, weil ich durch meine Erfahrungen mit Ärzten, Medikamenten und Informationen lernte, besser mit meiner Krankheit umzugehen. Problematisch war – und ist teilweise heute noch – die Antriebslosigkeit. Dazu kommen Einsamkeitsgefühle, ich fühle mich vom normalen Leben ausgeschlossen und leide immer wieder unter der Tabuisierung und Stigmatisierung durch die Gesellschaft. Ich war schließlich mehrmals Patient in einer „Irrenanstalt".

Zudem tauchen auch heute noch – wenn es mir schlecht geht – Verzweiflung und Ohnmachtsgefühle bis hin zu Selbstmordabsichten auf. Obwohl ich seit fünf Jahren in einer stabilen Partnerschaft lebe und meine Lebensgefährtin viel Verständnis aufbringt und mir eine große Stütze ist. Sie versorgt mich in der Not und hat Energie für uns beide. Das ist ja auch das Wichtigste, was Angehörige tun können: Den Partner nicht im Stich lassen und sich über die Krankheit informieren, sich mit anderen Betroffenen oder Angehörigen austauschen und Fachliteratur lesen.

Seit fünf Jahren bin ich zudem in einer manisch-depressiven Selbsthilfegruppe zum Informations- und Erfahrungsaustausch. Sie ist sehr hilfreich und zu empfehlen. Denn dort findet ein Austausch unter „Gleichgesinnten" statt, man erhält Informationen und spricht über seine Erfahrungen mit Medikamenten, über Patientenrechte, Bücher, Schwierigkeiten am Arbeitsplatz. Seit sechs Monaten mache ich endlich auch eine Verhaltenstherapie. Auch dort lernt man, mit der Krankheit und den Folgen besser umzugehen. Wenn ich zum Beispiel depressiv und antriebslos bin, lerne ich, eine für mich durchführbare Tagesstruktur aufzubauen, bestimmte Dinge zu tun und nicht einfach im Bett zu bleiben, ein regelmäßiges, stabiles Leben zu führen.

Außerdem habe ich mich nach Überwindung von Schamgefühlen und einigen Überlegungen entschlossen, einen Rentenantrag zu stellen, da ich nicht durchgängig arbeiten bzw. die erforderte Leistung erbringen kann.

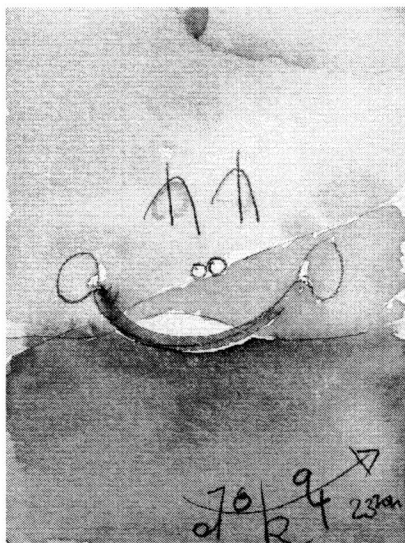

© Reinhard Gielen

Britta (35): Mit gebrochenen Flügeln fliegen...

Ich bin 35 Jahre alt und habe mich vor zwei Jahren für das betreute Wohnen entschlossen, weil ich mit meinem Leben anders nicht zurecht kam. In meinem Ein-Zimmer-Appartement war ich zu einsam, konnte keine Ordnung halten und schluderte mit der Medikamenteneinnahme, was immer wieder zu Rückfällen mit stationären Klinikaufenthalten führte. Kurz und gut – ich brauchte eine engere Betreuung. Außerdem konnte ich miterleben, wie mein Freund Robert, der an einer Borderline-Erkrankung leidet, in so einer betreuten Wohngruppe aufblühte. Auch bei mir klappt das nun ganz gut. Einmal in der Woche kommt ein Sozialarbeiter von der Caritas vorbei und sieht nach dem Rechten.

Seit 1984 leide ich an bipolaren Störungen. Teilweise in nur 14-tägigem Wechsel überfielen mich Stimmungen von grenzenloser Euphorie und Tatendrang einerseits und grenzenloser Traurigkeit, Lethargie und Wahnvorstellungen andererseits. Meine Eltern waren dieser Krankheit – von der ich inzwischen weiß, dass sie eine Stoffwechselstörung im Gehirn ist – hilflos ausgeliefert und wussten allmählich nicht mehr, wie sie mich in den manischen Phasen davon abhalten sollten, mein sauer verdientes Geld auszugeben. Aber ich war so ruhelos, dass ich ständig kreuz und quer in der Weltgeschichte herumreiste und inzwischen fast jede europäische Stadt zwischen Amsterdam und Zürich kenne. Ich erinnere mich noch mit Schrecken an eine Englandreise, bei der ich tausend Schutzengel im Gepäck hatte. Nachts schlief ich im Auto, ließ mir die Haare rot färben und so weiter…

Zuhause überfielen mich dann die Depressionen so stark, dass ich mich tagelang mit selbstquälerischen und verwirrten Gedanken im abgedunkelten Zimmer unter die Bettdecke verkroch und am Leben überhaupt nicht mehr teilnehmen konnte.

Inzwischen habe ich selbst bei Gericht eine gesetzliche Betreuerin beantragt, die mir hilft, meine Finanzen in Ordnung zu halten. Mein Auto habe ich abgegeben. Ich bin zwar immer umsichtig gefahren, aber das Risiko eines selbstverschuldeten Unfalls ist mir zu groß.

Auch in der Berufs- und Schullaufbahn gab es Brüche. Drei Monate vor dem Abitur wurde ich so krank, dass ich abbrechen musste. Eine Ausbildung zur Bürokauffrau habe ich mit sehr guten Noten abgeschlossen, worauf ich sehr stolz bin. Aber die Stimmungsschwankungen machten eine geregelte Tätigkeit unmöglich. So landete ich in einer betreuten Werkstatt bei der Industriemontage. Aber das war auf die Dauer zu eintönig, sodass ich nach einigen Auszeiten – immer wieder Krankheitsschübe und Psychiatrieaufenthalte mit Psychotherapie und Arbeitstraining – versuchte, mein Abitur nachzuholen. Das habe ich immerhin ein halbes Jahr durchhalten können.

Jetzt arbeite ich in der beruflichen Rehabilitation, lerne unter anderem mit dem Computer umzugehen und hoffe, bald eine Stelle als Bürogehilfin zu bekommen. Privat geht es mir gut. Ich habe mich mit Ralf verlobt, verstehe mich mit meiner Mutter besser (mein Vater hat sich leider das Leben genommen), gehe gern und oft zum Schwimmen und zum Folklore-Tanz und komme mit meinen Medikamenten so gut zurecht, dass ich seit zwei Jahren fast beschwerdefrei bin. Ohne diese Medikamente, die Sozialarbeiter, meine Freunde, Geduld und Vertrauen hätte ich es nie geschafft, immerhin noch mit gebrochenen Flügeln zu fliegen…

Bernd (55): In meinem Gehirn wurde die Zukunft ausgelöscht...

Ich wurde im August 1948 als viertes Kind einer Handwerkerfamilie geboren und verlebte eine sorgenfreie Kindheit, sieht man einmal von einer Sprachbehinderung wegen einer Gaumenspalte ab. Nachdem ich in der Charité in Berlin operiert wurde, lernte ich an der Sprachfakultät der Uni Halle sehr gut sprechen. In dieser Zeit lebte ich von Montag bis Freitag bei Gasteltern und lernte das Leben auf dem Hinterhof einer Großstadt kennen. Dazu gehörten der Leierkastenmann, das Trockeneisauto, der bekannte Hallische Zoo und die Tochter meiner Gasteltern.

Wegen meiner Sprachbehinderung habe ich mich als Kleinkind sicher von den anderen abgesondert, vergrub mich lieber in Bücher und Spielsachen. Versorgt wurde ich von einem Hausmädchen. In den Kindergarten wollte ich nicht, was meine Eltern aber akzeptierten.

In der Schule war ich ein Streber. Leider durfte ich auf Grund der Bedingungen in der DDR nicht zur Oberschule, und bei einer Prüfung zur Arbeiter- und Bauernfakultät versagte ich kläglich. Schon damals konnte ich unter Leistungsdruck nicht richtig denken.

Ich hatte dann Glück, denn im Jahre 1964 wollte die DDR mal wieder den Westen überholen und bildete auf kurzem Wege Informatiker aus. So kam es, das ich direkt nach der 8. Klasse zu einem Fachschulstudium kam. Damals war ich schon mit 16 Jahren auf mich selbst angewiesen, was mir aber im weiteren Leben nicht geschadet hat.

Im Internat lernte ich meine Frau kennen. Sie wohnte über mir, und als ihr eines Tages etwas aus dem Fenster fiel, konnte ich ihr helfen und habe auf diese Weise die Frau meines Lebens kennen gelernt!

Nach drei Jahren Studium sollte ich 1968 in einem Rechenzentrum anfangen zu arbeiten. Aber wir hatten als Studenten viel Zeit und ich darüber hinaus den Schlüssel zum Nebeneingang des Mädchenpensionats. Mit der Aufklärung gab es damals auch noch Probleme. So wurde meine Tochter geboren, die im ersten Jahr bei ihrer Uroma aufgewachsen ist. Sie wurde kurz vor meinem ersten Arbeitstag geboren. Ich sah sie nur kurz in der Geburtsabteilung und musste dann schleunigst zum Zug, um an meinen Arbeitsort zu kommen.

Als junger Familienvater stürzte ich mich voll in das Berufsleben und arbeitete manchen Tag durch. Aber wir waren jung und die Aufgabe war interessant. Heute würde ich sagen, ich habe mein Hobby zu meinem Beruf gemacht.

Bis zur Wende verlief mein Leben in geordneten Bahnen. Ich wurde von der Partei der Arbeiterklasse gehütet und geleitet, und auf Grund meiner Fähigkeiten konnte ich am Rande des reißenden Stromes „Aufbruch zum Sozialismus" die Schönheiten der Flussbiegungen genießen. Es war auf alle Fälle erholsamer und weniger kraftanstrengend als ein Schwimmen gegen den Strom!

1989 änderte sich vieles. Auf einmal war Englisch gefragt und natürlich Selbständigkeit. Mit der Selbständigkeit hatte ich keine Probleme, da ich schon immer nach Möglichkeit nur das gemacht habe, was mir Spaß macht!

Aber mein Aufgabenbild änderte sich schlagartig. Jetzt hieß es nicht mehr selbst entwickeln, sondern schon Entwickeltes zu erproben und den Mitarbeitern beizubringen.

Da ich schon immer gern öffentlich geredet habe, fiel mir das auch nicht schwer. Mein erster Westchef ließ mir auch alle Freiheiten in Bezug auf Weiterbildungen. Was ich auch mit Freude genoss. In einem Jahr wurde ich Dienstreisekönig!!!
Ich suchte mir Themen und Gegenden selbst aus und lernte dadurch das westliche Deutschland recht gut kennen.

Mein zweiter Westchef war eine Frau, die sich gern lenken und leiten ließ. Sie liebte das Beständige und träumte gern von alten

Zeiten. Da passten wir natürlich nicht zusammen und so erhielt ich – für mich aus heiterem Himmel – 1995 die Kündigung. Für mich brach eine Welt zusammen. Ich werde diesen Tag nie mehr vergessen, denn ich hatte mir noch am Vormittag einen Dienstreisevorschuss geholt, hatte ein Auto geordert und wollte am Montag in Mannheim das erste von drei Verkaufsbüros an das Datennetz meiner damaligen Firma anschließen. Auf dem Weg zur Hauptkasse traf ich noch den Geschäftsführer und erzählte ihm voller Stolz, dass ab Dienstag auch dieses Büro am Netz sein würde. Er sagte nur lapidar: „Sprechen Sie aber vorher noch mal mit Ihrer Chefin…". Als ich dort den Betriebsratsvorsitzenden sitzen sah, erkannte ich, was die Stunde geschlagen hatte. Ich musste unter Aufsicht meine Sachen packen und erhielt eine Abfindung von acht Monatsgehältern.

Nach zehn Monaten fand ich dann endlich wieder Arbeit in Berlin, 260 Kilometer von meinem Heimatort entfernt. Daraus ergab sich eine Wochenendehe, die mir nicht sehr gut bekam. Im Juli 1998 hatte ich einen Nervenzusammenbruch. Meine Situation war einfach aussichtslos, die Pendelei zu belastend.

Ich wurde in eine Klinik eingeliefert, wo ich sehr gut behandelt wurde. Meine Genesung ging relativ schnell voran, und ich drängelte nach Entlassung. Grund war auch, dass mein Vertreter seinen wohlverdienten Urlaub antreten wollte.

In meiner Krankenhauszeit gab es eine Krisensitzung mit der Familie, um zu besprechen, wie es zu Hause weitergehen sollte. Wir wohnten in einem Haus, das seit dem 15. Jahrhundert in Familienbesitz war und in dem auch meine Schwester wohnte. Um mir den Weg zurück in den Beruf zu erleichtern, beschaffte mir der Klinikpsychologe einen Platz in einer Tagesklinik. Ich wurde im September entlassen und konnte so wieder eingegliedert werden. Im Betrieb, einem von siebzehn Großforschungsinstituten in Deutschland, wussten nur meine engsten Mitarbeiter, in welchem Krankenhaus ich war. Ich wurde freudig begrüßt und hätte eigentlich weiter ein sorgenfreies Leben haben können.

In der Folgezeit hatte ich dann aber immer mal wieder depressive Schübe, da sich mit dem Wohnen und damit mit der Wochenendehe nichts geändert hatte. Meine Berliner Psychologin wusste schon immer, wenn ich auf der Matte stand, was los war und zückte sofort den Krankenschein.

Meine Frau besuchte mich nun zwar auch manchmal am Wochenende, und ich erinnere mich gerne an einige interessante Besuche von Abendveranstaltungen in der Kulturhochburg Berlin. Aber nach einem Jahr gab ich den Kampf auf und wollte wieder in die Psychiatrie. Da ich die sozialen Kontakte nicht halten konnte, hatte das Leben draußen für mich keinen Sinn mehr. In der Psychiatrie verschlechterte sich mein Zustand zunächst, aber im November wagte man einen Versuch mit der Tagesklinik, der misslang, sodass ich schon nach einem Monat wieder stationär aufgenommen wurde. Da die Ärzte nicht mehr weiter wussten, bekam ich nun eine Elektroschock-Therapie.

Die führte dazu, dass in meinem Gehirn die Zukunft ausgelöscht wurde. Ich kann mich nicht einmal mehr an Weihnachten erinnern!

Im Januar 2000 wurde ich dann als hoffnungsloser Fall in die ambulante Behandlung entlassen. Ich kann mich noch schwach an die tröstenden Worte des Stationsarztes erinnern: „Ich kenne aus meiner praktischen Erfahrung keinen Fall, der Zeit seines Lebens depressiv war". Womit er meinte: Es wird schon wieder werden. Ich habe damals daran nicht geglaubt.

In der Folgezeit war ich in ambulanter Behandlung, und als auch mein Psychologe nicht mehr weiter wusste, stellte er einen Rentenantrag. Dazu kam dann noch die Kündigung meines Arbeitgebers, was ich aber meiner Frau verschwieg, damit sie sich nicht noch mehr Sorgen machen musste.

Im September war die Rente durch. Von da an ging es mir schlagartig besser, und mein Lebensmut kehrte zurück.

Ich hatte plötzlich keine Angst mehr vor der Arbeit! Sogar meine Nachbarn stellten fest: „Du bist ja wie früher, bist du etwa wieder gesund?" Ich musste ihnen sagen, dass ich mit dieser Krankheit leben muss, Tabletten nehme und deshalb keinen Alkohol trinken darf. Seitdem stand bei unseren Treffen für mich immer etwas Alkoholfreies bereit.

Im Januar war ich dann mit meiner Frau auf den Kanarischen Inseln. Ich fühlte mich so froh und so frei, dass meine Frau voller Angst an einen Rückfall in die Manie dachte und vorzeitig abreisen wollte. Aber wir blieben dann doch bis zum Schluss.

Nach der Rückkehr war ich 2 Tage wegen Thromboseverdacht in einem Krankenhaus. Zu Hause besuchte uns auf einmal mein Psychologe und wechselte die Tabletten. Ich sollte wieder in die Tagesklinik, da alle rings um mich – und auch mein Arzt – meinten, ich sei krank. Ich beugte mich diesen Wünschen, entließ mich aber nach drei Wochen. In dieser Zeit nahm ich intensiv an zwei Psycho-Chats im Internet teil und erhielt von daher viel Trost und Unterstützung. Beim Abschlussgespräch schlug uns ein Arzt vor, in der Ehe eine Auszeit zu nehmen. Ich überlegte nur kurz und floh zu einem Bekannten im Osnabrücker Raum, der auch gerade an der Trennung von seiner Frau arbeitete. Dort war ich drei Wochen.

Danach ging alles schlagartig. Nach meiner Rückkehr trennten wir die Konten, da meine Frau kein Vertrauen mehr in mich hatte, und ich wechselte den Psychologen. Danach nahm ich an einem Psychokongress in Weiden teil und fuhr weiter nach Rimini.

Ich hatte nach Jahren meine Freiheit und genoss sie in vollen Zügen. Zuhause trennten wir dann auch unser Vermögen und leben seitdem getrennt.

Diese Aufregungen führten bei mir zu Zuckerverdacht, Hautausschlag und einem Lungenvirus. Meine Frau verließ dann auf mein Drängen die gemeinsame Wohnung. Argwöhnische Nachbarn schalteten den sozial-psychologischen Dienst ein, und ich musste sogar meine Selbständigkeit unter Beweis stellen.

Das alles war eine große nervliche Anspannung. Als diese Last von mir genommen war, sprang ich voller Freude aus dem Fenster des Erdgeschosses. Sofort rief wieder ein Nachbar die Polizei und den medizinischen Dienst. Wieder hatte ich in der Psychiatrie vier Wochen Zeit, mir Gedanken über mein weiteres Leben zu machen.

Im Frühjahr 2002 wurde ich entlassen. Seit Juli 2002 wohne ich in einer Stadt, wo niemand meine Probleme kennt. Damit ging ein Traum in Erfüllung.

Natürlich nehme ich immer noch regelmäßig Tabletten und weiß auch, dass dies Zeit meines Lebens so sein wird! Aber mit zweimal täglich 200 mg Seroquel und dreimal täglich 400 mg Carbamazepin sowie gelegentlich 25 mg Neurocil komme ich gut klar. Auf Grund meiner Erfahrungen versuche ich, nach Möglichkeit Stress zu vermeiden, was mir natürlich nicht immer gelingt!

Mein soziales Gleichgewicht kann ich auch in einer Selbsthilfegruppe stärken, und darüberhinaus nehme ich auch wieder an den Psycho-Chats im Internet teil, um meine Erfahrungen anderen zugute kommen zu lassen.

Ich war ein ruhiges, pflegeleichtes Kind. Bis ich im Alter von 17 Jahren wegen einer Herzerkrankung operiert werden musste. Unmittelbar danach war ich aufgedreht, mutig, umtriebig. Aber die elfte Gymnasiumsklasse schaffte ich problemlos.

Ein Jahr später, im Sommer 1982, brach die Krankheit voll aus. Es war eine Manie mit Größenwahn. Ich glaubte, ich habe übersinnliche Fähigkeiten und Kräfte, sei eine Göttin und damit kam ich für drei Monate auf die geschlossene Psychiatrie. Meine Eltern und Großeltern waren sehr besorgt, besonders meine alleinerziehende, dominante Mutter, alle hatten bis dahin mit einer solchen Krankheit noch nie zu tun gehabt. Und ich sah überhaupt nicht ein, dass ich krank war. Man nannte es manisch-depressive und schizoaffektive Psychose.

Schon nach sechs Wochen folgte eine tiefe Depression. Es kam noch ein Monat in einer Tagesklinik, und dann ging ich wieder zur Schule. Ein Jahr später wieder eine Manie, wieder Größenwahn, wieder drei Monate Psychiatrie, diesmal aber keine Depression.

Ich wurde auf Lithium (Quilonum retard) eingestellt und kam auf eigenen Wunsch in ein Internat. Zeitgleich machte ich eine ambulante Therapie bei einer Kinder- und Jugendpsychotherapeutin, zweimal wöchentlich, etwa ein Jahr lang. Aber das Abitur schaffte ich.

Meine Familie wusste noch immer nicht, wie sie die Krankheit einzuschätzen habe, verhielt sich jedoch sehr verständnisvoll.

Nach dem Abitur begann ich eine Ausbildung als Beschäftigungs- und Arbeitstherapeutin, ein Beruf, den ich während meines

Klinikaufenthaltes kennen gelernt hatte. Damit arbeitete ich dann zunächst vier Jahre in einer Einrichtung für die berufliche und soziale Rehabilitation von psychisch Kranken, dann zwei Monate in einem neurologischen Krankenhaus.

Seit dieser Zeit ist die Krankheit nicht mehr ausgebrochen, ich bin gut eingestellt und der Lithiumspiegel ist stabil. Versuche, in Absprache mit meinem Psychiater die Dosis zu reduzieren, habe ich aufgegeben, weil sich mein Zustand jedes Mal verschlechterte. Ich wurde depressiv, konnte mich nicht konzentrieren und hatte Minderwertigkeitsgedanken – konnte nicht arbeiten. Aber mit den entsprechenden Antidepressiva und erhöhter Lithium-Dosis ging es dann wieder besser.

Das Lithium zu reduzieren, war mir einerseits wichtig, weil ich Kinder haben wollte. Lithium ist ein Risiko in der Schwangerschaft. Aber andererseits ist weniger Lithium eben auch ein Risiko für mich, und so musste der Kinderwunsch begraben werden. Mein Partner ist einverstanden.

Die Krankheit hat mein Leben verändert – aber auch in positiver Weise. Ich lebe bewusster, habe gelernt, mich von meiner Mutter abzugrenzen, es war eine Art Bewusstseinserweiterung, die ich nicht missen möchte.

Es geht mir gut! Ich bin ausgeglichen, kann meiner Arbeit nachgehen, lebe in einer festen Beziehung und habe keine Angst vor einer erneuten Erkrankung. Die regelmäßigen Besuche bei meinem Psychiater geben mir Sicherheit.

Bedauerlich finde ich jedoch, dass man über diese Krankheit immer noch nicht offen reden kann.

Wir waren eine ganz normale Familie mit drei Kindern (25, 23 und 15 Jahre alt) und fanden unser Familienleben trotz elterlicher Berufstätigkeit intakt und intensiv. Die beiden ältesten studierten außerhalb, die Jüngste war noch auf dem Gymnasium. Unsere Tochter Vera war ein fröhliches, ausgeglichenes, lustiges Kind, vielseitig interessiert, künstlerisch und musisch begabt, mit klaren beruflichen Vorstellungen. Direkt nach dem Abitur begann sie mit dem Medizin-Studium in einer anderen Stadt.

Dort lernte sie einen Kommilitonen kennen, mit dem sie auch zusammenzog. Nach dem Physikum zogen beide nach Heidelberg. Ein Jahr später, im Wintersemester 1997/98, trennte sich unsere Tochter von ihrem Freund. Die von ihr genannten Gründe waren für uns nachvollziehbar, und wir bestärkten sie.

Aber dann wirkte sie zunehmend depressiv. Am Telefon sagte sie immer wieder, dass sie sich schuldig, schlecht und verachtenswert fände, weil sie die Beziehung beendet habe. Unseren Argumenten gegenüber war sie nicht mehr zugänglich. Sie kam nun nicht mehr wie früher dreimal im Jahr nach Hause, sondern jedes Wochenende – blass, abgemagert und antriebsarm.

Wir hatten das Gefühl, dass sie Nestwärme sucht. Unsere Vorschläge, therapeutische Hilfe anzunehmen, lehnte sie ab. Mit letzter Kraft schaffte sie es, das Wintersemester erfolgreich abzuschließen. Die Sommerferien verbrachte sie, was sonst nie üblich war, zuhause, suchte das Gespräch, aber es ging immer nur um ihre Schuld, ihr vermeintlich schlechtes Wesen, ihr Versagen in der Beziehung. Sie veränderte sich immer mehr. Wir wurden immer hilfloser, die Gespräche drehten sich im Kreis. Aber wir hofften immer noch, wenn der Frühling kommt, wird es ihr besser gehen. Tatsächlich ging sie zum Sommersemester wieder ins Studium, wurde fröhlicher, machte Pläne, hatte wieder Kontakt zu Kommilitonen. Das Studium fiel ihr leicht. Sie ging viel aus, wie andere junge Leute auch, und wir Eltern glaubten, das Schlimmste sei überstanden. Aber wir hatten keine Ahnung, was uns noch alles bevorstand...

Sie rief immer häufiger an, erzählte pausenlos tausend Einzelheiten, schließlich rief sie auch nachts an. Als wir sie baten, uns unsere Nachtruhe zu lassen, meinte sie, wir wären ja schließlich auch jederzeit für unsere Patienten da. Ich begann zu ahnen, dass sie krank war. Tagsüber rief sie in der Praxis an, terrorisierte meine Helferinnen, wollte immer sofort mit mir verbunden werden.

Aber das Studium lief weiterhin glatt, und in den Ferien fuhr sie mit ihren Freundinnen an die Nordsee. Wir hofften, dass ihr dieser Urlaub gut tun würde, aber das Telefonieren ging weiter. Unnatürlich überschwänglich beschrieb sie Landschaft, Wetter und Wellen. Dass dies alles schon Ausdruck einer Psychose war, ahnte ich damals noch nicht.

Bei einer Geburtstagsfeier Anfang September fiel es mir dann wie Schuppen von den Augen: Meine Tochter ist manisch-depressiv. Ich rief einen befreundeten Psychiater an, beschrieb ihm die Ereignisse der letzten Monate, und er bestätigte meinen Verdacht. Manisch-depressiv!! Einige meiner Patienten hatten diese Krankheit, und ich wusste, was die Familien durchmachen. Nun traf es uns!

Ich suchte mir Informationen aus dem Internet, eine davon machte mir am meisten zu schaffen: „Die Patienten einer Therapie zuzuführen, ist das Schlimmste, was es gibt!" Aber ich musste es versuchen! Fuhr zu ihr, um mich um sie zu kümmern, hatte große Angst, denn ich wusste nicht, wie ich das anstellen sollte, kannte ich dort doch keinen Menschen.

Ich suchte Rat bei ihren Freunden. Die beschrieben sie als auffällig, aber nicht krank. Vielleicht ein bisschen Hippie, ein bisschen aufgekratzt, ein bisschen verrückt. Aber mit jedem Satz wurde ich sicherer, dass meine Diagnose stimmte. Mein einziger Gedanke war der an eine Klinik. Zugleich war mir, als würde mir der Boden unter den Füßen weggezogen.

Mehrfach fuhr ich an ihrer Wohnung vorbei, aber erst abends sah ich Licht. Mir schlug das Herz bis zum Hals. Ich zitterte, hatte Angst. Aber sie öffnete freudig, wunderte sich gar nicht, bestellte Champagner und Pizza, lud noch zwei Freundinnen ein. Es war laut und lustig.

Aber plötzlich schlug die Stimmung um. Mir schien, meine Tochter sah auf einmal klar, warum ich so überraschend gekommen bin. Sie schrie mich an, ob ich es nicht ertragen könne, sie fröhlich zu sehen. Sie kippte alle Getränke auf das Essen auf den Tellern, schlug darauf herum, schnappte sich ihre Freundin, verschwand aus der Wohnung und schloss mich ein.

Ich saß in diesem Chaos allein, wusste, dass meine Tochter schwer krank ist, wusste, dass sie behandelt werden muss, dass sie keine Einsicht hat, ihre Freundinnen auch nicht, und fühlte mich schlecht. Die böse Mutter, die die Stimmung verdirbt und ihr nichts gönnt. Ich rief meinen Mann an, wir waren uns einig, dass sie stationär behandelt werden muss. Weinend machte ich mich daran, den Esstisch aufzuräumen, aber mit jedem Meter, den ich mich in der Wohnung bewegen musste, stolperte ich über Abfall, schmutzige Wäsche, verschimmelte Essensreste und Müll in allen Ecken.

Morgens um acht war die Wohnung wieder sauber. Das Gesundwerden meiner Tochter dauerte länger.

Morgens kam sie zurück, war wild entschlossen, m i c h einer psychiatrischen Behandlung zuzuführen, weil ich alkoholabhängig sei. Außer ihr habe das noch niemand bemerkt, sie als liebende Tochter wolle mich retten. Sie telefonierte herum, um einen Termin in einer psychiatrischen Praxis zu bekommen, aber das war nicht so einfach, also sagte sie, ich solle es selber versuchen. Mir wurde klar, dass dies eine Chance war, mit ihr gemeinsam eine psychiatrische Praxis zu betreten. Ich fand eine Doppelpraxis, wir bekamen sofort einen Termin. Angemeldet waren eine alkoholkranke Mutter mit ihrer treusorgenden Tochter. Da meine Tochter sich Tage zuvor hatte piercen und tätowieren lassen, tat das noch weh und sie kommandierte mich in eine Apotheke, um Schmerzmittel zu holen. Weil sie rauchen wollte, was in der Apotheke nicht ging, ging sie vor die Tür, und ich bat die Apothekerin, in der Praxis anzurufen und den wahren Sachverhalt mitzuteilen.

Dort informierte meine Tochter die Patienten im Wartezimmer über die Krankheit ihrer Mutter, zeigte ihre Tätowierungen und unterhielt die Wartenden. Ich schämte mich, aber ich fand meine Diagnose bestätigt: Manisch!

Nach einer Stunde verließen wir, eingehend beraten, die Praxis. Meine Tochter hatte ihre eigene Einweisung in der Hand, war aber fest der Meinung, es ginge um ihre alkoholkranke Mutter. Auf dem Weg zur Klinik wollte sie noch schnell einen BMW kaufen. Aber ich konnte sie davon überzeugen, dass i c h sofort in die Klinik muss.

Wir waren angemeldet. Mir fiel ein Stein vom Herzen, denn wir waren endlich da, wo meiner Tochter geholfen werden konnte. Während der Anamnese vergaß meine Tochter völlig, dass sie mit mir als Patientin gekommen war, sprach pausenlos über Gott und die Welt, ließ sich nicht bremsen. Nach zwei Stunden beendete der Oberarzt das Gespräch, sagte ihr, dass sie bleiben müsse. Ich sollte gehen.

Meine Tochter sprang auf, beschimpfte mich mit den unflätigsten Ausdrücken, verdächtigte mich, sie ausschalten zu wollen, damit ich die einzige Ärztin in der Familie bleibe. Die Ärzte schickten mich weg. Zurück blieb meine tobende Tochter. Einerseits war ich erleichtert, dass sie nun in guten Händen war, andererseits war es mir weh ums Herz. Mein Kind verrückt? Sie hatte doch noch so viele Wünsche, Vorstellungen und Lebensfreude. Was wird sie davon noch realisieren können? Ich schrie vor der Klinik mein ganzes Leid heraus. Aber ich wusste – der Kampf um die Krankheit hat begonnen.

In dieser Nacht konnte ich wieder nicht schlafen. Es sollten noch viele schlaflose Nächte folgen.

Am nächsten Tag kam mein Mann, wir besuchten unsere Tochter, sprachen mit den Ärzten und hatten den Eindruck, dass sie bleiben würde, weil sie zum Wintersemester wieder fit sein wollte. Aber am nächsten Tag hörten wir, dass sie die Klinik verlassen hat. Wir waren entsetzt und ratlos. Wie sollte das weitergehen? Es ging weiter...

Am Telefon erzählte sie von ihren Geburtstagsvorbereitungen, hatte fünfzig Gäste eingeladen, einen Disk-Jockey engagiert und eine Beschallungsanlage bestellt. Sie hatte auch ihren Vater und die Geschwister eingeladen, mich nicht, denn ich würde nur stören. Am Ende dieses Geburtstages waren auch die Geschwister davon überzeugt, dass ihre Schwester krank war.

Drei Tage später war sie wieder in der Klinik. Sie hatte sich in ihrem Verfolgungswahn zu einem Psychiater geflüchtet, den ganzen Tag die Praxis blockiert, bis er sie dazu bewegen konnte, wieder in die Klinik zu gehen. Die Ärzte baten uns um unsere Zustimmung zu einer Zwangseinweisung. Wir fuhren hin. Unsere Tochter war voller Angst. Sie wollte nicht bleiben, wollte in eine Klinik in ihrer Heimatstadt. Zunächst war es schwierig, die Zwangseinweisung auch in einem anderen Bundesland durchzusetzen. Als es geklappt hatte, hob der zuständige Richter nach vier Tagen den Beschluss wieder auf. Als wir sie besuchen wollten, war sie schon auf dem Weg nach Hause.

Dort brannten wieder Kerzen, der Sekt war kalt, das Essen bestellt, die Feier konnte steigen. Wir konnten nichts machen und wussten nicht weiter. Der Spuk dauerte drei Tage, in denen wir kaum dem Tempo folgen konnten, in dem sie ihre Ideen umsetzen wollte. Schließlich fuhr sie wieder zurück, um an der Uni weiter zu machen. Wir wussten, dass sie bald wieder in der Klinik sein würde. In der Folgezeit hörten wir wenig von ihr. Später erfuhren wir, dass sie in ihrem Verfolgungswahn ihr Telefon abgestellt hatte, ihr Essen für vergiftet hielt. Sie warnte ihre Professoren schriftlich vor einer Bedrohung durch Feinde. Sie konnte nachts nicht in ihrer abgedunkelten Wohnung sein, schlief aus Angst vor Überfällen bei Freunden.

Eines Nachts bestellte sie mich für den nächsten Morgen in eine neutrale Stadt. Völlig verängstigt berichtete sie von der Gefahr, in der sie schwebte. Wir irrten durch die Stadt auf der Suche nach einem Café, das nicht abgehört wurde. Sie fühlte sich nicht krank, nur bedroht. Ich wusste nur: Sie musste schnellstens wieder in die Klinik.

Von der Toilette aus informierte ich per Handy meinen Mann, bat ihn, mit einer stationären Einweisung nach Heidelberg zu kommen. Wir fuhren zurück. Meine Tochter war wie ausgewechselt. Das Psychotische war weg, sie fühlte sich geborgen, sicher, nicht mehr allein, schlief im Zug an mich gekuschelt ein.

Ich wusste nur eins: Sie muss behandelt werden, auch gegen ihren Willen. Dabei fühlte ich mich elend, weil ich eigentlich ihr Vertrauen missbrauchte. Aber ich hatte keine Wahl. Als mein Mann kam, war meine Tochter so ausgewechselt, dass ich fürchtete, er würde nun mich für verrückt halten.

Aber dieser Eindruck dauerte nicht lange, denn unsere Tochter beschloss auszugehen. Als sie aus dem Bad kam, stockte uns der Atem: Silberne Augenlider, Glitzer im Haar, tief dekolletiert, Super-Minirock – wie eine Edelnutte, fertig für den Strich. Wir ließen sie ziehen, aber uns war klar, dass nur noch die Polizei helfen konnte. In der Nacht lagen wir beide wie hilflose Kinder auf dem Gästebett und hatten nur noch Angst um unsere Tochter.

Am nächsten Morgen fuhr ich um 6 Uhr in die Klinik, ließ mich beraten, ob dieser Schritt richtig war. Rief dann Polizei und Krankenwagen an. Ich hatte keine Kraft mehr, in die Wohnung zu fahren. Hemmungslos weinend beobachtete ich aus der Ferne, wie Polizei und Krankenwagen kamen. Es dauerte unendlich lange, bis sie wieder rauskamen. Ich fuhr in die Wohnung, fand meinen Mann wie erstarrt. Er hatte sein Kind geweckt, um es der Polizei zu übergeben. Ihren Blick wird mein Mann nie vergessen.

Wir putzten die Wohnung, räumten auf, fanden unzählige Protokolle wegen Falschparkens, Mahnungen wegen unbezahlter Rechnungen, ungedeckter Schecks. Wir fuhren in die Klinik, um mit den Ärzten zu sprechen. Es war klar: Sie wird die Klinik erst wieder verlassen können, wenn sie stabilisiert ist. Wir waren erleichtert. Und unendlich traurig.

Aber unser Kind hatte Glück. In unzähligen Gesprächen mit der Stationsärztin, dem Pflegepersonal, den Co-Therapeuten und dem übrigen Ärzteteam sah sie ein, dass sie krank war und behandelt werden musste. Sie wollte es auch. Denn sie wollte weiter studieren. Wir telefonierten täglich, besuchten sie jedes Wochenende, erlebten, wie sie sich veränderte, 25 Kilo zunahm, ruhiger wurde.

Zwei Tage vor Weihnachten wurde sie entlassen. Anfang Januar sollte sie in einer Tagesklinik wieder an einen normalen Tageslauf gewöhnt werden. Aber es sollte anders kommen.

Sie war dick, lahm und einsam. Keiner ihrer Freunde besuchte sie. Wir nahmen sie mit nach Hause, weil dort auch eine Tagesklinik war. Unser Kind war hilflos, antriebsarm, wortkarg und gefühlsmäßig abgeflacht. Wie sollte das mit dem Studium weitergehen?

Um Fastnacht fuhr mein Mann mit ihr zum Skilaufen. Wir hofften, die Bewegung an der frischen Luft würde ihr gut tun. Aber unsere Tochter war unglücklich. Sie hatte Angst, nie mehr studieren zu können. In der Tagesklinik drehte sich alles um Behindertenausweis und Frührente. Zuhause schlief sie viel.

Um Ostern entschlossen wir uns gemeinsam, die Behandlung in der Tagesklinik abzubrechen. Sie sollte ihr Studium wieder aufnehmen, zunächst nur Vorlesungen, aber in enger Anbindung an die Klinik, die ihr vertraut war. Wir fuhren noch einmal gemeinsam zwei Wochen in die Sonne. Unsere Tochter schlief zwischen uns, sie hatte Angst und schämte sich vor den Professoren, die sie damals vor dem vermeintlichen Geheimdienst gewarnt hatte. Wir haben mit den Professoren gesprochen, von der Krankheit berichtet.

An der Uni brachte man ihr sehr viel Verständnis entgegen, machte ihr Mut, weiter zu studieren – das war eine große Motivation. Sie fing an, sich aktiv mit ihrer Krankheit auseinander zu setzen. Jeder manische Tag war ihr bewusst. Wir diskutierten gemeinsam die Inhalte der Psychose. Wir telefonierten täglich. Sie beleuchtete die Inhalte und Aspekte ihres verwirrten Denkens und lernte zu akzeptieren, dass auch dies Teil ihres Lebens ist. Wir lachten und weinten zusammen und hatten das Gefühl, dass sie jeden Tag gesünder wird.

Im Wintersemester war Examen. Wir hatten Sorge, dass durch den Stress der Prüfungen die Krankheit wieder ausbrechen könnte, aber in enger Anbindung an die Klinik, mit großer Unterstützung und Motivation durch das Klinikpersonal bestand sie mit ihr Examen mit Bravour. Alle waren mit ihr glücklich, dass sie es geschafft hatte.

Aber dann kam eine Hürde, mit der niemand gerechnet hatte. Für die Approbation brauchte sie ein Gesundheitszeugnis – wer sollte ihr das schreiben? Der Klinikchef schrieb ein Gutachten und sie bekam die Approbation!

Nun ist sie am Ziel ihrer beruflichen Wünsche – trotz dieser Erkrankung, mit dieser Erkrankung und gegen diese Erkrankung. Mit Medikamenten und guter Compliance ist sie seit vier Jahren „gesund". Sie arbeitet erfolgreich in ihrem Traumberuf, hat einen netten Partner, will nie mehr krank werden und hat in der Therapie gelernt, Frühzeichen dieser Krankheit zu erkennen und rechtzeitig etwas dagegen zu tun.

Helga (64): Es geht um meinen geschiedenen Mann…

Fragt man sich heute, wann seine Krankheit angefangen hat – ich weiß es noch immer nicht. Denn anfangs war er in keiner Weise auffällig, sondern eher charmant, hilfsbereit, aufmerksam und zuverlässig, eben so, wie man sich einen Ehepartner wünscht. Das Einzige, was mir anfangs auffiel, war, dass er gern im Mittelpunkt stand und öfter von Geld sprach. Als ich ihn kennen lernte, fuhr er ein schickes Auto, war gut angezogen und – nun ja, es war Liebe auf den ersten Blick.

Allmählich fiel mir auf, dass er sehr viel trank. Mit seinen Kumpels – er war beim Zoll im Schichtdienst – konnte er trinken, trinken, trinken. 25 Bier waren keine Seltenheit. Aber er hatte einen Trick: Bevor es ihm zu Kopf stieg, brach er es auf der Toilette wieder aus. Ich weiß noch heute nicht, warum er so viel trank, wenn er es nicht bei sich behalten wollte oder konnte. Vielleicht wollte er seinen Kumpels imponieren. Vielleicht seine Depression überdecken. Als junger Mann, so sagte er mal, sei er depressiv gewesen.

Später muss sein Magen ziemlich kaputt gewesen sein. Öfter erbrach er und hatte Durchfall, konnte manchmal nicht mal ein Eis oder Joghurt bei sich behalten, musste sofort in die Büsche. Aber trotzdem traf er sich immer wieder mit seinen Kumpels in den Kneipen, mit Leuten, die gerne Karten spielen, zocken und würfeln. Dabei wurde ordentlich getrunken, übrigens auch zu Hause – täglich…

Dann kam die Sache mit den Autos. Für das zweite hab ich ihm Geld geliehen, obwohl das erste noch gut war. Das hat er dann versenkt, weil es ihm nicht mehr gefiel. Immer wieder kaufte und verkaufte er Autos und auch Motorräder, was er stets begründen konnte.

Dann die Sache mit den Wohnungen. Wir sind immer nach Italien gefahren, hatten dort eine kleine Ferienwohnung. Unser Traum war ein kleines Haus für den Lebensabend. Schön und gut, aber warum musste es immer größer werden? Zuerst nur für zwei, dann wurde eine Einliegerwohnung und noch eine weitere Etage für Freunde, Bekannte und Verwandte eingeplant, schließlich sollte es über 300 qm groß werden, mit Sauna, 3 Bädern, 2 Duschbädern und 3 Gästetoiletten. Dann kamen noch 2 Doppelgaragen für den ganzen Fuhrpark dazu, den er immer wieder neu plante.

Für das Haus bestellte er bereits Baumaterial in großen Mengen, als noch nicht einmal der Keller ausgehoben war. Machte Verträge, als noch nicht einmal abzusehen war, was das alles kosten würde oder wie es zu finanzieren war. Auch das Richtfest wurde schon geplant, wie viele Kästen Bier, Grillwürste und Steaks benötigt würden, und am liebsten wollte er die ganze Gemeinde einladen.

Als ich widersprach, bot er mir eine besondere Problemlösung an: Er wollte mit mir aufs Meer hinausfahren und ohne mich zurück kommen. Irgendwann kam dann Post von einem namhaften Autohaus, dort hatte er einen hochwertigen Sportwagen „für mich" bestellt.

Ich rechnete und rechnete, er warf mir Unfähigkeit, Perfektionismus und Geiz vor. Ich konnte nachts nicht mehr schlafen, grübelte, wie das alles rückgängig zu machen war, ohne ihn bloß zu stellen.

Dann die Sache mit dem Autofahren. Bis dato war er ein guter und umsichtiger Fahrer. Dann fuhr er schon mal über eine Verkehrsinsel oder bei Rot über die Ampel, um Zeit zu sparen. Auf dem Weg nach Italien hat er bei Eisglätte mehrere Autos überholt, und ein entgegenkommender Bus hat uns dann in den Straßengraben gestoßen. Als wir uns wieder berappelt hatten, lag der Bus im

Abgrund, mehrere Schwerverletzte. Er ließ mich zurück, kümmerte sich um die Schwerverletzen und spielte den Retter. Es folgte das Übliche: Polizei, Abschleppwagen, ADAC und Anwalt, einige Tage später war schon die Gerichtsverhandlung: zweieinhalb Jahre auf Bewährung. Er war davon nicht besonders beeindruckt. Als wir mit dem Zug nach Deutschland zurück fuhren, verschenkte er alles, was in dem demolierten Auto übrig geblieben war. Und er fühlte sich gut.

Später prahlte er gern vor anderen, ob es passte oder nicht. Zum Beispiel, dass er eine Sonderausbildung hätte und beim Geheimdienst sei. Rechtsanwälte, Ärzte und Vorgesetzte hielt er für „nicht kompetent". Er ließ sich überhaupt nur sehr ungern von irgendjemandem etwas sagen.

Dann kam die Taxifahrt nach Süddeutschland. Nach einer durchzechten Nacht kam er morgens nach Hause, legte sich kurz schlafen, und als ich nach Hause kam, war er weg. Ich fand nur einen Zettel, auf dem er mir sehr verworren mitteilte, dass er sich umbringen wolle, sonst nichts. Später stellte sich heraus, dass er mit dem Taxi zu Verwandten gefahren war, die dann dafür sorgten, dass er wieder auf gleichem Weg zurück gebracht wurde. Er stand weinend vor der Tür und war erleichtert, als ich ihn herein ließ. Auf eine Erklärung warte ich noch immer.

Dann verschenkte er Geld an Freunde und Bekannte, die vermeintlich weniger hatten als er. Er wurde immer großzügiger. So bezahlte er den Zahnersatz eines Freundes und kaufte einem anderen ein Motorrad, ohne ihn vorher zu fragen. Er lud, ohne sich mit mir abgesprochen zu haben, zehn Personen zum Abendessen ein, sogar wenn er wusste, dass wir am nächsten Morgen in Urlaub fahren wollten.

Dann hat er in unserem abgelegenen italienischen Dorf den Tourismus entdeckt. Immer wenn ein Schiff ankam, lief er zum Hafen, begrüßte die Touristen, führte sie durch den Ort, als wenn er der Bürgermeister persönlich war. Von zu Hause organisierte er eine Reisegesellschaft, zwanzig Busse mit rund tausend Personen sollten auf die Insel kommen, die kaum hundert Betten hatte. Als besonderes Ereignis wollte er eine landesübliche Hochzeit organisieren, an der alle Reisenden gratis teilnehmen durften. Um den Tourismus auf die Insel zu bringen, plante er ein mehrstöckiges Appartementhaus, das nötige Baumaterial wollte er in Deutschland kaufen und mit diesen 20 Reisebussen befördern.

Zu einem Stadtteilfest mietete er einen Standplatz und ermutigte seine Bekannten, dort einen Bauernstand mit eigenen Produkten aufzustellen. Das sollte großen Zulauf und hohe Gewinne bringen. Als der Zulauf sich in Grenzen hielt und die Gewinne auch, konnte er nicht mehr schlafen, bekam Albträume, Schweißausbrüche und Weinkrämpfe. Aber Schuld daran waren die Bekannten, die könnten nicht richtig mit den Leuten umgehen.

Er veränderte sein Aussehen und seine Umgangsformen, kaufte sich teure, ausgefallene Anzüge, passende Schuhe, warf seine Unterwäsche weg, kaufte alles neu, ließ sich die Haare kurz schneiden, rasierte den Vollbart ab. Am liebsten hätte er jeden Tag anders ausgesehen, mal lange Haare, mal kurze, mal Schnauzer, mal Vollbart, mal glatt rasiert. Er fing an, die Leute zu duzen und sie schnell als „Freunde" zu bezeichnen. Er erzählte viele Witze, wurde dabei aber anzüglich und beleidigend.

Nach einem Konzert sagte er auf einmal: „Wenn ich vier Wochen lang täglich mit diesem Instrument üben würde, könnte ich besser spielen als der Solist." Er kaufte sich eine Klarinette, ging zweimal zum Unterricht und stellte dann fest, dass der Musiklehrer „unfähig" sei. Die Klarinette lag für immer in der Ecke.

Schließlich hatte er auch andere Frauen, stellte sie mir sogar vor. Er erzählte überall herum, dass er seine Begleiterin heiraten und deren Kinder adoptieren wolle. Trotzdem schenkte er mir Rosen, schrieb mir Zettelchen, wie sehr er mich liebt, wie glücklich er ist, dass es mich gibt und wie dankbar er mir für meine Geduld ist. Dann sprach er wieder von Trennung, dass er mich zwar liebe, aber nicht mehr mit mir leben könne. Er wolle die Trennung, bevor es ein Unglück gibt. Am nächsten Tag widerrief er alles, wollte davon nichts mehr wissen und hören.

Er hatte zur gleichen Zeit mehrere Liebschaften, telefonierte ständig. Seine Handyrechnungen gingen in die Tausende. Mit seinen Frauen besuchte er Bekannte, Verwandte und Freunde, ließ keinen Zweifel daran, dass er mit allen ein Verhältnis hatte. Er lud Freunde zum Essen in ein Lokal ein, konnte aber dann die Rechnung nicht bezahlen, weil er weder Bargeld noch Schecks hatte.

Dann organisierte er seine Zweithochzeit in den USA, mietete hier eine bekannte Tanzgruppe als Trauzeugen und zur Unterhaltung. Irgendwann hatte er Immobilien im Gesamtwert von über einer Million DM, 6 Autos, davon 3 Oldtimer, und noch einige Motorräder auf sich zugelassen. Bei uns zuhause stapelten sich Benzinrechnungen über 15.000 Mark, ausgegeben in nur zwei Monaten.

Viermal innerhalb von zehn Tagen flog er auf die Kanarischen Inseln und wieder zurück, nur um hier einige Briefe persönlich in den Briefkasten zu werfen.

Irgendwann ließ er sich dann von mir überreden, einen Neurologen aufzusuchen, kam zurück und sagte, er sei nicht krank. Dass man ihm Lithium verschrieben hatte, verschwieg er. Und er nahm es nicht. Er wolle nur noch leben und seinen Spaß haben. Das könne auch eine Ehe zu dritt sein.

Eines Tages dann der totale Zusammenbruch. Eine seiner Frauen rief an und sagte: „Holen Sie ihn ab, ich werde damit nicht fertig." Weil es ihm wirklich schlecht ging, ließ er sich schließlich zu einer Nacht in der Psychiatrie überreden. Daraus wurden dann sechs Wochen. Diagnose: Alkohol Abusus. Oder Schizophrenie? Oder beides? Damals riet mir die zuständige Ärztin zur Scheidung, um „meine" Haut zu retten.

Ich erzählte dem behandelnden Arzt auch von den depressiven Phasen meines Mannes. In diesen Phasen hatte er kein Selbstwertgefühl mehr, ließ sich äußerlich gehen, empfing keine Besucher, ließ sich am Telefon verleugnen. Den Weg in die Wirtschaft fand er aber immer. Er kam dann nicht selten stockbetrunken nach Hause oder wurde gebracht. In diesen Phasen schlief er dann sehr lange, saß vor dem Fernseher, löste Kreuzwort-Rätsel. Wenn er mal mit spazieren ging, ließ er die Hausschuhe an, es war ihm egal, wie er aussah und was andere dachten. In dieser Zeit nahm er dann auch stark zu, was dann aber meine Schuld sein sollte, ich koche zu viel und er müsse es ja essen.

In der Psychiatrie diagnostizierte der behandelnde Arzt eine mittelschwere depressive Episode im Rahmen einer bipolaren affektiven Störung. Es handelt sich dabei um das wiederholte Auftreten von sowohl depressiven als auch manischen Episoden. Aus psychiatrischer Sicht wurde von entsprechender Geschäftsunfähigkeit ausgegangen.

Ich weiß nicht mehr, wie lange es dauerte, bis die richtige Diagnose gestellt und seine Geschäftsunfähigkeit festgestellt wurde. Bis dahin hatte er noch einen schwungvollen Handel mit gebrauchten Autoreifen nach Tschechien organisiert, durch deren Verkauf er sich schon als Millionär sah. War aber nichts. Der Handel mit Elektroartikeln sah so aus, dass er auch Teile aus unserer Wohnung abbaute, um sie zu verkaufen.

Noch in der Psychiatrie wurde eine Betreuerin eingesetzt, um seine Finanzen zu regeln. Die wickelte dann alles so ab, dass wir mit einem blauen Auge davon kamen.

Nun sind wir geschieden. Heute nimmt er nur noch Lithium, ist wieder verheiratet. Er trinkt nach wie vor Alkohol, versackt auch schon mal und prügelt sich. Sonst hört man nichts Schlimmes mehr. Seine Pensionierung ist auch durch. Aber ich weiß nicht, was noch kommen kann. Bin einerseits froh, das alles hinter mir zu haben. Fühle mich andererseits schuldig, das alles nicht mit ihm durchgestanden zu haben. Ich lebe ruhiger, aber ich vermisse ihn.

Und ich suche immer noch nach einer Antwort…

Eberhard (54): Ich litt an meinen Schuldgefühlen...

Dies ist der Bericht eines Mannes, der 26 Jahre mit einer bipolar erkrankten Frau zusammenlebte. Wir sind noch verheiratet, leben aber getrennt...

Es begann mit einem Selbstmordversuch 1972. Schon damals wurde bei Vera die richtige Diagnose gestellt, und man stellte sie während eines längeren Klinikaufenthaltes auf Lithium ein. Aber als wir uns 1976 kennen lernten, meinte sie, dass die Krankheit in ihrem neuen Leben mit mir nun keinen Platz mehr habe und setzte das Medikament ab. Die Folge: Schwere Angstzustände, Klinik, erneute Lithium-Einstellung.

In den folgenden Jahren schien sich das Lithium zu bewähren – die Krankheitsphasen wurden kürzer und leichter, die gesunden länger. Aber dann wurde es wieder schlimmer: Es gab immer wieder Episoden mit Arbeitsunfähigkeit, und etwa zwei- bis dreimal im Jahr wurden die Phasen so schlimm, dass sie wieder in die Klinik musste. Als sie dann 1988 das Lithium wegen der Nebenwirkungen absetzen musste, wurde es schlimmer und schlimmer. Die Phasen wurden länger und schwerer, und es gab kaum noch gesunde Intervalle. Als Ersatz für Lithium wurden Carbium- und Valproat-Präparate verordnet, aber die halfen praktisch gar nicht.

Inzwischen kann meine Frau sehr gewissenhaft mit ihrer Krankheit umgehen. Durch Selbstwahrnehmung und Selbstkontrolle, durch regelmäßige Medikamenteneinnahme und die Umsetzung theoretischen Wissens in die Praxis hat sie ihre Probleme gut im Griff. Sie ist sogar sehr engagiert beim Aufbau einer Selbsthilfegruppe und arbeitet in überregionalen Gremien mit.

Ich selbst hatte immer wieder große Probleme im Umgang mit dieser Krankheit. Schon vor der Hochzeit habe ich versucht, mich umfassend darüber zu informieren und nie daran gezweifelt, dass wir heiraten werden. Ich habe die Krankheit akzeptiert und versucht, sie als meine eigene Lebensaufgabe zu sehen, mich mit Ärzten und Therapeuten beraten, Literatur verschlungen und versucht, meiner Frau zu helfen. Dass wir nun getrennt leben, hat mit der Krankheit wirklich nichts zu tun.

Aber es ist mir immer wieder schwer gefallen, damit umzugehen. Manchmal war mir einfach nicht klar, ob ein bestimmtes Verhalten – zum Beispiel der uferlose Rededrang, der fieberhafte Aktionismus, die überschwängliche Fröhlichkeit, die Streitsucht und oft unmotivierte Aggressivität, die hochfliegenden Pläne, die Selbstüberschätzung und der Distanzverlust im zwischenmenschlichen Umgang nun die Krankheit oder ein Charakterzug waren. Dann habe ich nicht nur unter der Krankheit, sondern auch unter meinen eigenen Zweifeln und Schuldgefühlen gelitten. Inzwischen weiß ich, dass das für Angehörige typisch ist. Anfangs habe ich noch versucht, ihr zu sagen, was mich an ihr stört, aber weil sich damit die Situation immer wieder zuspitzte, habe ich allmählich gelernt, das alles wortlos zu ertragen und als Schicksal hinzunehmen.

Erst sehr viel später erfuhr ich, dass das falsch gewesen sei. Vieles, was ich in all den Jahren als krankheitsbedingt ertragen habe, sei eher persönlichkeitsbedingt und Schonung sei fehl am Platze. Ich solle nicht immer alles erdulden, sondern meine eigenen Gefühle und Bedürfnisse deutlich zum Ausdruck bringen. Aber das widersprach meinem ausgeprägten Harmoniebedürfnis, und ich wollte meiner Frau auch nicht weh tun. Was könnte denn noch alles passieren, wenn ich ihr sage, wie fremd und unnatürlich, wie unberechenbar und unheimlich, wie ungerecht und dominant sie in ihren manischen Phasen war, wie ratlos und verzweifelt, wie unverstanden und wütend, wie verletzt und gedemütigt ich mich dann immer wieder fühlte. Manchmal habe ich versucht, solche

Gefühle anzusprechen. Aber meistens fand ich nicht die rechten Worte, und meine Frau bekam den Eindruck, ich wolle ihr ihre Krankheit zum Vorwurf machen. So habe ich immer wieder nachgegeben und geschwiegen, obwohl es mir nicht gut dabei ging. Heute weiß ich, dass das ein Fehler war. Und diese Erkenntnis kann für jeden Partner eines manisch-depressiv Erkrankten wichtig sein: Es ist falsch, immer wieder alles, was eine Beziehung belastet, allein der Krankheit zuzuordnen. Daran kann eine Partnerschaft auf die Dauer empfindlichen Schaden nehmen.

Und dann waren da noch die depressiven Phasen. Ich war dann immer wieder hilflos und hatte große Angst. Ich wusste, wie heftig dabei immer wieder ihre Selbstmordgedanken waren und konnte nichts tun. Wenn ich so sah, wie sie stundenlang nahezu unbeweglich da saß, lustlos, interesselos, antriebslos, traurig und apathisch, mit starrem Gesichtsausdruck, den Blick in die Ferne gerichtet, wenn ich sie erlebte, wie sie sich mit Selbstvorwürfen quälte und ihre Ängste sich im Kreise drehten und kein Wort von mir sie erreichen konnte und wenn ihr nicht mal meine praktische Alltagsunterstützung Mut machte – dann fühlte ich mich immer wieder völlig hilflos. Die täglichen Ängste, wenn einer von uns das Haus verlassen musste und nicht pünktlich wieder kam, der Albtraum, es könne ihr etwas zugestoßen sein. Und manchmal war ich auch ungehalten und zornig. Denn ihre Entschlußlosigkeit, ihre Inaktivität und Entscheidungsunfähigkeit lähmten auch mich. Ich schämte mich für meine negativen Gefühle, auch wenn ich sie meistens nicht ausdrückte.

Heute weiß ich, dass diese Kranken liebevolle Zuwendung dringend nötig haben, auch wenn sie sie nicht anzunehmen oder gar zurückzuweisen scheinen. Heute weiß ich, dass ich mich von den trüben Gedanken nicht hätte anstecken lassen dürfen. Eigentlich wusste ich das schon sehr früh, aber es war schwer, danach zu leben. Die Depressionen meiner Frau haben mich immer wieder geängstigt und deprimiert. Diese Neigung zum Mit-Leiden konnte ich erst sehr viel später durch eine Gruppen-Psychotherapie überwinden.

Aber es war immer wieder schwer erträglich: Die rasch wechselnden Phasen, auf die ich mich rational und emotional einstellen musste, die von einem Tag auf den anderen veränderte Stimmungslage, die jede Planung und Kontinuität zunichte machte – in ihren manischen Phasen fühlte ich mich rasch entkräftet, übermüdet und erschöpft, in ihren depressiven begann ich mich immer ein bisschen zu erholen, wurde aber allmählich immer bedrückter. Das Schlimmste waren vielleicht die ständigen Zweifel: Wer ist meine Frau wirklich, wann ist sie eigentlich sie selbst. So ähnlich muss es den Angehörigen von Suchtkranken gehen, die mehr und mehr in eine Co-Abhängigkeit geraten.

Mitbetroffen waren aber auch unsere Kinder. Die beiden Töchter sind durch die Krankheit meiner Frau in eine Situation hineingewachsen, in der sie immer wieder die extremen Stimmungsschwankungen ihrer Mutter erlebten. Mir fiel die Aufgabe zu, die beiden einfühlsam zu begleiten. In den depressiven Phasen war ich eben für die Lösung aller Alltagsprobleme verantwortlich, in den manischen riss meine Frau alles an sich. Das haben die Kinder oft verständnislos und angstvoll wahrnehmen müssen. Ich habe ihnen gegenüber jedes abwertende Wort vermieden und um Einsicht und Geduld geworben. Aber kann man das eigentlich von Kindern verlangen? Kann man sie so früh schon zu kleinen Erwachsenen machen?

Vor zehn Jahren kam dann auch bei mir eine schwere chronische Krankheit dazu. Ich musste neu nachdenken und Wege zu meinem Selbstschutz suchen. Ein gewisser Rückzug war unausweichlich, wenn ich nicht selber psychischen Schaden nehmen sollte. Ich lernte, die Belastungen der manischen und der depressiven Phasen nicht mehr so nah an mich heranzulassen, lernte, meine Schuldgefühle und Versagensängste aufzugeben und einzusehen, dass diese Krankheit mein Leben nicht mehr in diesem Maße beeinflussen darf. Ich ging auf Distanz, bevor Konflikte eskalieren konnten und versuchte, mit Meditation, Entspannungstrainings und Selbsthypnose gelassener zu werden. So lernte ich, mit den Belastungen besser umzugehen und meine Gefühle zu kontrollieren. Dieser Weg tat mir gut, auch wenn meine Frau mir später sagte, dass sie mich dabei als egoistisch, gleichgültig und gefühlskalt empfunden habe.

Viele Konflikte hätten sich vermeiden lassen, wenn wir schon eher die Möglichkeit zu Gruppengesprächen mit anderen Betroffenen gehabt hätten. Es hätte geholfen, zu erfahren, dass man mit diesem Erleben nicht alleine dasteht. Zwar gab es immer wieder Gespräche zu dritt mit einem Therapeuten, aber irgendwie waren wir beide doch allein.

Ich möchte deshalb dafür plädieren, dass Angehörige von psychisch kranken Menschen von Anfang an stärker in die Behandlung, Beratung und Begleitung einbezogen werden, damit sie mit all den Anforderungen an ihre Willensstärke, Einfühlsamkeit und Leidenstoleranz besser fertig werden. Die Fachleute sollten unbedingt nach neuen und effektiveren Formen dafür suchen.

Im Nebel

Seltsam im Nebel zu wandern!
Einsam ist jeder Busch und Stein,
Kein Baum sieht den andern,
Jeder ist allein.

Voll von Freunden war mir die Welt,
Als noch mein Leben licht war;
Nun, da der Nebel fällt,
Ist keiner mehr sichtbar.

Wahrlich, keiner ist weise,
Der nicht das Dunkel kennt,
Das unentrinnbar und leise
von allen ihn trennt.

Seltsam, im Nebel zu wandern!
Leben ist Einsamkeit.
Kein Mensch kennt den andern,
Jeder ist allein.

Hermann Hesse

Dieses Gedicht erschien 1911 in dem Gedichtband *Unterwegs*. Zitiert aus: Klassische Deutsche Dichtung, Band 18, Freiburg 1969

Eckard (63): Ich hatte ein Loch im Ich...

Alles fing damit an, dass ich mich unwohl, unlustig fühlte. Na ja, dachte ich, das ist eine Laune, die vorübergeht. Aber sie ging nicht vorüber. Sie verstärkte sich. Das verdarb meine Laune zusätzlich. Ich wurde auf mich selbst böse, weil ich mich nicht zusammenreißen konnte. In den folgenden Wochen machte sich eine gewisse Niedergeschlagenheit breit. Der Gang zur Schule, ich war von Beruf Fachlehrer für Mathematik und Physik, fiel immer schwerer. Im Unterricht war ich verkrampft. Eine *gute* Stunde brachte mir etwas Erleichterung. Aber ich war immer froh, wenn ich nach Hause gehen konnte. An dieser Stelle will ich jedoch feststellen, dass ich nie Schwierigkeiten mit der Disziplin in allen Klassen hatte. Im Gegenteil, ein Schulsprecher sagte einmal wörtlich: „Herr Bauer besitzt Autorität, ohne autoritär zu sein!"

Wegen meines Zustandes entwickelten sich Schuldgefühle und danach setzte Angst ein. Das war keine Furcht vor irgend etwas Bestimmten, sondern eine diffuse Angst. Um diesen Zustand anderen verständlich zu machen, habe ich folgendes Beispiel angeführt:

Jemand befindet sich in einem Fahrstuhl, dessen Halteseil plötzlich reißt. In der ersten Zehntelsekunde spürt der Betreffende, dass etwas passiert ist. Aber er weiß noch nicht, was. Da entsteht vielleicht diese Angst, die ich meine. Nach der sog. „Schrecksekunde" weiß er es, und dann ist es Furcht.

Mit der Zeit wurde diese Angst immer unerträglicher. Ich meldete mich des öfteren krank. D.h. ich blieb der Schule fern. Krank war ich ja nicht.

Mein schon geringes Selbstbewusstsein ging vollkommen verloren.

Neue, weitere Schuldgefühle waren die Folge. Langsam entstand eine innere Leere. Ich hatte „ein Loch im Ich". Ich traute mich nicht mehr aus meinem Haus, weil ich mich für einen Simulanten hielt und mich deshalb vor Vorwürfen anderer bewahren wollte. Manchmal stand ich neben mir und sah nur noch eine leblose Hülle. Ich war tot, innerlich tot. Ich konnte zwar lesen, aber ich begriff nicht. Ich konnte sehen, aber die Bilder erreichten weder Herz noch Seele. Es wurde immer noch schlimmer. Ich war nicht mehr fähig, vom Stuhl aufzustehen und in das Nachbarzimmer zu gehen. Suizidgedanken stellten sich ein, aber zur Durchführung des Suizids war ich nicht imstande. Ich konnte mich zudem niemandem mitteilen, auch meiner Frau nicht. Ich war vollkommen isoliert und hilflos. Gutgemeinte „Ratschläge" Außenstehender verschlimmerten mein Befinden obendrein.

In diesem Zustand schleppte mich meine Frau zu einem Facharzt. Da sah ich im Wartezimmer jemanden sitzen, der mich kannte. Ich bin fast gestorben.

Er war ja krank und ich ein Simulant. Und dann eröffnet mir der Arzt, auch ich sei krank und müsse wohl für den Rest meines Lebens ein bestimmtes Medikament nehmen. Was für ein Humbug, dachte ich. Aber er sollte Recht behalten. Ich habe 18 Jahre ein Lithiumsalz und/oder Valproinsäure als Prophylaxe genommen (aber erst 7 Jahre später) und außerdem eine Unzahl von Antidepressiva. Manche Antidepressiva hatten furchtbare Nebenwirkungen: so z.B. schlimmes Zittern, vor allem der Hände, Mundtrockenheit, sodass ich kaum sprechen konnte u.ä.

An dieser Stelle möchte ich ein paar Worte zu den mehr körperlichen Begleitsymptomen sagen. Es sind da vor allem Schlafstörungen und ein Drang nach Alkohol zu nennen. Diese stehen mit der Angst in engem Zusammenhang. Der Alkohol löst wenigstens für ein paar Stunden die Angst und fördert das Einschlafen. Für einen Durchschlaf ist er nicht geeignet. Aber das Gehirn speichert die „vermeintlich" positiven Erfahrungen mehr oder weniger unbewusst und lässt den Betroffenen immer wieder nach diesem „Strohhalm" greifen.

Wenn er in dieser Situation nicht höllisch aufpasst, kann er relativ schnell in eine Abhängigkeit geraten. Nach Aussagen meines Facharztes sind 30 bis 40 Prozent der psychisch Kranken dieser Gefahr ausgesetzt. Bei einem einmaligen Übermaß von Alkoholkonsum handelt er sich zudem eine alkoholische Depression ein, die aber nur einige Tage anhält.

Über die Ursachen für die Entstehung meiner Depression möchte ich einige Vermutungen anstellen:

Es ist mittlerweile in Fachkreisen unumstritten, dass genetische Veranlagungen eine Rolle spielen. Man *muss* mit dieser Prädisposition nicht unbedingt erkranken, aber man *kann*, wenn zusätzliche Faktoren hinzutreten.

Ein solcher Faktor ist eine *„Überbelastung"*. Und gerade dies war bei mir der Fall. Ich unterrichtete an einem Gymnasium, das gerade im Aufbau begriffen war, und zunächst hatte ich nur in Unterstufenklassen zu unterrichten, das war einfach. Aber dann wurde ein Neubau für die Schule gebaut, und ich hatte nicht nur die gesamten Oberstufenklassen in Mathematik und Physik am Hals, sondern hatte auch noch die physikalische Sammlung aufzubauen. Penibel und perfektionistisch, wie ich nun einmal war, tat ich dies mit großem Elan und Arbeitsaufwand, und ich muss gestehen, ich hatte Freude daran, auch wenn ich für Monate bis spät in die Nacht arbeiten musste. Ich erntete Lob und konnte so mein sehr angeknackstes Selbstbewusstsein, das mir meine Referendarzeit beschert hatte, aufpolieren. In der privaten Sphäre kam zusätzlich die Planung für ein Eigenheim dazu.

Aus heutiger Sicht war ich mit allem diesem einfach überfordert, und ich betrachte diese Umstände als Auslöser für meine Erkrankung.

Natürlich war ich in der ersten Phase meiner Depression nicht gewillt, in ein psychiatrisches Krankenhaus zu gehen, ich war doch nicht „verrückt". Drei Jahre später tat ich es dann doch, und es folgten eine ganze Reihe. Es würde den Rahmen dieses Berichtes sprengen, wenn ich auch über meine einzelnen Erfahrungen in diesen Kliniken berichten wollte. Aber ein paar Sätze will ich doch dazu sagen:

Frust habe ich erlebt, Verletzung meiner schon maroden Seele, ich wurde als „Fall" behandelt, nicht als Mensch mit Ohnmachtsgefühlen und Angst. In dem alten „Psychiatrie-Gebäude" waren die räumlichen Gegebenheiten unerträglich. Aber gerade dort habe ich das positivste Erlebnis meiner gesamten „Karriere" erlebt.

Es war dort ein schwarzer Nachtpfleger tätig, Mr. Charles Carr (seinen Namen werde ich nie vergessen), der uns traurige Gestalten eines Abends aufforderte, mit ihm in ein Zimmer zu kommen. Dort packte er seine Gitarre aus und stimmte zunächst selbst einige Spirituals an. Und dann gelang es ihm irgendwie, uns zum Mitsingen zu bringen. Es trat fast auf der Stelle eine ungeahnte Erleichterung in mir auf. Zufällig hatte ich einen Kassettenrekorder dabei und habe alles aufgenommen.

Auf einmal sangen alle aus voller Kehle: „Oh, when the saints …" und „Glory, glory halleluja…", „In München steht ein Hofbräuhaus…" u.a. Es kam eine regelrecht ausgelassene Stimmung auf, die wir alle seit langem nicht mehr kannten.

Von Zeit zu Zeit höre ich mir diese Aufnahmen an, und mir kommen dabei regelmäßig die Tränen. Ich hüte dieses Band wie einen Augapfel.

Ich habe aber auch an anderer Stelle positive Erfahrungen gemacht. Verständnis für meine Situation, menschliche Wärme und Mitgefühl konnte ich bei einigen Mitarbeitern von Kliniken verspüren. Das Verhältnis zu den Mitpatienten war ebenfalls stets positiv, und wir haben uns immer gut verstanden. Teilweise waren wir eine richtig verschworene Gemeinschaft.

Vielleicht lag es an diesen Erfahrungen und einigen anderen, jedenfalls habe ich mich später stets frühzeitig, bei ersten Anzeichen einer neuen Phase, in stationäre Behandlung begeben. Dort erwarteten mich Geborgenheit, Sicherheit und Schutz. Und das brauchte ich.

Einmal habe ich mich an Sylvester am Abend noch in eine Klinik bringen lassen. Dort fand ich ein Einzelzimmer vor, in dem ich mich für einige Wochen aufhielt und aus dem ich partout nicht weichen wollte. Meine behandelnde Ärztin musste fast körperliche Gewalt anwenden, um mich daraus zu entfernen.

Soviel zu meinen depressiven Phasen und nun zu meinen manischen: Eine „leichte Manie" ist etwas Tolles. Was man in der Depression versäumt hat, wird doppelt und dreifach nachgeholt. Man ist voller positiver Gefühle, die Welt ist bunt und herrlich, das Leben wunderbar. Ein Ideenreichtum von ungeahntem Ausmaß stellt sich ein, alles gelingt fast wie von selbst. Ich brauchte mich auf den Unterricht nicht mehr vorzubereiten. Ich hatte alle notwendigen Unterlagen auf einem fahrbaren Wagen, den ich nur von einem Raum (es waren vier hintereinander liegende) zum anderen zu fahren brauchte. Eigentlich hätte ich auch *ihn* nicht gebraucht, aber auf ihm standen immer eine Blume und eine Kerze, die während der Unterrichtsstunde brannte.

Schlaf brauchte ich nur noch wenig, zwei Stunden genügten mir.

In einer solchen Phase habe ich einmal neben meinem Unterricht in einem dreimonatigen Gewaltakt eine Volkshochschule von 5 Unterrichtsstunden auf 1500 Stunden herauf katapultiert.

Im Laufe der Zeit wurde der Ideenreichtum bedenklich, ich konnte nicht mehr das alles ausführen, was dieser mir bescherte.

Ich ließ mich aber in keiner Phase dazu verleiten, windige Geldgeschäfte zu tätigen oder Schulden zu machen, wie es manchen Manikern gelingt, die sich sowie ihre Familie damit in zusätzliche finanzielle Schwierigkeiten bringen.

Aber meine Ideen und der Versuch, diese in die Tat umzusetzen, überstiegen meine körperlichen Kräfte, und es kam aus diesem

Grund zu einem Zusammenbruch. Ein stationärer Aufenthalt in einer Klinik war die Folge.

Wegen mehrerer Klinikaufenthalte in fünf Jahren sah sich der Schulleiter von einigen Eltern unter Druck gesetzt. Hatten wir auch vorher ein ausgezeichnetes Verhältnis, so versuchte er jetzt mit allen Mitteln mich loszuwerden. Mit der Begründung der Erkrankung schaffte er es nicht, wie ihm die vorgesetzte Schulbehörde beschied. Den versäumten Stoff konnte ich außerdem durch Verzicht auf Unwichtiges nach vorgegebenem Stoffplan stets leicht nachholen. Ich hatte außerdem mittlerweile die Unterstützung des Schwerbehinderten-Verbandes im Rücken. Da startete der Schulleiter mit Unterstützung des Schulelternsprechers und einigen anderen „honorigen" Eltern eine Verleumdungskampagne (heute würde man das „mobbing" nennen), und in einem Brief an die Bezirks-Regierung war u.a. folgendes zu lesen: „... ist die Unterrichtsgestaltung und die Unterrichtung der Schüler in Mathematik und Physik nicht länger hinzunehmen."

Herr Bauer wäre nach Mitteilung der Eltern bzw. Schüler vollkommen unkonzentriert und wäre mit dem Unterricht überfordert. Versuche in Physik wären kaum durchzuführen, weil der Lehrer auch nach mehreren „Anläufen" nicht zum Ziel käme. Er würde dadurch aus der Fassung gebracht, verliere die Geduld, käme ins Schwitzen und gäbe unqualifizierte Äußerungen von sich. Fragen von Schülern würden ihn vollkommen aus dem „Gleichgewicht" werfen; weiterhin hätte er sich nicht in der Gewalt und würde die Schüler „beschimpfen".

Ein Ministerialdirigent der Schulbehörde erschien und machte mich auf dem Hintergrund dieses Schreibens zur „Sau" und empfahl mir dringlichst, mich in den vorzeitigen Ruhestand versetzen zu lassen. Nach diesem Gespräch dachte ich mich in einem schlechten Traum.

Aber noch hatte ich Unterstützung durch Kollegen und den Personalrat, dessen Vorsitzender nach Koblenz zitiert und befragt wurde. Daraufhin erschien besagter Ministerialdirigent ein zweites Mal und befragte alle Klassensprecher der Klassen, die ich unterrichtete.

Seine Reaktion mir gegenüber wörtlich: „Hiermit nehme ich Sie in Schutz gegen Eltern und auch gegenüber dem Schulleiter!" Aber ich war bereits ein *gebrochener* Mann. Die Reaktion des Schulleiters mir gegenüber wörtlich: „Vergessen Sie alles". Sonst nichts!

Da ich befürchten musste, irgendwann noch einmal einen stationären Aufenthalt antreten zu müssen, konnte ich erwarten, das der ganze „Tanz" von neuem gestartet werden würde.

Nach einem Gespräch mit einem verständnisvollen Amtsarzt stimmte ich der Versetzung in den einstweiligen Ruhezustand zu. Die nächsten zehn Jahre waren furchtbar. Vom Straßenkehrer bis zum Immobilienmakler habe ich vieles gemacht, um meine Selbstachtung wieder zu gewinnen und Selbstbewusstsein zu entwickeln. Alles vergebens! Es folgten weitere Klinikaufenthalte, Entgiftungen und drei Suizidversuche.

Erst mit der ehrenamtlichen Beschäftigung während der letzten drei Jahre in der neuen Psychiatriebewegung im Landesverband der Psychiatrie-Erfahrenen habe ich mein Gleichgewicht einigermaßen wiedergefunden.

Allerdings treten immer wieder depressive Phasen auf, die sogar sehr lange anhalten können und die man als dysthemisch bezeichnen könnte, da eine spürbare Stimmungsaufhellung seit langem nicht mehr aufgetreten ist.

Früher
hab ich immer
alles geschafft

Immer
Alles

Auch mich

Karla Kundisch 1990

Ingrid (65): Krank, als die Kränkungen sich häuften...

An einer bipolaren Störung leiden heißt, sich im eigenen Befinden nur „oben" oder nur „unten" zu fühlen, die natürliche ausgleichende Mitte fehlt. Vergleichbar wäre das mit einem PC, der wunderbar arbeitet, doch wenn wir das Geschriebene verwenden wollen, geht plötzlich nichts mehr, er frisst sich fest oder er stürzt ab, kurzum, er ist gestört. Wenn wir Glück haben, finden wir das Geschriebene danach wieder, doch meistens ist es verloren gegangen. Ein Computer, der uns zuverlässiges Arbeiten schuldig bleibt, ist eine Tragödie für den Benutzer. Ob die bipolare Störung eine Krankheit ist, bezweifle ich, für mich ist es eher eine Funktionsstörung. Aber um sie zu beheben, muss man ihr auf den Grund gehen. Einfach nur chemische Mittel auf die arbeitende Innentechnik zu werfen, würde den Schaden noch schlimmer machen, geordnetes Arbeiten erreicht man damit nicht.

Das alles sind so meine Fragen: Wann ist man krank? Was bedeutet Krankheit? Ist das Wort „Krankheit" überhaupt richtig? Wären Beschreibungen über „Auswirkungen von Gefühls- und Anerkennungsschulden beim abhängigen noch säugenden Individuum" nicht angebrachter? So würden keine neuen Kränkungen entstehen, die das Leiden noch erhöhen.

Krank geworden bin ich, als sich die Kränkungen bei mir häuften und ich überhaupt nicht mehr spürte, dass mein Körper darauf mit einer psychosomatischen Krankheit nach der anderen antwortete. Aber das wurde mir erst einige Jahre später bewusst, als ich meine Tagebuchaufzeichnungen durcharbeitete. So erkannte ich an meiner eigenen Geschichte, wie sehr ein Kind schon bald nach der Geburt durch seine Erfahrungen in seiner Entwicklung festgelegt wird, je nachdem, ob es sich geliebt oder abgelehnt fühlt. Wünsche und Einstellungen der Geburtsbegleiter, der Eltern und auch gesellschaftliche Normen bestimmen auf eine kaum vorstellbare Weise, wie ein Kind sich entwickeln wird. Sein Charakter formt sich durch Reaktionen der Seele auf Anerkennung oder Ablehnung.

Ja, es gab Frühwarnsymptome, die allerdings keiner, am wenigsten ich selber, deuten konnte. Keiner erkannte in meinen Träumen, was mir schon beim auf die Welt kommen fehlte, die Bodensicherheit. Keiner der Menschen, die mich betreuten, kannte das Gesetz des Habens oder Nichthabens, des Gebens oder Nehmens, so als hätten sie noch nie über die Symbolinhalte der Märchen nachgedacht. Zeitweise litt ich so sehr unter psychosomatischen Störungen, dass ich eine Psychotherapie begann, die bei mir sehr schnell eine gute Wirkung zeigte. Die Therapeuten lockten mich aus meiner Isolierung, sie erkannten meine Zurückhaltung und Anpassung an das, was andere von mir verlangten.

Aber ich erhielt auch nichtssagende Diagnosen. Darunter war zum Beispiel die Diagnose Borderline, aber der Therapeut wollte mir nicht erklären, warum. Ein anderer hielt das für Quatsch. Diagnosen wurden ähnlich wie Zeugnisnoten vergeben. Sie sagen nichts über die entsetzlichen Seelenqualen, denen wir immer wieder ausgesetzt sind. Gefühlsleere Worte. Die richtige Diagnose wäre gewesen: Energie-Minus und Denkblockade durch Todesangst infolge Ablehnung bei der Geburt wegen des falschen Geschlechts, mit nachfolgenden Wiederholungsreizen. Ich fühlte mich blockiert, weil ich den Ansprüchen meiner Eltern und Therapeuten nicht gerecht werden konnte.

Eigenartig, dass sie nie begreifen konnten, dass ich nur zurück gab, was sie mir gegeben hatten. Mein ganzes Leben war ich eine tüchtige Person, meine fehlenden Denkmöglichkeiten verlagerte ich in ein enorm fleißiges, hingebendes Haushaltsmütterchen. Ich wurde immer so sehr gelobt, dass ich Lob heute nicht mehr hören kann. Lob ist Ausbeutung. Doch das passte nicht zu der Freiheit, die mir die Psychotherapie geben wollte, und zu meinem inneren Verbot. Zwei Vorgaben standen sich im Wege: Du darfst, du darfst nicht. Das sind Reize, die mich oft direkt in eine Psychose führten, aber was heißt hier Psychose, war es nicht die Traumatisierung von damals? Der Inhalt hieß: In fünf Tagen werde ich sterben und damit für einigen Wirbel sorgen. Das wurden dann Wahngedanken genannt.

Was keiner wissen wollte: In meiner Vorgeburtsphase war ich fünf Tage an der Nabelschnur aufgehängt. Heute weiß man aus der Gehirnforschung schon einiges über diesen Zustand, aber auch dort wird die geistige Energie noch nicht genug anerkannt, mit der ich seit langer Zeit in intensiver Zusammenarbeit meine eigenen Lösungen bewirke. Wir können mit unserem Unbewussten sprechen, wir können bitten, fordern, befehlen, können fragen und bekommen Antworten.

Meine Psychotherapie hatte mich aus einem Leben für andere herausgeholt, ich entdeckte neue Fähigkeiten in mir, ich entwickelte mich, wurde aber dadurch für andere auch ein Störenfried. Ich passte nicht mehr zu den angepassten und gelenkten Mitarbeitern in meiner Abteilungsgruppe, da ich immer selbständiger arbeitete. Für meine Angehörigen war ich eine zuverlässige Unterstützung gewesen. Dass ich mich verändert hatte (zuerst mit einem Totalausfall), erschütterte die ganze Familie. Sie reagierten so böse und verärgert, dass sich unsere Wege trennen mussten. Erweiterung kann nur in Freiheit gelingen.

Nein, Krankheitseinsicht hatte ich nie! Heute weiß ich, dass mir das wichtige Ergebnisse in meiner Selbstbehandlung gebracht hat, denn ich sah alle, die mich für krank hielten, in ihren eingefahrenen Gleisen stecken, die sie nicht verlassen konnten, weil nicht mal die kleinste Richtungsänderung erlaubt war. Es wurden Medikamente gegeben und Kritik geäußert, schwarze Erziehung versucht, doch keine Erlaubnis für neue Werte. Medikamente habe ich mehrmals versuchsweise genommen, hier und da probiert, doch ich spürte keine Hilfe, sondern nur eine Verschlechterung. Also lehnte ich sie ab.

Später erkannte ich, womit meine Spontangesundung nach einem halben Jahr Psychotherapie zusammenhing und warum sie mir nach einem Jahr wieder genommen wurde. Mit positivem Zuspruch, dem richtigen Lösungswort und Rückenstärkung fand ich damals schnell zu meinem Selbst und damit zur Freiheit von allen psychosomatischen Beschwerden. Leider wusste ich nicht, wie das zustande gekommen war und warum man es mir später wieder wegnahm und mir dadurch sofort wieder alle Symptome zurückgab, schlimmer als zuvor. Schwer verständlich, doch es ist die Wahrheit: Der Psychotherapeut verhalf mir nach wenigen Monaten zu einer Spontanlösung, indem er meine Wahrnehmungen als richtig erkannte und diese auch bestätigte. Das steht im Widerspruch zu dem, was die Gesellschaft sonst mit einem macht: Immer zuerst mal bezweifeln und dem anderen unterstellen, dass er sich irrt (wie bei meinen Eltern).

In der Psychotherapie konnte diese meine Verdrängung aufgehoben werden. Aber niemand erkannte, dass mein „Wahn", in fünf Tagen zu sterben, meine Geburtssituation mit fünftägiger Nabelschnur-Umschlingung darstellte. So kam ich in die Psychiatrie und verließ sie nach sechs Monaten mit einer extremen Anhäufung an bipolaren Störungen. Dort hatte ich einen tiefenpsychologisch orientierten Arzt, der mir gleich am Anfang einer sehr vertrauensvollen Stunde einen scharfen verbalen Pfeil entgegenschleuderte: Ich solle endlich zugeben, dass ich mich geirrt habe. Das führte mich in die Abspaltung, was ich erst im Laufe von fünf Jahren notdürftig heraus fand.

Doch während der gesamten Zeit dieser müden, gestressten, gestörten Jahre fand ich heraus, dass es wichtig ist, sich ein Ziel zu setzen. So besuchte ich eine gesundheitsbildende Abend- und Wochenendschule, und obwohl ich oft bis zu den letzten Minuten dachte, ich schaffe das Aufstehen nicht, riss ich mich dann hoch und fühlte mich danach gut, es geschafft zu haben und an meiner Neugier gearbeitet zu haben. Beim Lernen merkte ich allerdings, dass ich eine Gedächtnisstörung abbekommen hatte: Ich hatte den gesamten Inhalt logisch abgespeichert, konnte aber nichts davon wiedergeben. So konnte ich natürlich keine Prüfung ablegen.

Wie leicht wäre alles, wenn die Therapeuten mit ehrlichem Bemühen und entsprechenden Erlaubnissen die Lösung von Blockierungen und Abspaltungen versucht hätten. Wie kommt es, dass diese einfachen, wohlfeilen Werte so selten begriffen und weiter gegeben werden? Ich habe immer wieder versucht, irgendwo eine befreiende Hilfe zu erhalten, aber von Misserfolgen ernüchtert, gab ich nach etwa vierzig Versuchen auf.

Inzwischen habe ich mich intensiv mit Naturheilkunde befasst. Ich nehme als einziges regelmäßiges Mittel nur noch Vitamin B3 „NIACIN" in Dosierungen von 250 bis 500 mg aus der Apotheke. Bei starken Gesichtsmuskelblockierungen führt es jedoch zu Flash-Zuständen, die psychotherapeutisch bearbeitet werden müssen.

Psychotherapie ist überhaupt sehr zu empfehlen, aber nicht bei Therapeuten, die ihre eigenen Probleme noch nicht bearbeitet haben. Auch die immer wieder so zentral behandelte Sexualität wird überbewertet, wichtiger wäre, über die Lebensenergie des Kleinkindes zu sprechen, die in der Psychose zum Ausdruck kommt. Ein solcher Schuldausgleich führt ganz von allein in eine erwachsene Sexualität. Und ich wünsche mir mehr Anerkennung unserer inneren Energie, des Unbewussten. Das ist der lebendigste Teil in uns, der hochempfindliche Reaktionen zeigen kann, vor allem gegen Menschen, die uns nicht ernst nehmen. Fehlende Krankheitseinsicht zeigt immer, dass eine Verletzung der individuellen Grundrechte stattgefunden hat. Das Individuum ist gekränkt, und diese Kränkung muss ausgeräumt, also entschuldet werden.

Meine Phasen zwischen Hoch und Tief sind noch heute enorm. Im Hoch bin ich, wenn meine Fähigkeiten gefragt sind, auch die meines Unbewussten. In ein Tief gerate ich, wenn mich Reize und

Folgereize an die verbalen Verletzungen erinnern. Das geht sogar so weit, dass ich bei einem solchen Reiz eine schmerzhafte, brennende Gesichtsallergie bekomme, die sich in meinem Gesicht festkrallt und sich erst langsam wieder auflöst. Nur meiner Neugier habe ich es zu verdanken, dass ich durch verschiedene Kurse, zum Beispiel Selbsthypnose, Imagination oder Symbolverständnis diese Vorgänge aufklären kann. Heute bin ich glückliche Stimmenhörerin und stehe im Austausch mit meinem Unbewussten. Das ist mit Glauben und etwas Übung leicht möglich.

Durch meine Veränderung gab es auch katastrophale Verluste von Familie und Freunden. Doch das ist auch ein Teil unseres Wachsens, es passt dann einfach nicht mehr alles zusammen, weil sich nicht beide Teile verändern. Negative Vorgänge können auch positive Veränderungen bewirken. Katastrophen und schmerzliche Erfahrungen gab es vor allem durch die Abspaltungen des Denkens in meinem Kopf durch meine innere Energie. Ein reiches Betätigungsfeld für Energie- und Gehirnforscher wird sich noch auftun. Denn obwohl ich bereits vieles erfahren und erkannt habe, was ich im Dialog mit meiner persönlichen Energie bespreche, die ich auch beeinflussen kann, gibt mir diese noch immer auch Rätsel auf. Blockaden können nur über den richtigen Reiz aufgelöst werden, doch wir wissen ja auch aus der Krebsforschung, dass durch Hypnotherapie nur eine Verlängerung des Lebens, aber keine Spontangesundung stattfinden kann, doch sie kann stattfinden mit dem richtigen Zauberwort (Goethe).

Ich lebe schon lange in der Selbsthilfe und bürgerschaftlichen Arbeit mit Psychiatrieerfahrenen, Stimmenhörern und dem Versuch, den Trialog zwischen Ärzten, Kranken und Angehörigen auszubauen. Von medizinischer Seite spüre ich viel Ablehnung. Trotz mehrerer massiver Störungen stehe ich nur sporadisch mit einem Facharzt in Verbindung, denn mir fehlt in der Medizin etwas, was zur Lebenserhaltung nötig ist. Medikamente und Untersuchungen sind eben nur ein Teil der möglichen Hilfe. Die positive Autorität des für alles offenen Behandlers sollte wieder in den Mittelpunkt gerückt werden. Das wäre letztendlich für den Arzt eine Zeitersparnis, weil die Patienten schneller gesunden können.

Bipolare Störung? Zuordnen möchte ich sie nach meinen Erkenntnissen der schizoiden Doppelbindung, eine Falle, aus der es kaum ein Entkommen gibt, wie G. Bateson und Milton Erickson das benannten. Ich selbst habe nach meinen Erfahrungen darüber eine Forschungsarbeit geschrieben, die ich vielfach bestätigt fand. Der richtige Ansatz zur Behandlung gelingt nur, wenn wir uns alle im klaren sind, dass jede Abweichung des Natürlichen ihre Gründe in Verletzungen hat. Das muss durch Verständnis und Anerkennung gewürdigt und abgenommen werden.

Bei den Professionellen wünsche ich mir das Zulassen von Tabus und den seit unendlicher Zeit stillschweigend zu Tabus erklärten, nicht sichtbaren, aber um so spürbareren geistigen Phänomenen. Seit viel zu langer Zeit werden von linksseitig gehirnorientierten Verstandesmenschen zu viele rechtsseitig orientierte Gefühlsbetroffene wegen angeblichem Wahn verurteilt und bestraft, weil sogenannte „Normale" ihre eigenen Sinne nicht mehr richtig gespürt haben. Was ist denn nun natürlicher - das ganz besondere Wahrnehmen von Sinnesvorgängen oder die Unmöglichkeit, seine Sinne überhaupt noch wahrzunehmen. Reiner Intellekt, ohne Gefühl, ist genauso fehlerhaft wie nur Gefühl ohne Intellekt. Normal wäre doch, wenn jeder Mensch mit seinen besonderen Sinnen und seiner Andersartigkeit gewürdigt wird, damit die Schaltung für beide Gehirnseiten wieder möglich werden kann. Kranksprechen bringt eben nur Krankheit, und das wird von denen, die eine abgespaltene rechte Gehirnhälfte haben, verursacht. Wir können nur das in uns haben, was wir gelernt und angenommen haben. Umlernen, Gesundheit neu zu lernen und zu erhalten, muss unser wichtigstes Anliegen werden. Durch Neugierde auf Neues, Verstehen von Altem und die Erlaubnis zur Weiterentwicklung können wir gemeinsam wachsen.

Eine bipolare Störung entsteht durch den Schock früher Ablehnung und Verlassenheit, das Trauma schlummert scheinbar vergessen (abgespalten) in unserem Unterbewusstsein. Zum Ausgleich übernehmen unbewusste Emotionen die Führung, was sich ausdrückt in Hoffnung auf Sinn und Selbstsinn im Sehen, Hören, Riechen, Schmecken, Fühlen und Denken. In Warten auf das Ende einer endlosen Stresssituation mit all ihren negativen Folgen für Körper und Geist. In der Enttäuschung durch neue Frustrationen, Ablehnung und Verlassenwerden.

Die Zeit ist dann nicht mehr in Bewegung, sondern sie steht still. Das kennen wir Betroffenen alle. Dazwischen liegt die unbefriedigte, ermüdende Wartezeit, bis sich wieder ein neuer Hoffnungsreiz aufbaut, der die nächste Phase einleitet und inspiriert.

Zu verstehen ist dies alles nur, wenn wir erkennen können, dass wir einem natürlichen und logischen Energiekreislauf unterliegen. Wie ich zu dieser Empfehlung komme? Ich bin Expertin durch Eigenerfahrung und durch Forschung und stehe heute relativ gefestigt im Leben.

Jürgen (52): Mein Traum ist ein Leben ohne Medikamente...

Meine Geschichte ist schnell erzählt...

Ich bin verheiratet und Vater zweier Kinder. Meine erste Manie erlebte ich mit 19 Jahren während der Ausbildung zum Industriekaufmann bei einem Messeeinsatz 1969. Die Arbeitsbelastung und die Fülle neuer Eindrücke führten zu dem, was man damals einen „Nervenzusammenbruch" nannte. So jedenfalls diagnostizierte es ein Nervenarzt. Eigentlich habe ich aber tatsächliche Eindrücke überinterpretiert und alles auf mich bezogen. Zum Beispiel sah ich einmal ein Wahlplakat der SPD und hatte das Gefühl, Willi Brandt würde mir den Weg nach Hause zeigen.

Ich bekam Beruhigungs- und Schlafmittel, war ein halbes Jahr arbeitsunfähig und musste meine Lehre um sechs Monate verlängern.

Die nächsten zehn Jahre hatte ich dann gelegentlich leichte und kurzfristige Depressionen, die wohl eher situationsbedingt waren und mich nicht behinderten. Erst durch eine berufliche Veränderung im Alter von 30 Jahren – ich war damals als hauptamtlicher Betriebsrat freigestellt – kam es zu einem „manischen Schub". Ich kam mir übertrieben wichtig vor!! Hatte das Gefühl, im öffentlichen Leben zu stehen und mitunter verfolgt zu werden.

Man riet mir zu einer „klinischen Verhaltenstherapie", an der ich über mehrere Monate teilnahm. Sie wurde ambulant durchgeführt. Neben Einzel- und Gruppengesprächen haben wir damals Übungen „in vivo" (also im wirklichen Leben) zur Stärkung unseres Selbstwertgefühls gemacht. Dazu gehörte es zum Beispiel, in einem Lokal kostenlos ein Glas Wasser zu verlangen oder mit einem Regenschirm auf einem überdachten Bahnsteig herumzulaufen. Das alles hat mir sehr geholfen. So habe ich mir zum Beispiel wieder zugetraut, im Betrieb und auf der Straße Gewerkschaftsaufkleber für die 35-Stunden-Woche anzubringen.

1985, also fast fünf Jahre später, versuchte ich, meine normale Arbeit wieder aufzunehmen, aber ich erlebte weitere Manien und wurde damit auch im Betrieb auffällig. Dass ich dadurch keine arbeitsrechtlichen Probleme bekam, war wohl meinen Betriebsratskollegen zu verdanken. Aber immer wieder machten mir Manien und depressive Phasen, die sich ein- bis zweimal jährlich abwechselten, zu schaffen.

Ungefähr zu der Zeit – es war um 1985 – stellte dann endlich ein Nervenarzt die richtige Diagnose, und ich entschloss mich nach reiflicher Überlegung und einem fast fünfzehnjährigen Irrweg zu einer Behandlung mit Lithium. Anfangs machten mir vor allem die Nebenwirkungen zu schaffen, Störungen der Feinmotorik und das Gefühl, emotional in einem Gefängnis zu sitzen. Aber immerhin verliefen seitdem die manischen Phasen weniger dramatisch.

Aber die Krankheit begleitet mich noch immer durch mein Leben. Mit zunehmendem Alter werden die Depressionen länger und auch stärker. Inzwischen wechseln sich Depressionen und Manien fast übergangslos ab. Ausgewogene Stimmungen erlebe ich nur noch selten.

Mein Arzt verschrieb mir dann statt Lithium Carbamazepin, weil es die gleichen Erfolge, aber weniger Nebenwirkungen hat. Im Gegensatz zu der Zeit mit Lithium nahm ich meine Gefühle wieder intensiver wahr.

Wegen meiner instabilen Gemütsverfassung (und wohl auch aufgrund von Umorganisationen im Betrieb) wurde ich immer wieder versetzt und erhielt immer wieder neue Aufgaben. Aber die wurden immer anspruchsloser und geringwertiger. Weil ich kreative Arbeitsinhalte vermisste, wurde mein Selbstbewusstsein immer verletzlicher.

Als ich 1997 wieder einmal für fast neun Monate krank war, stand ich nach meiner Rückkehr in den Betrieb ganz ohne Aufgabe da. Ich glaube, der Arbeitgeber wollte mich durch psychischen Druck dazu bringen, mein Arbeitsverhältnis selbst zu beenden. Ich wurde noch etwa ein Jahr mit Aushilfstätigkeiten und Vertretungen beschäftigt und ging dann schließlich auf das Angebot ein, gegen Zahlung einer Abfindung eine Tätigkeit anzunehmen, die tariflich eine Stufe unter der bisherigen stand.

Ende 2000 wagte ich schließlich, einen Rentenantrag zu stellen. Das war insofern ein schwerer Schritt, als ich mich in „normalen Phasen" durchaus leistungsfähig fühlte. Nun bin ich schon über zwei Jahre erwerbsunfähig.

Zwischenzeitlich wollte ich mir mal wieder selber helfen und setzte ohne Absprache mit meinem Arzt das Carbamazepin von heute auf morgen ab. Die Folgen waren fürchterlich: Es war die längste manische Phase, die ich je erlebt hatte, und die Auseinandersetzungen mit meiner Frau und meinem Sohn gingen weit über die Grenze des Erträglichen hinaus. Wenn ich meiner Frau verbal zu nahe trat, verteidigte mein Sohn seine Mutter, zweimal sogar mit körperlicher Gewalt. Aber jeder wusste, was los war. Nur ich nicht!

Mitte Januar versuchte ich es dann mit Valproinsäure. Das Medikament sollte die Phasen abflachen, sodass ich unauffälliger leben konnte und auch meiner Familie nicht so viel Probleme bereitete. Aber Valproinsäure war für mich schlecht verträglich, ich bekam Sodbrennen und Magenschmerzen und stieg deshalb im Juni 2002 wieder auf Carbamazepin um, aber damit kamen eben auch die alten Nebenwirkungen – Empfindlichkeit der Augenlider (mein schwacher Punkt), Juckreiz, Schorfbildung und so weiter zurück.

Im Oktober vorigen Jahres riet mir mein Arzt zu einem zusätzlichen Antidepressivum. Ein paar Wochen später ging es mir besser. Aber das hielt nicht lange an. Inzwischen geht es wieder aufwärts, und ich kann nur hoffen, dass dieser Zustand anhält. Inzwischen sind auch meine Kinder aus dem Haus und unser Familienleben hat sich verändert.

Mein Wunschtraum ist ein Leben ohne Medikamente, aber das scheint realistisch gesehen unmöglich zu sein. Vor allem die Angst vor neuen Manien und deren Folgen hält mich davon ab, es auf eigene Faust zu versuchen. So gehe ich immer noch einmal im Monat zu meinem Nervenarzt und nehme außerdem an den Gesprächen in einer Selbsthilfegruppe teil. Ich muss damit leben, ein chronisch kranker Mensch zu sein.

Fredo (60): Mein Anderssein machte mich krank....

Ich bin seit fast 25 Jahren krank. Irgendwann zwischen dem 25. und 30. Lebensjahr muss es angefangen haben – zuerst mit längeren Phasen der Depression und kurz nach deren Abklingen mit leichter Hypomanie. Ich gehöre also zum bipolaren Typ II. Mein Zwillingsbruder wahrscheinlich auch. Er scheint unter der gleichen Krankheit zu leiden, allerdings mit schizophrenen Schüben, wie die Ärzte sagen. Weil er schon viel Unheil angerichtet hat, wurde er bereits mit 40 Jahren von der Polizei in Pension geschickt.

Bei mir steckte eine massive Überforderung dahinter. Zwischen 20 und 25 Jahren ist einfach so viel passiert, was meine ganze Kraft erforderte: Heirat, erstes Kind, Umzug, dann nach Niedersachsen, nach Hessen und immer wieder ein Arbeitsplatzwechsel. Wo ich sehr wenig verdiente – also kam auch ständiger Geldmangel hinzu. Inzwischen war schon das zweite Kind da, und ich musste Schicht- und Nachtdienst machen.

Die größte seelische Belastung war aber sicher, dass ich zwischen dem 30. und 40. Lebensjahr meine homosexuelle Veranlagung entdeckte und lernen musste, damit umzugehen. Das Coming-out war mit vielen Problemen verbunden und erzeugte nicht nur Schuldgefühle meiner Frau gegenüber, sondern auch einen immer stärker werdenden Mangel an Selbstbewusstsein durch den moralischen Druck und die Diskriminierungen am Arbeitsplatz, die auch vor Mobbing nicht Halt machten. Mein Anderssein hat mich schließlich krank gemacht.

Ich wurde nicht mehr befördert und zur Frühberentung gedrängt. Auch der Amtsarzt meinte, so würde ich von dem seelischen Druck runterkommen. Ich hatte nicht mehr die Kraft, mich zu wehren. Aber dadurch lernte ich immerhin einen kompetenten Arzt von der Tagesambulanz kennen, der noch heute mein Therapeut ist. Er verhalf mir nach und nach wieder zu seelischer Stabilität, indem er mir nicht nur die Zusammenhänge der Krankheit erklärte, sondern mich auch mit sehr viel Verständnis begleitete. So manche Lebenskrise, so manche Selbstmordgedanken hat er mich ertragen lassen, ohne mich stationär einzuweisen. Das vergesse ich ihm nie und bin ihm noch heute dankbar.

Durch meine Frühpensionierung kam ich zeitweise in schlimme finanzielle Nöte, und es kam zu familiären Schwierigkeiten. Meine Frau machte mir Vorwürfe, dass ich versagt hätte, durch meine Schuld seien wir nun im finanziellen Abseits. Manchmal hatte sie auch recht. Denn in den manischen Phasen gab ich viel Geld für überflüssige Dinge aus, sodass meine Frau mich am liebsten zwangsweise in die Klinik gesteckt hätte, um das Schlimmste zu verhindern. Manchmal bin ich freiwillig gegangen...

Aber nun habe ich es geschafft. Die ganzen Schulden in Höhe von 24 000 Mark habe ich abgetragen. Darauf bin ich sehr stolz. Aber die Schuldgefühle meiner Frau und meinen Kindern gegenüber lassen sich auch dadurch nicht löschen.

Heute weiß ich, dass meine Krankheit aus meiner verkorksten Kindheit entstanden ist. Daran möchte ich nicht mehr denken, zuviel Unschönes käme dabei hoch. Meine Mutter ist tot, und ich habe mich so gut es ging von ihr verabschieden können. Lassen wir die Vergangenheit ruhen...

Was mir geholfen hat? Jedenfalls nicht die neun Monate psychoanalytische Therapie in einer Stuttgarter Klinik. Im Gegenteil: Die Ärzte merkten nicht, mit welchen inneren Problemen ich zu kämpfen hatte und stellten mich als uneinsichtig dar. So blieben auch von daher nur Schuldgefühle zurück.

Besser geholfen haben mir Medikamente, eine begleitende Gesprächstherapie und natürlich der erwähnte Arzt in der Ambulanz. Es kommt eben immer auch darauf an, ob die Beziehung zwischen

Arzt und Patient stimmt. Nach vielen leidvollen Erfahrungen und dem täglichen Kampf um Einsicht und Akzeptanz der Erkrankung möchte ich mit diesem kargen Bericht anderen Betroffenen Mut machen: Sie sollten sich und ihre Krankheit annehmen und sich Hilfe holen, wo es nur geht. Ohne Hilfe geht man zugrunde. Um der Krankheit auf den Grund zu gehen, arbeite ich inzwischen im Zentrum für Innovative Therapie bipolarer Störungen in Freiburg mit, wo eine Art elektronisches Tagebuch entwickelt wurde, in dem täglich Stimmung, Beeinträchtigung, Schlafdauer, Medikation, Lebensereignisse und Begleitsymptome verzeichnet werden. Damit kann die individuelle Therapie verbessert und ihre Qualität kontrolliert werden.

Wenn ich es genau betrachte, ist mein ganzes Leben zweigleisig (bipolar) verlaufen. Der Zwillingsbruder, die Bisexualität, der stete Stimmungswechsel und mein Sternbild Widder mit Fische-Einflüssen. Als Widder spontan, unüberlegt, kämpferisch, kompromisslos und manchmal auch jähzornig, als Fisch tiefsinnig, grüblerisch und sensibel.

Wenn ich nicht mehr weiter weiß, helfen mir Gedichte, Depressionsgedichte wie diese:

> Depression
> Du schwarzes Tier
> Hältst mich gefangen
> In der Angst
> Und sperrst mich ein
> In die Dunkelheit…

> Depression
> Du Gefängnis
> Meiner Seele
> Nimmst mir die Luft

Zum Leben –
Einem Sterben gleich...

Depression
Du teuflische Krankheit,
die mir jede Hoffnung
auf Leben nimmt,
verlangst viel Kraft von mir...

Depression
Ich stell mich dir
Und lass mich nicht
Von dir besiegen;
Denn ich weiß,
es kommt auch wieder
Licht in mein Leben

Oder:

Hoffnungslosigkeit
Hoffnung auf Leben –
das Licht verwandelte
sich in Finsternis...
Meine Angst wird
Immer größer
Und ich ziehe mich
Immer mehr zurück
Ins Nichts...
Sterben ist mir näher als das Leben…

Hoffnungslosigkeit…
Hoffnung auf Leben,
Du gingst mir verloren –

Das Licht verwandelte sich in Finsternis...
Die Angst wird immer größer
Und ich ziehe mich
Immer mehr zurück,
ins N i ch t s,
dem Tode gleich.

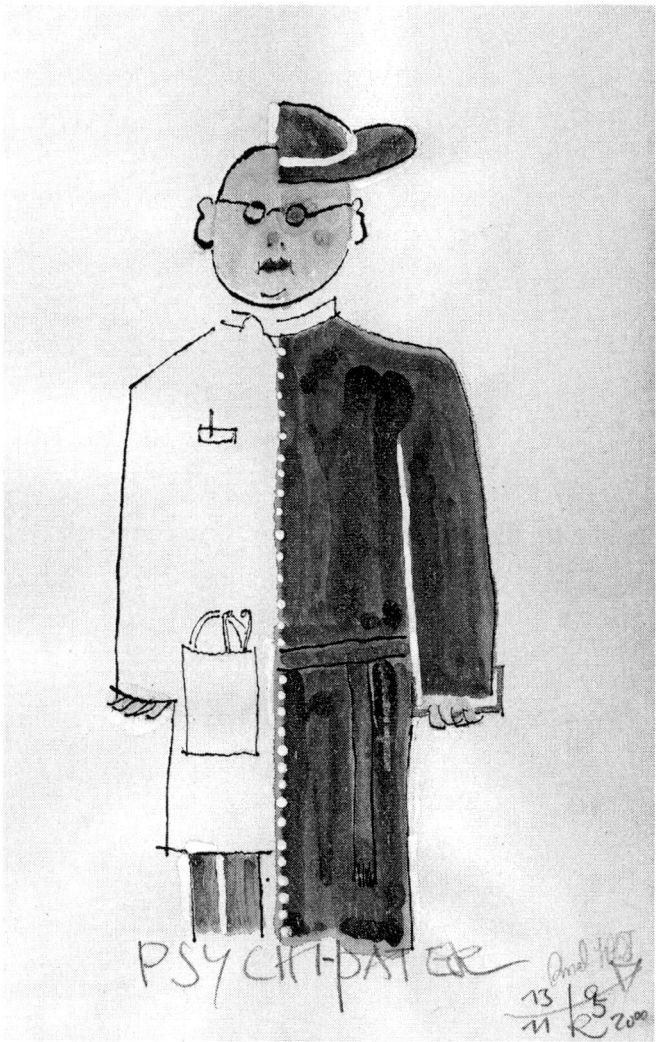

© Reinhard Gielen, *Psychi-Pater*

Lisa (36): Krank und trotzdem Mutter von drei Kindern ...

Ich komme aus einer Kleinbauernfamilie im Emmental, hatte eine schöne, naturverbundene Kindheit, und als ich sieben Jahre alt war (1974), bekam ich noch einen Bruder. Aber schon in der Sekundarschule und im Haushaltsjahr hatte ich psychische Schwankungen. Und aus der französischen Schweiz, wo ich dann auf einem Bauernhof arbeitete, musste ich auch drei Monate zu früh nach Hause, weil meine Chefin es nicht mehr mit mir aushielt. Das muss wohl schon die erste manische Phase gewesen sein.

Obwohl meine Mutter ähnliches durchgemacht hatte, behielt sie mich einfach zu Hause und holte keinen Arzt. Ich verbrachte die meiste Zeit im Bett, war nachtaktiv und schrieb ellenlange Briefe. Wenn es ganz schlimm wurde, gab mir die Mutter ein Seresta von meinem Vater, der an der gleichen Krankheit leidet. Ihn habe ich aber nur depressiv erlebt.

Trotzdem konnte ich meine Ausbildung als Topf-Pflanzengärtnerin beginnen. Aber es gab immer wieder depressive Phasen. Weil ich immer dicker wurde (man vermutete Hormonstörungen), riet man mir abzunehmen, „damit die Hormone besser fließen können", und ich wurde sehr schnell dünner, fast bis zur Magersucht. Aber dann fraß ich schnell alles wieder in mich rein und war dicker als vorher. Immerhin, die Lehre bestand ich gut, dank der Unterstützung meines Lehrmeisters und der Berufsschullehrer.

Die erste Arbeit in einem Männerheim für Alkoholiker in Zürich überforderte mich total. Ich arbeitete von früh bis spät und nahm auch in meiner Freizeit noch Aufgaben in einer Jugendgruppe und einem Frauenkreis wahr. Aber ich war aktiv und kreativ und verliebte mich unsterblich, aber als diese Liebe keine Zukunft hatte, kam der totale Zusammenbruch. Ich wurde manisch, hyperaktiv und kaufsüchtig, hatte Suizidgedanken, kündigte und kehrte zu meinen Eltern zurück, wo ich meine Umgebung terrorisierte und schließlich auf Betreiben meines Seelsorgers in eine Klinik für ganzheitliche Medizin kam.

Dort bekam ich zum ersten Mal Medikamente und kam wieder in einen normalen Schlaf- und Tagesrhythmus hinein. Die Gesprächstherapie war christlich ausgerichtet, was mir gut tat, da meine Eltern mich ja auch christlich erzogen hatten. Aber bisher war mein Leben zu sehr vom Leistungsdenken bestimmt worden. Ich dachte immer, wer nicht arbeitet, ist nichts wert, und durfte nun lernen, dass Gott auch die Menschen liebt, die nicht arbeiten können. Das gab meinem Leben eine ganz neue Perspektive.

Nach drei Monaten kam ich in eine Bauernfamilie, die ihr viertes Kind erwartete. Obwohl es mir dort gut gefiel, verfiel ich in eine tiefe Depression, konnte kaum noch die einfachsten Hausarbeiten verrichten. Am liebsten verkroch ich mich ins Bett und zog die Decke über mich. Es kamen wieder Selbstmordgedanken.

Leider wurde ich dort nur von einem Hausarzt betreut. Als dieser auf die geniale Idee kam, das in der Klinik verordnete Clopixol abzusetzen, war der Rückfall vorgeplant. Ich fiel in eine manische Phase, verliebte mich wieder unglücklich, wollte sterben und lieferte mich aus Angst selber wieder in die Klinik ein. Jetzt endlich stand die Diagnose fest: Manisch-depressiv. Mir wurde klar, dass ich nie mehr in meinen Beruf zurück kann.

Man vermittelte mir eine von Christen geleitete Therapie, mit Bibelstunden, Arbeitstherapie und psychologischen Gesprächen anhand der Bibel. Hier lernte ich wieder einen geregelten Tageslauf einzuhalten, mich in eine Gruppe zu integrieren, Haus- und Gartenarbeiten zu verrichten und wurde von einer sehr erfahrenen Ärztin betreut, bei der ich noch heute in Behandlung bin und der ich viel zu verdanken habe. Damals bekam ich auch eine Invalidenrente und einen gesetzlichen Betreuer, der meine Geldangelegenheiten regelte.

Der erste Arbeitsversuch – in der Weihnachtszeit in einem Warenhaus Schokolade verkaufen – lief recht gut, aber als Gärtnerin (zweiter Versuch) war ich dann doch zu langsam. Der dritte Versuch klappte besser, weil man mir viel Verständnis entgegenbrachte.

Nun hatte ich den Mut, eine Ganztagsstelle zu suchen. Weil ich immer ehrlich von meiner Krankheit berichtete, fand ich dann auch einen Gartenbaubetrieb, wo die Frau vom Chef eine ehemalige Psychiatrieschwester war. Das war eine echte Chance, und es ging aufwärts. Ich fand eine eigene Wohnung, kaufte mir ein Auto, brauchte keine Rente und keine Betreuung mehr.

Aber dann erkrankte mein Bruder so wie ich. Es war hart, zusehen zu müssen, wie die Krankheit ihn in ihre Krallen nahm. Immer wieder Klinikaufenthalte, wo es nichts als Pillen gab. Und wenn er die absetzte, kamen die Rückfälle. Jetzt geht er zu der gleichen Ärztin wie ich und hat Lithium, was ihm ein einigermaßen normales Leben ermöglicht.

Dass ich noch einmal heiraten und eigene Kinder haben würde, hatte ich nicht mehr zu hoffen gewagt. Als ich „ihn" dann kennen lernte, wagten wir zunächst nicht zu heiraten. Aber meine Ärztin klärte meinen Partner dann über die Krankheit auf, sah keine Hinderungsgründe für eine Heirat, riet uns aber, möglichst keine Kinder zu bekommen, weil die Krankheit zu 20 Prozent erblich sei. Auch könnten Schwangerschaft, Geburt und die anstrengenden Kleinkinderjahre mich derart unter Stress setzen, dass meine Krankheit wieder ausbricht.

Im Sommer 1997 heirateten wir. Ich war noch nie so glücklich!! Ich nahm auf Empfehlung meines Arztes die Pille, schluckte sie brav, aber drei Monate nach der Hochzeit war ich schwanger. Von den Medikamenten wurde nur das Tegretal abgesetzt, Deanxit und Melleril nahm ich auch während der Schwangerschaft. Das war heikel, aber ich erlebte eine gute Schwangerschaft. Auch das

Wochenbett brachte keine Probleme. Und unser Kind war rundherum gesund. (Bis jetzt sind übrigens alle drei Kinder gesund – keine Missbildung, gute Entwicklung. Ob sie die Krankheit vererbt bekommen, wird sich erst später zeigen.)

Das zweite Kind wurde ein richtiges Wunschkind. Schwangerschaft und Wochenbett wieder ohne Probleme. Aber einige Monate danach schlitterte ich dann in eine richtige Erschöpfungsdepression, wollte es nicht wahrhaben, ging dann aber zu meiner Ärztin, weil die ersten Suizidgedanken auftauchten. Ich bekam neue Medikamente (Efferox und Temesta bekamen mir gut, Seropram machte mich zu müde), und das Leben machte wieder Freude.

Aber dann war ich schon wieder schwanger – trotz korrekter Einnahme der Pille. Diese Schwangerschaft war voller Ängste. Wie sollte ich das alles schaffen? Temesta wurde abgesetzt, und sofort kamen die Entzugserscheinungen. Trotzdem eine gute Schwangerschaft und ein gesundes Kind. Im Haushalt ging mir eine von der Spitex (spitalexterne Pflege) vermittelte Frau zur Hand.

Die manische Phase begann schleichend. Am Anfang merkte es niemand, ich fühlte mich gut und hatte tausend Ideen. Ich saß stundenlang am Computer, verlor mich sozusagen im Internet und genoss beim Chatten und Surfen die Welt ohne Grenzen. Die Zeit dafür fehlte natürlich im Haushalt, und unsere Ehe geriet in eine Krise. Ich erzählte es allen, ohne zu merken, dass ich selbst der Grund dafür war. Ich war wieder nachtaktiv, unkonzentriert und voller Kauflust. Für meinen Mann war das sehr schwer, denn er hatte mich noch nie manisch erlebt.

Ich bekam Zyprexa. Das wirkte gut. Aber ich aß zu viel und nahm unmäßig zu. Zantic dämmte den Appetit dann etwas ein. Der Gemeindepsychiatrische Dienst kam jeden Tag, die Zugehfrau war eine große Hilfe, aber die beiden anderen Kinder wurden zu meiner Entlastung vorübergehend außerhalb untergebracht. Nur das Baby brachte noch ein bisschen Struktur in meinen chaotischen Alltag.

Nach der Manie meldete sich prompt die Depression mit all ihren Ängsten. Dank Efferox kam sie aber nicht richtig zum Ausbruch.

Die letzte Manie war die erste nach neun Jahren – jetzt wurde mir allmählich klar, dass ich eine chronische Krankheit habe. Ich begann, mich kundig zu machen, auch über das Internet. Zur Zeit bin ich stabil. Aber die Angst vor der nächsten Phase wird mich immer begleiten.

Ich hätte gern noch weitere Kinder. Darauf verzichten zu müssen, ist für mich sehr hart. Da die Pille wegen ihrer Pannen und die Spirale aus ethischen Gründen nicht in Frage kommen, verhüten wir jetzt nach der natürlichen Methode, das bedeutet konsequenter Verzicht während der fruchtbaren Tage. Damit bin ich alles andere als zufrieden, denn ich muss immer dann verzichten, wenn ich das größte Verlangen nach meinem Mann habe. An solchen Tagen hasse ich meine Krankheit besonders.

Inzwischen habe ich mich zu einer Lithium-Therapie durchgerungen. Meine Gefühle wechseln aber immer noch in Stunden. Manchmal fällt es mir nicht leicht, meine Grenzen zu akzeptieren, dass ich zum Beispiel mehr Schlaf brauche und auch sonst nicht so belastbar bin, wie ich es gerne wäre. Klare Tages- und Wochenstrukturen helfen mir aber, meinen turbulenten Kleinkinderhaushalt zu schaffen.

Ich versuche, jeden Tag so zu nehmen, wie er kommt und das Beste daraus zu machen. Alles in allem habe ich doch ein reiches und erfülltes Leben. In allem ist mir mein Glaube an Jesus Christus ein großer Halt. Er gibt meinem Leben Sinn und Hoffnung für die Zukunft.

Aber es ist schade, dass über diese Krankheit so wenig gesprochen wird.

Richard (30): Ich kenne meine Frühwarnsymptome...

Meine Krankheit brach zuerst 1994 aus, als ich Zeitsoldat bei der Bundeswehr war. Ich war sehr aufgewühlt, litt unter Schlaflosigkeit und musste immer wieder unbegründet weinen. Dann fing ich an zu phantasieren, erschien eines Tages einfach nicht zum Dienst und fühlte mich total befreit. Alles erschien logisch und einfach, und ich entdeckte ständig neue Dinge. Das Hochgefühl ließ mich von Entdeckung zu Entdeckung treiben, aber allmählich stellte ich Verbindungen her, die in den Wahn mündeten, ich sei auserwählt und müsse eine Mission erfüllen.

Als ich begann, fremde Menschen zu belästigen, kam die Polizei und übergab mich der Bundeswehr. Hier eskalierte die Situation, weil ich glaubte, man würde mich wegen meines Geheimwissens töten. Es kam zu Handgreiflichkeiten, in deren Folge ich mich in meine Angst so reinsteigerte, dass ich verbal überhaupt nicht mehr zugänglich war. Also Psychiatrie, Fixierung, Beruhigungsmittel, und irgendwann konnte ich schlafen. Als ich aufwachte, dachte ich, ich sei im Himmel.

Zunächst hieß es: Schizophrenie. Ich bekam Haldol und litt unter starken Nebenwirkungen wie Parkinsonsyndrom, Zittern und innerer Unruhe und musste unterschreiben, mich freiwillig weiterbehandeln zu lassen. Meinen Platz bei der Bundeswehr war ich natürlich los. Ein Jahr später wurde ich endgültig als dienstuntauglich entlassen.

Meine Familie reagierte zunächst verständnisvoll. Sie besuchten mich in der Klinik und nahmen mich am Wochenende mit nach Hause, aber als ich entlassen wurde, hatte ich dort plötzlich keinen Platz mehr. Eine meiner Schwestern wohnte in meinem

Zimmer, ich musste mir eines mit der anderen Schwester teilen. Als das nicht gut ging, musste ich in einer Ecke des Esszimmers hausen, und als ich schließlich Depressionen bekam, apathisch und antriebslos wurde, war ich nur noch eine Belastung, und man quartierte mich kurzerhand ganz und gar aus. Ich musste mir eine Wohnung suchen.

Im Januar 96 war ich so weit gefestigt, dass ich wieder arbeiten konnte. Aber dann wurde schleichend das Haldol abgesetzt, und ich fiel in eine neue Psychose. Meine Familie reagierte abwartend, informierte dann den Arzt, der glaubte, von sich aus nichts unternehmen zu können, und man überließ mich meinem Schicksal. Alle, bis auf meine Großeltern, zogen sich zurück. Haldol half auch nicht mehr. In Panik trat ich zuhause die Tür ein, warf ein fremdes Motorrad um, weil ich glaubte, man habe es mir gestohlen – so kam wieder die Polizei, und ich landete in einer Zelle, wo ich endgültig die Nerven verlor.

Also Zwangseinweisung, längerer Klinikaufenthalt, Arbeitslosigkeit, Depressionen. Wieder Haldol. Nach einem halben Jahr fand ich wieder Arbeit, und im August 2002 brach die dritte Psychose aus (wieder Zwangseinweisung und Arbeitsplatzverlust). Nun wurde endlich die richtige Diagnose gestellt, und ich bekam Orfiril und Zyprexa, jetzt auch Zeldox.

Meinen Arzt habe ich gewechselt, reine Massenabfertigung, nicht mal ein Blutbild. Eine Psychotherapie hat nichts gebracht.

Zur Zeit fühle ich mich gut. Vor allem habe ich gelernt, auf Frühwarnsymptome zu achten. Da ist zuerst dieses Gefühl von Erlöst-Sein, frei von allen Sorgen und Ängsten. Dann kommt das Gefühl, mit dem Universum eins zu sein und von einer überirdischen Macht gesteuert zu werden. Mir fallen Details auf, die ich sonst gar nicht sehe, ich komme nicht zur Ruhe, taumle vom Hundersten ins Tausendste, bin aufgedreht und brauche keinen Schlaf. Die Bibel offenbart sich mir und ich bin auf dem Weg ins Paradies…

Ein wenig Restsymptomatik von all dem ist auch in der stabilen Zeit noch da. Aber ich erkenne früh genug, ob ich den Wahn abhaken und loslassen kann oder ob er mich allmählich in die Zange nimmt. Dann muss ich sofort Hilfe suchen.

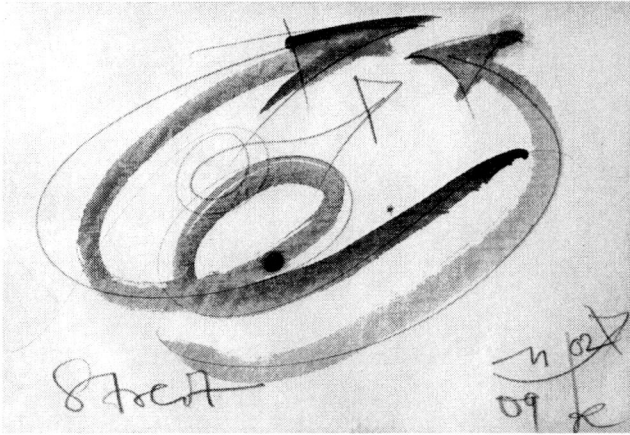

© Reinhard Gielen, *Streit*

Johannes (52): Die Krankheit hat meine Familie zerstört...

Ich bin seit elf Jahren manisch-depressiv erkrankt. Jedenfalls weiß ich, dass ich seitdem manifest psychisch krank bin. Rückschauend vermute ich, dass sich leichte manische und längere depressive Phasen schon in der Oberstufenzeit des Gymnasiums abgewechselt haben, ohne dass ich, meine Familie oder Freunde davon gewusst haben. Besonderen Belastungen wie Prüfungen und Verlusten von nahen Angehörigen war ich nicht gut gewachsen. Ich hoffe jetzt langsam gelernt zu haben, loslassen zu können. Jetzt bin ich 52 Jahre alt.

Bei meinem ersten Krankenhausaufenthalt nach meinem ersten Suizidversuch vor elf Jahren wurde die richtige Diagnose noch nicht gestellt. Ausgelöst wurde der psychische Zusammenbruch durch Mobbing am Arbeitsplatz mit ca. 9-monatiger mehrfacher Arbeitsbelastung. Als ich mich dagegen wehrte, wurde ich vom Arbeitgeber mit der wörtlichen Ankündigung „Ich mache Sie fertig" nach allen Regeln der Machtausübung gebosst. Der Aufenthalt in der psychiatrischen Klinik mit einer Gesprächsgruppentherapie für acht Personen dauerte drei Monate, mit einer anschließenden ambulanten Gesprächsgruppe für zwei Jahre mit wöchentlichen Treffen im Klinikgebäude. Während des Klinikaufenthaltes entwickelte sich eine Manie, die aber nicht erkannt wurde.

Nach der Entlassung aus der Klinik und der Rückkehr an den Arbeitsplatz nach mehr als sieben Monaten schlug die manische Phase in eine stärkere depressive Phase um. Der von mir aufgesuchte Psychiater behandelte mich nach anfangs erfolglosen Gesprächen anschließend in zehn „Sitzungen" auf einer Liege mit Tropf-Infusionen, die jeweils eine Dreiviertelstunde dauerten. Meine Stimmung hellte sich tatsächlich langsam auf. Nach Abschluss von 25 Gesprächsterminen war meine Stimmung durch die in die Blutbahn infundierten Antidepressiva jedoch voll in eine Manie umgeschlagen. Beim „Abschlussgespräch" sagte mir der Psychiater: „Sie haben mich getäuscht. Sie kommen allein zurecht, ich werde die Behandlung mit Ihnen nicht fortsetzen."

Die nächsten vier Jahre habe ich mich mit erheblichem körperlichen Widerstand zum Arbeitsplatz begeben. Ein Gedicht von Emanuel Geibel in einem Schaufenster eines Geschäftes half mir dabei, die düsteren und aussichtslosen Gedanken zu verdrängen, um die Hemmschwelle zum Arbeitsplatz zu überwinden:

Hoffnung

Und dräut der Winter noch so sehr
mit trotzigen Gebärden,
und streut er Eis und Schnee umher,
es muss doch Frühling werden.

Blast nur, ihr Stürme, blast mit Macht,
mir soll darob nicht bangen,
auf leisen Sohlen über Nacht
kommt doch der Lenz gegangen.

Drum still! Und wie es frieren mag,
o Herz, gib dich zufrieden,
es ist ein großer Maientag
der ganzen Welt beschieden.

Und wenn dir oft auch bangt und graut,
als sei die Höll' auf Erden,
nur unverzagt auf Gott vertraut!
Es muss doch Frühling werden.

Zwei Jahre nach der manifesten Erkrankung forderte mich meine Frau auf, die Wohnung zu verlassen. Drei Wochen später teilte sie mir mit, dass sie sich scheiden lassen wolle. Über das Umgangsrecht mit beiden Kindern kam es zum Streit, der durch einen gerichtlich bestätigten Vergleich nach dem üblichen Muster (Besuchsrecht alle 14 Tage, Ferienregelung für drei Wochen und Besuchsrecht an den zweiten großen Feiertagen) geregelt wurde. Das Verhalten meiner Ehefrau veranlasste mich, nun meinerseits die Scheidung einzureichen, die zwei Jahre später rechtskräftig wurde.

Die geschiedene Ehefrau hat das alleinige Sorgerecht. Der Kontakt zur Tochter ist spärlich. Sie hat jetzt mit fast 18 Jahren eine eigene Wohnung in einem Ort hundert Kilometer von hier. Unser Sohn kommt seit etwa zwei Jahren inzwischen regelmäßig, manchmal fast jede Woche.

Mein zweiter Krankenhausaufenthalt vor sieben Jahren wurde nötig, weil meine tiefen Depressionen zu nicht abstellbaren Suizidgedanken führten. Ausgelöst wurden diese durch die Ankündigung und Umsetzung meiner geschiedenen Frau, dass ich wegen einer psychotherapeutischen Behandlung unseres Sohnes diesen für einen mehr als ein Jahr dauernden Zeitraum bis zum Abschluss der Behandlung nicht zu sehen bekäme. In diesem Zusammenhang möchte ich erwähnen, dass mich die geschiedene Ehefrau nach der Trennung für einen Zeitraum von mehr als fünf Jahren so behandelt hat, als ob ich gestorben wäre, und nicht ein Wort mit mir gewechselt hat. Die Besuchskontakte wurden durch Dritte ermöglicht.

Mitte 1996 ging ich also in eine psychiatrische Klinik, die ich erst nach neun Monaten verlassen sollte. Trotz meiner extremen Selbstmordgedanken wurde ich nach meinem Versprechen, mir nichts anzutun, etwa drei Wochen mit Antidepressiva behandelt. Meine Depression schlug langsam in eine manische Phase mit Einschlaf- und Durchschlafstörungen um. Weil ich morgens um fünf Uhr nach einer sehr heißen Nacht die schweißnasse Matratze auf dem Flur abgestellt hatte, wurde ich vom Nachtpfleger unter Hinzuziehung von zwei Polizeibeamten, ohne dass ich je Gewalt angewendet, geschweige denn angedroht hätte, auf einer Liege in der Notaufnahme fixiert und mit starken Sedativa ruhiggestellt, sodass ich erst wieder auf der geschlossenen Station wach wurde. Der Richter des Amtsgerichts, der die Einweisung verfügte, war der gleiche, der die Sorgerechtsregelung verkündet und die Ehe geschieden hatte. Ich war so voller Haldol und Neurocil, dass ich seinen Ausführungen fast nicht folgen konnte. Meine Gedanken konnte ich aufgrund der starken Medikamente nicht artikulieren. Der Speichel lief mir aus dem Mund. Zur Bildung von Worten war ich kaum fähig. Nach drei Wochen wurde ich auf die offene Station zurückverlegt.

Jetzt hatte man erkannt, dass ich manisch-depressiv bin. Es begann die Therapie mit Lithiumcarbonat, Handelsname Hypnorex retard. Damals wog ich 103 Kilo, Heute sind es 128 Kilo. Die Gewichtszunahme ist eine der Nebenwirkungen von Lithium. Im Anfang kamen ein fast unerträglicher Harndrang und Wassereinlagerungen in den Beinen hinzu. Diese Nebenwirkungen, die fast zur Absetzung des Mittels durch den behandelnden Arzt geführt hätten, sind jetzt fast verschwunden. Damals habe ich darauf bestanden, die Einnahme von Lithium fortzusetzen. Diese Entscheidung war und ist richtig.

Ich nehme täglich morgens und abends zwei Tabletten Hypnorex retard. Der Lithiumspiegel im Blut muss etwa alle sechs Monate überprüft werden. Er liegt damit am unteren Ende des therapeutischen Bereiches. Seit ich diese Mittel einnehme, habe ich keine tiefen Depressionen mit Suizidgedanken gehabt. Manchmal treten leicht gehobene Phasen auf, denen ich aber mit dem Weglassen von Aktivitäten begegne. Warnzeichen sind für mich seit etwa sieben Jahren Einschlaf- und Durchschlafstörungen. Dann ist Vorsicht geboten.

Sowohl depressive als auch manische Phasen empfinde ich als schrecklich. In der Zeit von 1991 bis 1996 dauerten die manischen

Phasen etwa fünf Monate, während die depressiven länger, mindestens sieben Monate dauerten und einander ständig ablösten. Dank Lithium sind die Amplituden der Sinuswelle jetzt nahe der Nulllinie und daher einigermaßen erträglich.

Meine Hausärztin begleitet mich seit meinem Selbstmordversuch noch heute mit einem Gespräch im Quartal. Nach dem zweiten Klinikaufenthalt gehe ich einmal im Quartal zu meiner Psychiaterin, die Lithium verschreibt und, wenn nötig, zur Kontrolle des Lithiumspiegels ins Labor überweist.

Nach meinem zweiten Krankenhausaufenthalt wollte sich mein Arbeitgeber von mir trennen. Nach Verhandlungen der Anwälte haben wir uns auf eine hohe Abfindungssumme wegen des Verlustes des Arbeitsplatzes geeinigt. Gleichzeitig habe ich eine Erwerbsunfähigkeitsrente beantragt, die auch nach etwas mehr als einem halben Jahr von der BfA auf Dauer bewilligt wurde. Im Rahmen des 325-Euro-Gesetzes verdiene ich mit einer Nebenbeschäftigung etwas zur Rente hinzu, um wegen zunehmender Vereinsamung wenigstens zwei- bis dreimal die Woche unter Leute zu kommen.

Meinen täglichen Ablauf kann ich inzwischen wieder selbst regeln. Während meiner Krise war ich nicht mal in der Lage, meine Wohnung zu putzen oder die Steuererklärungen abzugeben. Seit etwa einem Jahr habe ich einen eigenen Computer und erledige alle meine Post- und Bankgeschäfte per Internet.

Nach meiner Scheidung hatte ich eine mehrjährige Beziehung, die aber inzwischen gescheitert ist. Freunde habe ich keine mehr, möchte die alten Beziehungen von mir aus nicht erneuern. In den Kliniken habe ich einige PatientInnen kennen und schätzen gelernt, zu denen ich heute noch regelmäßigen Kontakt habe. In der schrecklichen Zeit der Krankheit hat mir trotz tiefster Verzweiflung das Mitsingen in zwei Chören wenigstens stundenweise eine kleine Ablenkung und manchmal sogar etwas Freude verschafft.

Als bipolar Erkrankter möchte ich anderen Betroffenen, Angehörigen und mir selbst helfen, die Krankheit zu verstehen.

Durch die Hilfe der DGBS habe ich in einer Nachbarstadt auch eine Selbsthilfegruppe gefunden. Bisher fühlte ich mich als Einzelkämpfer, der mit seinem Stigma, psychisch krank zu sein, allein fertig werden musste. Jetzt hoffe ich dort LeidensgenossInnen zu treffen, um gemeinsame Erfahrungen und Tipps zur Bewältigung der Krankheit austauschen zu können. Wichtig ist der Kontakt zu Bekannten und der Familie, um Rückmeldungen und gegebenenfalls Hilfestellung und Begleitung bei Rückfällen zu erhalten.

In schwierigen Phasen meiner Krankheit habe ich immer wieder nach Hilfen und Lebensbeschreibungen in Büchern gesucht. Meine Situation erschien mir aussichts- und hoffnungslos. Ich habe damals nichts gefunden, was mir Hoffnung gegeben hätte, jemals wieder gesund zu werden. Das einzige Fachbuch war das von Prof. Schou im Thieme Verlag über die Behandlung der Krankheit mit Lithium.

So musste ich meine Krankheit annehmen und das Beste daraus machen. Mit Hilfe des Lithiums gelingt mir das hoffentlich ohne weitere Rückschläge. Seit sieben Jahren hatte ich keinen Rückfall mehr. Die Angst davor ist fast vollkommen gewichen. Ein Absetzen des Medikaments, das ich erst heftig abgelehnt habe, kommt für mich überhaupt nicht in Frage. Anderslautende Empfehlungen, Medikamente abzusetzen, halte ich für vollkommen verantwortungslos. Das Risiko einer erneuten massiven Erkrankung ist um ein mehrfaches höher als die Einnahme der Medikamente mit ihren lästigen Nebenwirkungen.

Während der depressiven Phasen war ich antriebsgehemmt, wenig belastbar und leistungsfähig, voller Versagensängste und Schuldgefühle. Ich hatte ein maskenhaftes Gesicht und konnte keine Freude mehr empfinden. So fühlte ich mich zum Beispiel für das Scheitern der Ehe und den Verlust des Arbeitsplatzes allein verantwortlich. Und was sagt man, wenn jemand fragt, wie es geht und in Ihrem Kopf ständig nicht abstellbare Suizidgedanken kreisen?

Während der manischen Phasen war ich ständig gereizt, hektisch, getrieben, angestaut voller Aggressionen und Wut, voller Redefluss und Ideenflucht. Ich ging verschwenderisch mit Geld um, hatte eine gesteigerte Libido, brauchte wenig Schlaf und sah alles durch eine „rosa" Brille. Man hat mir vermindertes Distanzverhalten nachgesagt, aber an manche Handlungen, die mir mein Bruder geschildert hat, kann ich mich heute beim besten Willen nicht mehr erinnern. Manchmal schlugen die Phasen plötzlich um, zum Beispiel bei persönlichen Verlusten. Dann wieder gab es Zeiten, in denen sich die Symptome überlagerten.

Mögen anderen Betroffenen solche schrecklichen Zeiten erspart bleiben. Falls sich doch solche Warnzeichen bemerkbar machen, gehen Sie bitte sofort zum nächsten Psychiater.

Sonja (35): Nach der Entlassung kam die Entlassung...

Der erste Krankheitsschub begann im Herbst 1998, kurz bevor ich meine erste feste Stelle nach dem Studium antreten sollte. Ich hatte den Eindruck, dass mein Mann mir auswich und hatte Angst, ob ich den Job packen würde. Das war neu, denn weder beim Abitur noch bei der Ausbildung oder beim Studium habe ich je solche Probleme gehabt. In meiner neuen Position wollte ich nun alles perfekt machen und saß oft bis in die frühen Morgenstunden am Schreibtisch. Die Jugendlichen behandelte ich wie meine Kinder.

Das hielt ich keine zwei Monate durch, dann kamen die ersten Depressionen. Mein Hausarzt verschrieb mir ein Johanniskraut-präparat, was aber überhaupt nicht wirkte, und nach der Krankschreibung ging es mir noch schlechter, weil meine Kollegen jetzt meine Arbeit mit erledigen mussten und ich „meine" Jugendlichen im Stich gelassen hatte. Zu diesen Schuldgefühlen kam ein stark verminderter Antrieb; ich konnte mich nur mit Mühe zur Körperpflege aufraffen. Außerdem hatte ich Angst - Angst vor allem und jedem, 24 Stunden am Tag.

Überweisung an einen Psychiater. Der war sehr nett und einfühlsam, führte die depressive Episode auf meinen beruflichen Stress zurück und verschrieb ein Neuroleptikum und ein Antidepressivum (Trevilor) in niedriger Dosierung. Damit ging es mir bald etwas besser, und ich spürte auch keine Nebenwirkungen. Das Neuroleptikum wurde nach wenigen Wochen abgesetzt. Ich war aber noch weit davon entfernt, wieder arbeitsfähig zu sein. Deshalb schlug mein Psychiater einen stationären Aufenthalt vor. Mein Mann war sofort dafür, da er mit meiner Krankheit schlecht umgehen konnte. Meine Eltern waren absolut dagegen. Sie meinten, ich würde mit der Psychiatrie mein Leben ruinieren, ich sei nicht krank, müsse mich nur zusammenreißen. Aber ich meldete mich an. Die Wartezeit von zwei Monaten war halbwegs erträglich, weil ich große Hoffnungen hatte und wieder eine Perspektive sah. Anfang 1999 kam ich also das erste Mal in die Psychiatrie. Mein Mann war sichtlich erleichtert, mich los zu sein. Ich wurde der Gruppe für Angst und Depressionen zugeteilt. Die Behandlung bestand aus Einzel- und Gruppenpsychotherapie, Bewegungs- und Ergotherapie, Entspannungstraining, Kochgruppe und Atemtherapie. Ich mochte meinen Therapeuten sofort und freundete mich schnell mit meinen Mitpatienten an. Die Trevilor-Dosis wurde etwas erhöht.

Im Laufe der Therapie wurde mir klar, wie viel in meiner Ehe im argen liegt. Mein Mann besuchte mich nie in der Klinik, rief mich von seinen Geschäftsreisen auch nicht an, obwohl er wusste, dass ich mir dann Sorgen mache und zeigte sich äußerst uninteressiert. Kurzum, er benahm sich, als sei ich ein defekter Gebrauchsgegenstand.

Ich litt sehr unter seinem Verhalten, entwickelte aber zunehmend mehr Selbstbewusstsein und legte allmählich meine passiv-leidende Haltung ab. Anstatt in der Freizeit nach Hause zu kommen, übernachtete ich ein Wochenende bei meiner Freundin, was ihn wütend machte, weil er einen Liebhaber vermutete. Ich tat alles, um mich rar zu machen, plante die Trennung, wurde darin von meinem Therapeuten, dem Pflegepersonal und den Mitpatienten unterstützt. Aber schließlich stand er doch vor mir, am ganzen Leib zitternd, mit Tränen in den Augen und bat um eine zweite Chance. Da wurde ich weich. Wir sprachen uns aus, und nach dieser Krise war er sehr aufmerksam und liebevoll, wie frisch verliebt. Mittlerweile stand ich kurz vor der Entlassung. Ich fühlte mich gut und meinte, Bäume ausreißen zu können. Den Vorschlag meines Therapeuten, zunächst halbtags zu arbeiten, lehnte ich ab.

Also direkt aus der Klinik wieder voll in den Beruf. Zunächst war ich extrem leistungsfähig, mitreißend, wandte ungewöhnliche Methoden an und fühlte mich hervorragend. Aber dann konnte ich nicht mehr schlafen, weil mir so viel im Kopf herumging. Wie mir später erzählt wurde, wurde ich verbal aggressiv, brüllte Jugendliche an und hatte wohl auch akustische Halluzinationen. Die Welt erschien mir plötzlich ganz fremd, aber endlich erkannte ich, was für ein außergewöhnlicher, hervorragender Mensch ich war. Dann fuhr mein Mann auf Geschäftsreise, und ich blieb allein zu Hause. Ich weiß nicht mehr, was ich in dieser Zeit gemacht oder gedacht habe. Ich kann mich noch erinnern, dass auf einmal die Polizei vor der Tür stand, denn ich war nicht zur Arbeit erschienen.

Also wieder Psychiatrie. Ich bekam das Neuroleptikum Zyprexa und konnte kurz darauf schlafen, was meinen Zustand deutlich besserte. Ich fühlte mich allerdings immer noch so, als könne ich in 30 Minuten eine Doktorarbeit schreiben. Was mich sehr verwirrte, war die Tatsache, dass ich Gesichter verwechselte, überall Freunde, frühere Mitpatienten, Kollegen oder meine Schützlinge sah. Das Leben auf der geschlossenen Station war ganz anders: Keine Psychotherapie, nur medikamentöse Behandlung und ein bisschen Ergotherapie. Viele Mitpatienten waren so schwer krank, dass sie nicht fähig waren, Kontakt aufzunehmen. Ich fand aber schnell Zugang zu den wacheren unter ihnen. Meine Diagnose „manisch-depressiv" fand ich viel interessanter als so eine lasche Depression. Nach zwei Tagen durfte ich zu kurzen Spaziergängen raus, bekam weiterhin Zyprexa, das ich gut vertrug. Trevilor wurde abgesetzt. Nach einer guten Woche wurde ich entlassen, aber weiterhin krankgeschrieben und ambulant in der Klinik weiter behandelt. Nach der Entlassung platzte ich vor Tatendrang, ging viel aus, hatte flüchtige sexuelle Kontakte (die ich später bereute), schrieb und malte viel. Aber dann begann die Lithiumtherapie, die ich anfangs gar nicht gut vertrug. Meine Hände zitterten so stark, dass ich kaum noch schreiben, geschweige denn malen konnte. Meine Hochstimmung klang ab, ich hatte Angst davor, wieder arbeiten zu müssen.

Nach einigen Wochen sollte ich wieder halbtags arbeiten. Mein Chef nahm mich wegen meines Verhaltens in der Manie so lange in die Mangel, bis ich ihm meine Diagnose sagte. Von da an behandelte er mich wie einen Menschen von einem anderen Stern. Mir wurden nur wenige feste Aufgaben zugewiesen, ich hatte hauptsächlich Bereitschaft. In den Wartezeiten kamen meist Kollegen auf mich zu, um von ihren eigenen Problemen zu erzählen, und ich stellte fest, dass seelische Erkrankungen zwar weit verbreitet, aber immer noch tabuisiert sind. Andere wussten offenbar nicht, wie sie mit mir umgehen sollten und hielten Abstand. Die Jugendlichen behandelten mich zum Glück normal.

Nachdem sich mein Lithiumspiegel stabilisiert hatte, wurde ich zur Weiterbehandlung an meinen niedergelassenen Psychiater überwiesen und begann eine tiefenpsychologische Psychotherapie. Dort arbeitete ich hauptsächlich an den schwierigen Beziehungen zu meinem Mann und meinen Eltern und an meinem beruflichen Perfektionismus, der mit zunehmender Genesung wieder aufgeflammt war.

Nach dem Auslaufen der Wiedereingliederung beantragte ich eine reguläre Halbtagsstelle, die mir auch gewährt wurde. Meine Arbeitsleistung war normal.

Aber in der Lithiumtherapie nahm ich etwa 20 Kilo zu, die ich immer noch nicht wieder reduzieren konnte. Ich habe ein schlechtes Körpergefühl und fühle mich nicht mehr attraktiv. Aber aus Angst vor einer neuen Manie wage ich nicht, das Mittel abzusetzen.

Die Zyprexa-Dosierung wurde im Laufe der Zeit bis auf eine geringe Erhaltungsdosis zurückgeschraubt. Aber ich wollte noch weniger, immerhin war ich seit fast anderthalb Jahren symptomfrei. Die Konsequenzen ließen nicht lange auf sich warten: Ich konnte mich immer schlechter konzentrieren, meine Leistungsfähigkeit nahm ab, ich war hektisch und konfus, fühlte mich von Außenreizen überflutet, konnte nicht mehr schlafen und hatte große Ängste. So war ich zum Beispiel völlig hilflos, wenn mehrere Jugendliche gleichzeitig etwas von mir wollten. Wollte mich aber auf keinen

Fall wieder krankschreiben lassen und hielt irgendwie bis zu einem längeren Urlaub durch. Im Urlaub dann wieder in die Psychiatrie, wieder Zyprexa (mittlere Dosierung), das Schlafmittel Stilnox, sowie Einzel-, Ergo- und Musiktherapie, Entspannungstraining und Morgenspaziergänge. Bald fühlte ich mich wieder besser, immerhin war ich dies Mal im Urlaub und musste kein schlechtes Gewissen haben. Ich schämte mich eben noch immer für meine Krankheit. Auf der Station lernte ich Frauen mit gleicher Diagnose kennen, mit denen ich später eine Selbsthilfegruppe gründete. Nach drei Wochen wurde ich auf mein Drängen hin entlassen. Schließlich wollte ich pünktlich wieder zur Arbeit antreten.

Aber ich hatte mich überschätzt: Reizüberflutung und Schlaflosigkeit kehrten schlimmer als zuvor zurück. Ich „hörte", wie alle Kollegen schlecht über mich redeten, sah überall Bekannte, die ganze Welt war bedrohlich anders als sonst. Ich wusste zwar, dass mit meinen Wahrnehmungen etwas nicht stimmte, konnte aber nicht aussortieren, was Halluzination und was Realität war. Nach zwei Tagen war ich als Notfall wieder in der Klinik.

Zunächst zur Beobachtung auf der geschlossenen Aufnahmestation, ich unterschrieb auch hier wieder bereitwillig alle Papiere, bekam zur Beruhigung Tavor, hohe Dosen Zyprexa und wieder Trevilor. Tavor wurde nach einigen Wochen abgesetzt, stattdessen bekam ich niedrig dosiertes Risperdal. Aber ich war immer noch sehr verstört und misstrauisch, nicht nur gegenüber anderen Menschen, sondern auch gegenüber meiner eigenen Wahrnehmung. Meinem neuen Therapeuten Vertrauen entgegen zu bringen, war ein Akt schieren Willens. Ich hatte das Gefühl, dieser Mann sei der einzige, der mir noch helfen könnte, also vertraute ich ihm blind. Heute zähle ich diese Entscheidung zu den besten, die ich je getroffen habe. Mein Therapeut führte mich in kleinen Schritten wieder an das normale Leben heran. Meine Wahnsymptome konnten von mir zunehmend als Wahn interpretiert werden und gingen langsam zurück

Außer der Einzeltherapie gab es hier Gruppen-, Atem-, Bewegungs- und Ergotherapie, außerdem Konzentrations- und Entspannungstraining sowie die Kochgruppe und den Morgenspaziergang. Mein Mann verhielt sich distanziert. Mittlerweile hatte ich mich aber damit abgefunden, dass er sich von meiner Krankheit überfordert fühlte und litt nicht mehr allzu stark darunter. Nach drei Monaten wurde ich unter unveränderter Medikation entlassen, war zunächst noch einige Wochen krankgeschrieben, wurde vom Klinikarzt ambulant betreut.

Vor der Wiederaufnahme meiner Arbeit hatte ich große Angst. Aber die Kollegen nahmen mich herzlich auf, und es gab auch keine peinlichen Befragungen vom Chef. Ein Junge fragte mich, ob es stimme, dass ich „in der Klapse" gesessen hätte. Ich sagte offen, ja, wegen meiner Depressionen. Die Mädchen fragten, wie das sei, und ich schilderte einige Symptome. Ein Junge wollte wissen, ob ich geglaubt hätte, fliegen zu können, aber damit konnte ich nicht dienen.

Dann musste ich zum Amtsarzt. Dieser meinte, ich sei nur 50 Prozent arbeitsfähig, und ich wurde prompt gekündigt. Auf Anraten eines Fachanwalts beschaffte ich mir von meinem Psychiater und meinem Therapeuten Privatgutachten, in denen mir volle Arbeitsfähigkeit bescheinigt wurde und klagte gegen die Entlassung. Aber bis jetzt gab es nur einen Teilerfolg: Bis zum Abschluss des Verfahrens muss ich weiter beschäftigt werden.

Jetzt soll ich noch mal zum Amtsarzt. Erklärt dieser mich für voll dienstfähig, ist die Klage überflüssig und ich werde weiter beschäftigt. Wenn nicht, kommt es eben zum Prozess und zu einer erneuten Beurteilung durch einen neutralen Gutachter.

Diese unangenehme Entlassungsgeschichte zieht sich jetzt schon ein Dreivierteljahr lang hin. Ich bin trotzdem nicht wieder depressiv geworden, nehme die Medikation vom letzten Klinikaufenthalt weiterhin und habe im Moment auch keine Hoffnung, dass eine Reduktion der Medikamente in erreichbarer Nähe liegt. An

Absetzen ist nicht zu denken. Ich muss nun wieder das Aufnehmen sozialer Aktivitäten lernen – Fitnessstudio, Urlaub, Volkshochschulkurs. Was mir dieser Arzt vorschlägt, tut mir gut...

Zur Zeit bin ich trotz widriger Umstände symptomfrei. Meine Ehe ist zur Zeit eher eine gute Freundschaft, wir sind kein Liebespaar. Das ist nicht gut, könnte aber schlimmer sein. Zur Zeit geht es meinem Mann nicht gut, er fühlt sich seinem anstrengenden Beruf nicht mehr gewachsen, hat an nichts mehr Freude und leidet unter Ängsten. Als wenn ich ihn angesteckt hätte. Er trank immer mehr Alkohol und verursachte einen Autounfall, der ihn den Führerschein kostete. Das hätte mich fast wieder krank gemacht. Schließlich ließ er sich krankschreiben und ging auch zu einem Psychiater, der eine depressive Reaktion und Alkoholmissbrauch diagnostizierte. Auf einmal war nun mein Mann sehr liebevoll und anhänglich. Nach einigen alkoholfreien Monaten zu Hause wurde er in eine Reha-Klinik eingewiesen. Der Aufenthalt tat ihm gut, und er ging bald nach der Entlassung wieder zur Arbeit.

Mir geht es heute gesundheitlich recht gut, obwohl viele äußere Umstände dagegen sprechen: Die Entlassungssache ist noch nicht ausgestanden, ich habe einen zu Depressionen neigenden Mann, der schlecht damit zurechtkommt, wenn ich ernsthaft krank werde und muss mich am Arbeitsplatz mit den Stigmatisierungen von psychischen Erkrankungen auseinandersetzen. Dahinter höre ich immer wieder: „ Sonja, regen Sie sich nicht auf, sonst kommen Sie wieder in die Klapse!"

Trotzdem bin ich optimistisch, allen Widrigkeiten zum Trotz gesund zu bleiben. Aber ich habe mich damit abgefunden, mein Leben lang Medikamente einnehmen zu müssen.

Die Angst
Die Hochs und Tiefs zu leben
Begleitet dich durchs ganze Leben.
Du strebst so sehr die Mitte an
Doch eines Tages merkst du dann
Es geht bergab – dunkle Gefühle
Wo die Verzweiflung dich schon erwartet.
Oder
Es geht
Raketenhaft nach oben
In Höhen, wo dir niemand folgen kann.

Sonja Becker

Torsten (40): Vitamin B und ein paar Tage Ruhe...

Verrückt! Was nun? Weiterleben? – Unvorstellbar.

Die Diagnose: „schizoaffektive Psychose". Das war zu Beginn des Jahres 1986 nach meiner ersten Entlassung aus der geschlossenen Psychiatrie. Alles, was vorher passierte, war für mich Ausdruck einer ungewöhnlichen Lebenssituation. Heute könnte man durchaus Frühwarnzeichen darin lesen.

Meine Ausbildung zum Autoelektriker hatte ich erfolgreich, sogar als Landessieger im diesem Handwerk abgeschlossen. Zwei Jahre arbeitete ich in einer Firma, die sich mit dem Umbau und der Veredelung von Autos beschäftigte, als die geschäftliche Situation der Firma problematisch wurde. Die Zeit für Prunk und Protzautos, die vorwiegend in arabische Länder exportiert wurden, war offenbar vorbei. In dieser Situation entschloss ich mich zu einem verhängnisvollen Schritt. Ohne mit irgendjemand vorher darüber gesprochen zu haben, bot ich meinem Chef während der Frankfurter Automesse an, die Werkstattleitung zu übernehmen, und er willigte ein.

Damit war der Weg frei für meine persönliche Katastrophe. Bis in die geschlossene Psychiatrie waren es jetzt nur noch ein paar Monate. Aus meiner ersten eigenen Wohnung war ich ausgezogen und wohnte mit meiner Freundin zusammen.

Im November 1985 wurde ich 23 Jahre alt. Während der Geburtstagsfeier gab ich die ersten deutlichen Anzeichen meiner ansteigenden Manie zum Besten, nur wurde dies von niemandem bemerkt. Ausgelassen, überschwänglich fröhlich und mit einer gewissen Brillanz zerlegte ich eine Geburtstagskarte, die beim Aufklappen eine Melodie spielte. Ich baute den kleinen Chip aus und trieb meine Späße damit. „Stell dir mal vor, dies wäre dein Gehirn..." Meine Gäste fanden dies „brüllend komisch", wie einer später sagte. Der Beigeschmack kam erst später. Ich lebte in dieser Zeit ausschließlich für „meine" Firma. Mit immer weiter ansteigender Energie versuchte ich, den selbst gesteckten Erwartungen gerecht zu werden.

Rückenwind gab mir die Erkenntnis, dass ich mit meinen sprachlichen Fähigkeiten scheinbar über mich hinauswuchs. Im Abschlußzeugnis der Realschule hatte ich noch eine Fünf in Englisch. Jetzt war ich plötzlich im Englischen zuhause und verfügte nicht nur über einen großen Wortschatz, sondern auch über die Fähigkeit, diesen in verständlicher Weise anzuwenden.

In der Werkstatt arbeiteten 20 Leute, und ich glaubte für alles zuständig zu sein. Es gab mehrere Abteilungen und externe Zulieferer, die koordiniert werden mussten, aber meine umtriebige Art war trotzdem unangemessen. Man liess mich machen. Kopfschüttelnd zuweilen, aber das nahm ich kaum noch zur Kenntnis. Für die Kollegen, die schon länger dabei waren, war es ohnehin egal, wer den Werkstattkasper spielte. Zwei Studenten beschäftigten sich mit Neukonstruktionen bei speziellen Kundenwünschen. Als wir einmal mit mehreren Kollegen gemeinsam überlegten, wie ein Problem mit einer Halterung zu lösen sei, griff ich zum Zeichenblock und präsentierte in wenigen Augenblicken meine Lösung des Problems. Ich hatte einfach für alles eine Lösung. Im Büro der beiden hing dieser Zettel dann später zur allgemeinen Belustigung, aber aus meiner Sicht war dies Gekrakel, das an eine Kinderzeichnung erinnerte, ein ernstgemeinter Beitrag.

Im Dezember spitzte sich die Situation zu, denn der Konkurs der Firma zeichnete sich ab. Unter den Angestellten macht sich Nervosität breit. Ich selbst bringe alles, was passiert, mit mir persönlich in Verbindung. Daraus wird allmählich eine Situation, die überlegtes Handeln unmöglich macht, ich fange an, falsche Schlüsse zu ziehen und agiere unüberlegt und mit steigender Aggression. Ein Einbruch in die Firma lässt mich wilde Vermutungen anstellen. Der Prokurist wird mein „Feind", dem Chef gegenüber bin ich zu Kritik nicht fähig. Bevor ich eines Tages in ein Taxi gesetzt werde, das mich nach Hause bringen soll, bricht in mir noch der Konflikt mit meinem Vorgänger aus, den ich um den Posten des Werkstattleiters beerbt hatte. Ich breche in Tränen zusammen, habe ihm gegenüber Schuldgefühle.

Zuhause bin ich weiter unruhig, aufgekratzt und aggressiv. Immer wieder rufe ich in der Firma an, raube meinem „Feind" (dem Prokuristen) den letzten Nerv. Auf Betreiben der Firma erscheint dann auch irgendwann der psychosoziale Dienst bei mir. Auch meine Freundin hatte unsere Hausärztin verständigt, da mein Verhalten immer merkwürdiger und unberechenbarer wurde. Ich hatte angefangen, andere Mieter mit meinen Geschichten zu belästigen, bekam nun erstmal eine Spritze und die dringende Empfehlung, einen Nervenarzt aufzusuchen. Die Spritze beruhigte mich ein wenig, trotzdem war ich davon überzeugt, dass meine Vermutungen über kriminelle Machenschaften Tatsachen waren. Dem Arzt würde ich das nur richtig erklären müssen, dann würde er es schon verstehen. Allerdings war mir auch klar, dass zu viele Einzelheiten nicht nützlich sein würden, und so bemühte ich mich „aufgeräumt" zu wirken.

Ich ging also in das Sprechzimmer und empfand es als einen Triumph, von ihm genauso eingeschätzt zu werden, wie ich mich präsentieren wollte: Ausgebrannt und überarbeitet! Dagegen verschrieb der Arzt Vitamin B12 und ein paar Tage Ruhe, dann würde es mir besser gehen. Meine Freundin war unzufrieden, aber wir fahren mit dem Rezept zur Apotheke.

Das Vitamin wirkt wie ein Aufputschmittel. Mein Kopf schaltet gar nicht mehr ab. Vier Nächte ohne jeden Schlaf halte ich es noch zuhause aus. Ich merke, dass etwas mit mir nicht stimmt und fange an, Notizen zu machen, um den Überblick über die zeitliche Abfolge von Ereignissen nicht ganz zu verlieren. Eine der letzten

Erinnerungen ist ein Spaziergang, bei dem all meine Gefühle zu Angst kondensierten.

Freiwillig gehe ich ins Krankenhaus. Im Aufnahmegespräch überschütte ich den Arzt mit Einzelheiten aus meiner jüngsten Vergangenheit. Er sagt, das dies nur ein Rechtsanwalt beurteilen müsste, und er sei keiner. Ich bleibe im Wachsaal der geschlossenen Station, will aber am nächsten Tag gehen. Ich bekomme Haldol. Am nächsten oder übernächsten Tag findet eine Verhandlung statt. Das Ergebnis: Meine Unterbringung wird zwangsweise fortgesetzt. Ich bin dabei, kann aber nichts sagen. Wie durch eine dicke Milchglasscheibe nehme ich meinen Vater wahr, wie er fassungslos dem Schauspiel folgt. Ich bin nur damit beschäftigt, gegen die lähmende Wirkung des Neuroleptikums zu kämpfen, mein Kopf ist noch auf voller Drehzahl, die Motorik ist völlig gelähmt. Sprechen kann ich nicht. Später bekomme ich heftige Zungen-Schlundkrämpfe und dagegen wiederum Medikamente. Weihnachten fällt für mich aus.

Die Explosion der Challanger Raumfähre kurz nach dem Start am 28. Januar 1986 erlebe ich im Aufenthaltsraum der offenen Station. Immer wieder flimmern die Bilder über den Bildschirm. Ich bekomme Panik, Medikamente werden umgestellt. Noch ein paar Wochen auf der offenen Station mit etwas Gesprächs- und etwas Ergotherapie sowie Belastungsurlaub zu Hause. Mit dem Ausschleichen der Medikamente werde ich entlassen. Lithium soll ich weiternehmen.

Ich falle in ein tiefes depressives Loch. Noch bin ich krankgeschrieben, Geld kommt vom Konkursverwalter. Meine Freundin arbeitet, ich bin zuhause und überlege, wie ich mich mit den Abgasen meines alten Opel Kadett umbringen kann. Irgendwo in der Feldmark, wo ein Auto mit laufendem Motor nicht gleich auffällt. Ich suche nach möglichen Orten. Einen Schlauch, um die Abgase in den Wagen zu leiten, finde ich aber nicht. Ich kann heute nicht mehr sagen, wie ernst es mir mit diesem Vorhaben war. Aber auch später habe ich hin und wieder an Suizid gedacht, nur war es nie so konkret wie in diesem trostlosen Frühjahr.

Dann ein neuer Job. Wenn schon weiterleben, dann wenigstens das Durchlebte hinter mir lassen. Weiterleben und verdrängen. Meisterschule, Heirat, Haus, Kind, alles nach Plan. Bis Februar 1996, als ich aus dem Urlaub kommend ein Wochenend-Motivationsseminar meiner Firma besuchte und nach einer weiteren Arbeitswoche mich in der geschlossenen Psychiatrie wiederfand. Dass der erste gemeinsame Urlaub ohne Kind fast zur Trennung von meiner Frau und mir geführt hätte, war wohl der Auslöser für das Entstehen dieser Manie.

Also doch kein einmaliger Ausrutscher. Manisch-depressiv, bipolar affektgestört. Kein Irrtum. Verdrängen nützt nichts mehr. Im Anschluss an das Krankenhaus mache ich eine Gesprächstherapie, erst ein Jahr, dann noch ein Jahr Verlängerung. Auch Medikamente müssen jetzt sein. Was ich vor zehn Jahren in die Mülltonne warf, ist nun wieder präsent, wenn auch unter einem anderen Namen. 1997 komme ich durch einen Tipp meines Therapeuten zum ersten Mal zu einer Selbsthilfegruppe Manisch-Depressiv-Erfahrener in Hamburg-Altona. Ich lerne Reinhard, Horst und viele andere kennen.

Im Sommer 1998 soll es dann vorbei gewesen sein. Ich verabrede mit meinem Arzt das Ausschleichen der Medikamente. Weil ein Urlaub ansteht, „schleiche" ich etwas schneller. Der Urlaub war toll. Wir besuchen Freunde in Norwegen und wohnen in einer Hütte auf einer Insel. Gigantisch, herrlich, das Gefühl, endlich alles hinter mir gelassen zu haben, hätte mich wachsam machen müssen. Endlich hatte ich das Gefühl, für meine Tochter ein toller Vater zu sein. Der Urlaub geht zu Ende, und ich gehe zum dritten Mal manisch in die Psychiatrie.

Auch diese Manie hat wieder ein Motto. Diesmal ist es „Zeit und Zufall". Zwei Jahre davor habe ich mich noch mit Analogien von „Religion und Sprache" herumgeschlagen. Aus meiner ersten

Manie sind Aufzeichnungen übrig geblieben, die Sätze enthalten wie: „Wer Wissen sammelt wie Geld, vermehrt nur die Angst in sich selbst." Als ich die Gedanken, die ich in der Psychose aufschrieb, nach über 10 Jahren wieder ansehe, ist die Rückmeldung ernüchternd. Es kommt in ersten Linie Zerrissenheit zum Ausdruck. Auch nach meinem letzten Krankenhausaufenthalt gab es immer wieder kritische Situationen, die beinahe zur Einweisung führten. Besonders kritisch war immer sozialer Stress, vor allem, wenn er gleichzeitig über mich hereinbrach, in Job und Familie. Aber allmählich lernte ich mit Hilfe meines Arztes solche Situationen ambulant abzufangen. Mit den Jahren gewinne ich nun immer mehr Sicherheit im Umgang mit mir selbst. Ich habe akzeptiert, das es zeitweise besser ist, wenn ich die Beurteilung meines emotionalen Zustandes anderen vertrauten Menschen überlasse. Das sind vor allem meine Brüder, meine Frau und meine Schwiegermutter.

Bis zur richtigen Diagnose vergehen bei Menschen mit einer bipolaren Störung oftmals viele Jahre. Meine Diagnose lautet Bipolar I Störung. Das ist für einen erfahrenen Arzt im akuten Zustand nicht schwer zu erkennen, aber natürlich war ich erstmal überzeugt, eine einmalige, durch Stress erzeugte Krise durchlebt zu haben. Zehn Jahre klammerte ich mich an diese Illusion, und selbst eine zufällige Begegnung mit einem ehemaligen Mitpatienten war mir peinlich. Ich wollte von Psychiatrie nichts mehr hören und sehen. Erst die zweite und dritte stationär durchlebte Krise überzeugten mich davon, dass mir nichts anderes übrig bleibt, als meine Krankheit zu akzeptieren.

Rudolf (54): Immer wieder raubt mir die Krankheit den Mut...

Ich bin in einer sogenannten pathologischen Familie geboren. Die verschiedenen Formen dieser Pathologie konnte ich erst im Verlauf meines jetzt 54-jährigen Lebens erkennen. In meiner Kindheit und Jugend waren sie mir fremd. Vor allem hatte ich dafür damals noch keine psychiatrischen Diagnosen. Mein Großvater wurde mit 60 Jahren wegen seiner Depressionen berentet. Mein Vater war mit 34 unter der Diagnose „Verdacht auf Schizophrenie" drei Wochen in einer psychiatrischen Klinik. Mein leiblicher Bruder – ein Jahr jünger als ich – war zum ersten Mal im Alter von 14 Jahren wegen des Verdachts auf Hebephrenie stationär in der Psychiatrie. Nach mehreren Schüben seiner Erkrankung, die später als bipolare oder auch schizoaffektive Erkrankung diagnostiziert wurde, ist er schon mit 42 Jahren frühberentet worden.

Dabei bin ich eigentlich ein Kind der Liebe – Grund dafür, dass meine Eltern in einer Zeit, in der es noch keine Anti-Baby-Pille gab, geheiratet haben. Während der Schwangerschaft mit meinem ein Jahr jüngeren Bruder musste meine Mutter wegen einer Schwangerschaftspsychose acht Monate in eine psychiatrische Klinik. In dieser Zeit wurde ich von der älteren Schwester meiner Mutter versorgt. Die Ehe meiner Eltern wurde geschieden, als ich etwa zwei Jahre alt war.

Nach der Scheidung haben wir bei den Großeltern gelebt. Meine Mutter hat wieder geheiratet, aber der Stiefvater hat uns Kinder abgelehnt und uns immer wieder zu den Großeltern geschickt, die im gleichen Haus wohnten. Als wir ungefähr zehn Jahre alt waren, wurden wir dann in die neue Familie geholt, neu insofern, als sich hier das erste von fünf Stiefgeschwistern eingestellt hatte.

Schon in frühester Kindheit hatte ich mich mit diesen Konflikten auseinanderzusetzen. Das Sakrament der Ehe war heilig, Scheidung nicht vorgesehen, trotzdem waren meine Eltern geschieden. Vorehelicher Geschlechtsverkehr war eine Sünde, aber die Großmutter hatte ein uneheliches Kind. Großvater war evangelisch, Großmutter katholisch. Und dann hatten wir auch noch einen „schwarzen Bruder", der aus einer Beziehung meiner Mutter mit einem US-Soldaten stammte. Dieser Mischling wurde mit etwa zwei Jahren zur Adoption freigegeben. Schließlich lebte im Haushalt der Großeltern auch noch eine Tante – nur zehn Jahre älter als ich – die auch ein uneheliches Kind hatte. Und der Stiefvater – vor dem ich Angst habe, seit ich ihn kenne – ist das uneheliche Kind einer epilepsiekranken Mutter. Er hat seinen Vater zwar gekannt, aber sein ganzes Leben lang nicht mit ihm gesprochen.

Vielleicht lässt sich schon aus dieser Familienkonstellation eine Diagnose ableiten. Dass mit mir etwas „nicht stimmt", wusste ich schon recht früh. Eine bestimmte Seite meines Charakters hat mich allerdings lange Jahre davon abgehalten, ob der widrigen Umstände meiner Familie auf mich acht zu geben. So habe ich Ängste und Zweifel, Zukunftsangst und Hoffnungslosigkeit immer wieder mit aller Macht verdrängt, um nicht im Sog der Armut zu verschwinden. Dieser Ehrgeiz ließ mich auch Medizin studieren. Heute bin ich Facharzt für Orthopädie.

Erstmals beim Physikum litt ich unter extremer Examensangst. Nach der Prüfung ging ich drei Jahre zu einem Psychotherapeuten. So konnte ich immerhin das Staatsexamen ablegen.

Die erste Psychose stellte sich erst zehn Jahre später ein. Ich war überarbeitet, konnte nicht schlafen, eine Menge ungelöster Konflikte wurde wie ein Berg vor mir her geschoben. Nach zwei schlaflosen Nächten stellten sich Halluzinationen ein, Probleme mit meiner Beziehung zur Realität. Fremde Personen wurden zu einer unheimlichen Macht, ich war umgeben von mich bedrohenden Geheimdiensten. Diese Psychose dauerte insgesamt sechs Wochen.

Sie traf mich völlig unvorbereitet, ich bin einfach zusammengebrochen, weil ich keine Kraft mehr hatte. Frühwarnsymptome, wie sie in klassischer Weise zu einer unipolaren Psychose gehören, gab es viele – aber ich musste sie alle leugnen, weil sonst meine ganze Welt zusammengebrochen wäre.

Mit dieser ersten Psychose ging ich, weil sie so gravierend war, freiwillig in die Klinik. Alles, was ich jahrzehntelang verdrängt hatte, lag jetzt für alle sichtbar vor Augen – ich konnte es weder leugnen noch verdrängen. Welche Diagnose der Psychotherapeut nach dem Physikum gestellt hatte, weiß ich nicht. Ich habe ihn nie gefragt. Jetzt – ich war inzwischen 37 – wurde eine unipolare affektive Erkrankung diagnostiziert. In der Klinik, wo ich als Arzt tätig war, wollte man mich nicht mehr haben. Obwohl ich bis dahin mehr als leistungsfähig war, hat man mir zum Klinik- oder Berufswechsel geraten. Aber noch immer konnte ich mir keine Depression zugestehen, obwohl mir oft zum Heulen war.

Nach dieser ersten Psychose trat ich eine neue Stelle in einer anderen, ebenfalls operativ ausgerichteten Klinik an und wurde bald zum Leitenden Oberarzt. Depressive oder manische Störungen konnte ich immer wieder mit Alkohol überdecken. Außerdem nahm ich 15 Jahre lang Lithium in sehr hoher Dosierung ein. Immer wieder habe ich mich an die Aussage eines Arztes geklammert, dass diese manische Phase vielleicht die einzige in meinem Leben sei.

In der neuen Klinik durfte natürlich niemand den wahren Grund meines Wechsels wissen, also habe ich überall Halbwahrheiten erzählt. Auch eine Psychotherapie habe ich nicht angetreten, obwohl man mir dazu geraten hatte. Ich wollte mich einfach nicht mit der Endgültigkeit der Diagnose abfinden und habe weiterhin für mich alleine gekämpft.

Nach zehn Jahren als erster Oberarzt – Vertreter des Chefarztes mit allen damit zusammenhängenden Aufgaben – wurde ich wegen Alkoholproblemen meines Postens enthoben. Mein Selbstwertgefühl sank auf den Nullpunkt. Auf Anordnung der Klinikleitung musste ich mich einer Psychotherapie unterziehen, die ich bis heute durchführe. Und noch immer versuche ich, auf den wahren Grund dieser Erkrankung vorzustoßen, um meiner Familie und mir die Demütigung und Kränkung zu ersparen, die diese Krankheit mit sich bringt.

So ist das also: Ich habe mit viel Energie die höhere Schule besucht, das Studium geschafft und in der Medizin Fuß gefasst. Aber immer wieder raubt mir die Krankheit den Mut und zwingt mich, wieder von vorne anzufangen.

Zusammengefasst: Meine erste unipolare Phase hatte ich mit 37 Jahren: sechs Wochen Klinik. Die nächste Phase war dann schon bipolar und ich inzwischen 48 Jahre alt: vier Wochen Klinikaufenthalt. Die nächsten Krankheiten kamen mit 52 und 53 Jahren und hießen schizoaffektive Psychose. Dauer: jeweils vier Wochen. Die erste Psychotherapie dauerte drei, die jetzige – bei einem anderen Therapeuten – geht nun auch schon über fünf Jahre.

An Medikamenten nehme ich Orfiril, Quilonum, und bei Schlafstörungen und innerer Unruhe kommt Risperdal hinzu.

Was mir noch bleibt? Mit 51 Jahren wurde ich wegen Berufsunfähigkeit berentet. Man war der Meinung, dass ich die berufliche Belastung ohne erneute Gefahr einer Psychose nicht durchhalten könne.

Die Rente brachte eine gewisse Entlastung, aber auch eine erneute Belastung: Ich bin nun viel mit mir alleine! Hatte ich vorher gegen die Psychose und die Realität zu kämpfen, so kämpfe ich nun gegen die Einsamkeit und das bedrohliche Ungeheuer einer erneuten Erkrankung. Diesen Kampf habe ich früher bis zur Erschöpfung meiner eigenen Kraft gekämpft und zweimal in der Psychose verloren. Heute kämpfe ich mit anderen Mitteln: Es ist der Kampf des erhofften stabilen Ichs gegen die Zeit, in der ich noch immer ein hohes Ideal zu verwirklichen suche.

Die affektive Erkrankung ist mir noch immer unbegreiflich, so unbegreiflich wie das Verhalten meiner Mutter, die mit dem

Verlust der Geborgenheit einen Stein in das Mosaik gelegt hat, welches letztlich das Bild meiner Erkrankung zeigte. Sie hat ihre vielen Kinder wahrscheinlich nur deshalb in die Welt gesetzt, um ihren eigenen Narzissmus zu befriedigen.

Ich fühle mich oft wie ein wildes Tier in einem Käfig, das auf den Tag der Freiheit wartet – frei von der Enge, die Wut erzeugt und Hass auf die eigene Schwäche. Wut auf das Schicksal, dass mir meine Mutter an die Hand gegeben hat, die mir wegen ihrer eigenen Schwäche keinen Halt geben konnte.

Ich will nichts mehr unter den Teppich kehren – auch nicht die Zugehörigkeit zu einer pathologischen Familie. Deren Idealisierung wurde immer wieder von den mächtigen Wogen der Realität hinweggeschwemmt. Und so sitze ich starr vor der Schlange der Realität und erwarte immer wieder deren tödlichen Biss.

Es ist, als würde ein Fluch auf mir lasten. Nichts wird je so sein, dass mein hoher Anspruch an das Leben in Erfüllung geht, denn mit der Hilflosigkeit in der Psychose werden diese Ideale immer wieder durchbrochen. Zwei Welten prallen in mir selbst aufeinander – die Welt des Idealen und der Realität. Meine Unfähigkeit, beide Welten zu vereinen, lässt mein Leben immer wieder fremd und irreal erscheinen.

Der Panther

Im Jardin des Plantes, Paris

Sein Blick ist vom Vorübergehn der Stäbe
so müd geworden, dass er nichts mehr hält.
Ihm ist, als ob es tausend Stäbe gäbe
und hinter tausend Stäben keine Welt.

Der weiche Gang geschmeidig starker Schritte,
der sich im allerkleinsten Kreise dreht,
ist wie ein Tanz von Kraft um eine Mitte,
in der betäubt ein großer Wille steht.

Nur manchmal schiebt der Vorhang der Pupille
sich lautlos auf –. Dann geht ein Bild hinein,
geht durch der Glieder angespannte Stille –
und hört im Herzen auf zu sein.

Rainer Maria Rilke

Neue Gedichte (1907), zitiert aus: Rainer Maria Rilke, Werke in drei
Bänden. Erster Band Gedicht-Zyklen, Frankfurt am Main 1966.

Christiane (27): Was bedeutet mir eine Selbsthilfegruppe…

Zunächst habe ich, wie so viele andere Kranke auch, an meiner Diagnose gezweifelt und die Medikamente verweigert. Ich war sicher, gesund zu sein. Der darauf folgende Zusammenbruch und die Zwangseinweisung hätten vermieden werden können…

Die Angst meiner Angehörigen und auch ihre versteckte Wut konnte ich nur diffus wahrnehmen, aber nicht nachvollziehen. Bis ich in der Gruppe erlebte, wie einer von uns manisch wurde. Er war sicher, gesund zu sein und stolz darauf, keine Medikamente zu brauchen.

Ich nahm wahr, wie die Wut in mir hochkroch. Warum konnte dieser Kerl nicht aufhören, uns mit seinem Redeschwall zu nerven? Warum musste er uns mit seinem Gequatsche an die Wand drängen und sich egomanisch in den Mittelpunkt stellen? Man sollte ihm das Wort entziehen und ihn rauswerfen. Warum stiehlt der mir meine Zeit, wo ich doch sowieso nur mit Widerwillen in der Gruppe bin. Eigentlich nur, um zu erfahren, dass ich hier gar nicht hingehöre.

Ich erlebte meine Angst und meine Wut und meine Aggression regelrecht körperlich. Ich spürte, wie sich alles in mir gegen diesen Menschen richtete. Er sollte weg. Bloß weg.

Erst langsam merkte ich, dass ich in einen Spiegel gesehen hatte. Und darin war ein unbekannter Teil von mir selbst zu sehen. Es war eine schreckliche Erfahrung: So gemein konnte ich also in der Krankheit sein, zu solchen Aggressionen war ich fähig, so viel Feindseligkeit konnte ich auslösen.

Wie kann ich mich dann wundern, wenn ich als Kranke selbst ausgegrenzt werde? Wenn niemand etwas mit mir zu tun haben will?

Es tat gut, in dieser Situation nicht alleine zu sein. Es war tröstlich zu hören, dass das Verhalten dieses „Kerls" Krankheitssymptome waren, die typisch sind für eine Manie. Einige in der Gruppe hatten es schon erlebt, dass es nicht weiterhilft, Scham und Selbstbeschuldigungen zu pflegen. Dass es darauf ankommt, sich ohne Beschönigung dieser Krankheit zu stellen.

Aber das alles zu sehen, tat sehr weh. Und zugleich tat es gut, zu wissen, dass man damit nicht alleine ist. Mit diesen schrecklichen Stimmungsschwankungen, in denen man morgens noch die Größte und abends dann die Mieseste und Kleinste ist. Diese endlosen Strecken der Depression, in denen die Zeit still steht, wo man nichts mehr spürt, wo alles grau und hoffnungslos und sinnlos ist.

Aber in dieser Gruppe spürte man, wovon ich rede…

Und dann die Freuden einer beginnenden Hypomanie, in der mir plötzlich Erinnerungsfetzen zur Verfügung stehen, von denen ich nie geglaubt hätte, dass sie noch in meinen Gehirnwindungen gespeichert sind. Dieses plötzliche Gewitter in meinem Gehirn, aus dem so viel Kreatives entstehen kann. Einer aus der Gruppe sagte einmal: „Wer das nicht erlebt hat, hat nicht gelebt!"

Und doch war uns allen klar, wie schnell aus diesem „Gewitter" ähnlich einer sich selbst verstärkenden Spirale eine Psychose werden kann. Mit dem Verlust der Realität. Das macht Angst.

In solchen Fällen kann es passieren, dass wir alle die Luft anhalten und auf eine weiche Landung hoffen. Wir kennen ja alle die Schrecken einer Zwangseinweisung, haben erlebt, wie schrecklich die Nebenwirkungen der Medikamente sein können und dass es kein Spaziergang ist, sich aus einer Psychose wieder herauszuarbeiten.

In der Gruppe kann ich Themen ansprechen, die nur uns Betroffene etwas angehen. In der Gruppe kann ich Rückmeldungen über meinen Zustand besser annehmen, als von einem Arzt oder Angehörigen. Ich brauche niemandes Kompetenz in Frage zu stellen, alle wissen über diese Krankheit Bescheid.

Bei unseren Gesprächen stellt sich immer wieder die Frage: Wer bin ich wirklich? Die aus den gesunden Tagen? Die aus der Psychose? Hat das, was ich in der Krankheit bin, mit meiner Person etwas zu tun? Das sind Fragen, auf die es keine verbindliche Antwort gibt. Aber wir können alle voneinander lernen, uns solidarisieren und unsere Ausgrenzung verhindern.

Mit Hilfe der Gruppe kann ich zu meiner Krankheit stehen, obwohl ich sie mir nicht ausgesucht habe. Spüre ich echtes Interesse, kann ich Auskunft geben, um Verständnis werben, mein Erleben und meine Kenntnisse weitergeben. Das Tabu um unsere Krankheit wird dadurch kleiner.

In der Öffentlichkeit kann ich darüber noch nicht reden. Aber in der Gruppe hole ich mir Tipps und Informationen, tausche Erfahrungen mit Ärzten, Medikamenten und Kliniken aus, erfahre neue Forschungsansätze. Denn es gibt immer einen in der Gruppe, der mehr weiß als die anderen.

Wir sind für einander da und stehen einander zur Seite. Was die Gruppe nicht kann, muss aber auch gesagt werden: Eine Therapie ist das nicht. Ärzte, Therapeuten und Medikamente kann sie nicht ersetzen und auch nicht die Beziehungen zu Freunden, Arbeitskollegen und Angehörigen. Die Gruppe kann mir auch nicht meine Einsamkeit nehmen. Sie kann sie nur lindern.

Aber sie hilft mir, zu begreifen, dass es für diese Krankheit bis jetzt noch keine richtige Heilung gibt. Sie kann mir helfen, Frühwarnzeichen eines erneuten Schubs zu erkennen und gegenzusteuern. Sie kann mir helfen, mit dieser lebenslänglichen Krankheit umzugehen und ein mündiger Patient zu sein. Soweit das mit dieser Krankheit eben möglich ist.

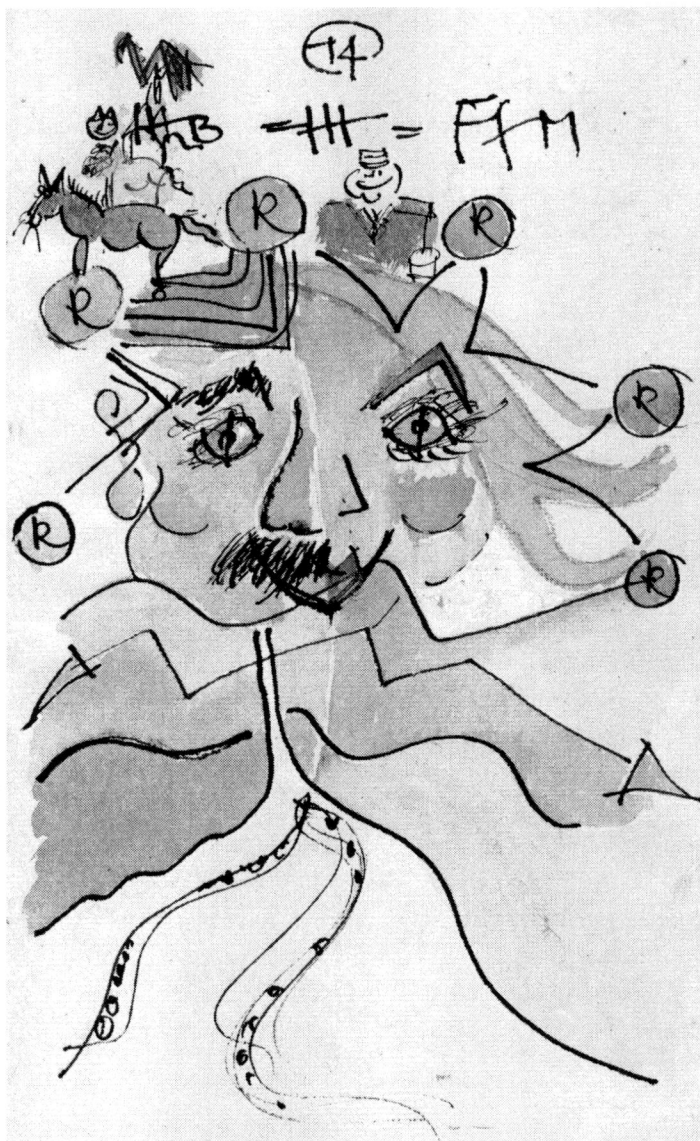

© Reinhard Gielen, *Orientierung im Fluss*

Bianka (46): Auf dunklen Wegen immer wieder ins Licht...

Wenn ich zurückdenke, wann bei mir die Krankheit ausgebrochen ist, so merke ich, dass schon früh in meiner Kindheit Gefühle der Angst, der Beklemmung, des Minderwertigseins auftauchen. Diese wurden zwar wieder durch positivere Gefühle überlagert, aber latent waren sie in den tieferen Schichten meiner Seele immer vorhanden.

Im Winter 1994/95 hatte ich die erste bewusst depressive Phase, in der Nichtigkeitsgefühle, Hoffnungslosigkeit und Versagensängste stark ausgeprägt waren. Diese Zeit der Düsternis konnte, wie mir damals schien, durch eine Reise nach Paris kuriert werden, ich hatte wieder Freude an schönen Dingen, an der Sonne, am Leben.

Im Winter 1995/96 durchlebte ich wieder eine schwere Depression mit großer Hoffnungslosigkeit. Ich habe mich immer wieder zur Arbeit geschleppt, um meinen Arbeitsplatz nicht zu verlieren, akzeptierte auch eine Herunterstufung meiner Gehaltsgruppe, weil mir bewusst war, dass meine Leistungen nicht gut waren – ich war sehr verunsichert und hatte das Gefühl, nichts Neues mehr begreifen zu können.

Meine Hausärztin riet mir dann angesichts der Schwere der Depression, die Hilfe eines Psychiaters oder Psychotherapeuten zu suchen. Der Psychiater, den ich schließlich fand, diagnostizierte – auch weil ich ihm sagte, dass meine Mutter jahrelang depressiv gewesen sei – eine bipolare Störung. Ich sollte ein Lithium-Präparat einnehmen, welches die Höhe der Ausschläge in den manischen und depressiven Phasen vermindern sollte. Das sollte über längere Zeit geschehen, was mich nicht erfreute. Aber mein Zustand stabilisierte sich.

Im Frühjahr wagte ich eine Reise nach Italien, wo ich schon lange einmal hinwollte. Ich fühlte mich so stabil und von den schweren Gefühlen der Depression befreit, dass ich das Lithium absetzte. Ich fühlte mich frei, und jeder Tag brachte neue Freude. Nach der Reise ging es auch im Büro besser: Ich hatte ein neues Selbstbewusstsein, konnte effizient arbeiten und kam mit den Kollegen gut zurecht. Im Nachhinein interpretiere ich nun aber einige Äußerungen von Vorgesetzten und Kollegen anders: Mein Ton sei nicht adäquat. Irgendwie müssen die wohl recht gehabt haben. Zuerst war ich nur empört, dass meine berechtigten Anliegen nicht akzeptiert wurden, bloß weil ich nicht so unterwürfig wie die anderen war.

Da mir das soziale Klima in der Firma immer schlechter zu werden schien, verhandelte ich über eine Abfindung und verließ die Firma im Herbst 1997. Mit der Abfindung finanzierte ich eine künstlerische Ausbildung, bis mir im Frühjahr 1999 – sozusagen von einem Tag zum anderen – der Boden unter den Füßen weggezogen wurde und ich in eine schwere Depression fiel. Ich fuhr nach Hause zu meinem Psychiater und nahm wieder Lithium. Bis zum Sommer 1999 hatte sich mein Zustand dann soweit stabilisiert, dass ich die künstlerische Ausbildung fortführen und 2001 abschließen konnte. Eine einjährige pädagogische Ausbildung schloss sich daran an.

Der Hausarzt am Ausbildungsort überredete mich dann, das Lithium wieder abzusetzen, und dies führte zu der schwersten manischen Phase, die ich erlebt habe. Es kam zu unsinnigen, unüberlegten Käufen, teuren Verträgen, die mich langfristig banden, zu teuren Anmietungen von Autos und Übernachtungskosten in Hotels, zu einer Odyssee durch Italien, zu verfolgungsartigen Episoden. Die Ausbilder legten mir nahe, die Ausbildung erst einmal ruhen zu lassen, und mein Betreuer legte sein Mandat nieder, weil die Kommunikation sich so gewandelt habe, dass er sich ihr nicht mehr aussetzten mochte.

Ende Juli landete ich wieder in meiner Heimatstadt und meldete mich arbeitslos. Meinem Psychiater sagte ich, dass ich mich auch ohne Lithium gut fühle und mich selbständig machen wolle. Zwei Schulfreunde brachen den Kontakt ab, weil ich sie beleidigt hatte. Ein anderer Freund sagte, er wolle erst wieder mit mir zu tun haben, wenn ich meine Tabletten nähme. Das Verhältnis zu meiner Untermieterin verschlechterte sich immer mehr, weil ich mich in Verdächtigungen hineinsteigerte, sie zog dann unter dramatischen Umständen Ende Juli aus.

Ende Oktober erhielt ich dann zwei Briefe, in denen mein Verhalten so beschrieben wurde, dass es zur Krankheitseinsicht kam. Also wieder Lithium. Aber ich war niedergeschlagen ob meiner Handlungen in der Manie, fühlte mich auf allen Ebenen gescheitert, hatte Versagens- und Nichtigkeitsgefühle, Angst vor der Zukunft wegen der vielen finanziellen Forderungen. Mein Vater unterstützte mich finanziell, so dass ich wieder aus den Schulden herauskam. Das war eine große Erleichterung. Wie sollte ich je wieder mit Menschen zusammen leben und arbeiten? Bis dahin hatte ich meine manischen Phasen immer als eine große Befreiung erlebt, ihre Gefahren verkannt.

In stationärer Behandlung war ich bis dahin nicht. Nach einer langen und mühsamen telefonischen Suche nach einer Psychotherapeutin fand ich eine, die fünf Stunden mit mir arbeitete und dann die Therapie erst wieder aufnehmen wollte, nachdem ich zur Grundstabilisierung einen Klinikaufenthalt absolviert hätte.

Seit Februar 2002 bin ich nun krankgeschrieben. Bei dem Erstgespräch in einer nahegelegenen Klinik (2 Monate hatte ich auf diesen Termin gewartet) lehnte man mich ab, weil die dortige Psychologin meinte, die von der Kasse genehmigten vier Wochen würden nicht ausreichen, um all das, was bei mir aufgewühlt werden könnte, zu bearbeiten.

Mein Psychiater wusste nicht mehr weiter. Die Therapeutin gab mir die Adresse einer anderen Klinik. Ich rief an, füllte einen

Fragebogen aus und bekam einen Termin für das Erstgespräch in zwei Monaten Mitte April. Fragebogen, Gespräche mit der Krankenkasse und der Therapeutin über eine vorerst ambulante Behandlung oder Suche nach einer neuen Therapeutin – es wird wohl noch lange dauern, bis mir jemand hilft, meine Probleme anzugehen und einer Lösung zuzuführen; ich fühle mich seit drei Monaten wie zwischen allen Stühlen.

Wie es mir jetzt geht? Ich lebe allein, bin 46 Jahre alt, habe kaum Freunde, wenig Kontakt zu meinem alten Vater, aber immerhin beständigen telefonischen Kontakt zu meiner Schwägerin. Ich besuche zwei Selbsthilfegruppen für Psychiatrieerfahrene, der Versuch, in eine spezielle Klinik für Manisch-depressive zu kommen, verzögert sich immer wieder.

Wenn eine depressive Phase beginnt, gehe ich auf schweren dunklen Wegen. Morgens bin ich in trüber Stimmung und antriebsschwach. Abends fühle ich mich meistens besser, aber wenn ich mir dann vornehme, am nächsten Morgen kraftvoll aufzustehen, klappt es nicht. Wenn der Wecker klingelt, krampft sich alles in mir zu einer Verneinung zusammen, ich will nicht, ich kann nicht, bitte lasst mir meine Ruhe. Da gibt es keinen Gedanken, der mich locken könnte, mit Freude in den Tag zu treten, ich möchte in der Wärme meines Bettes weiterschlafen, träumen, mich zurückziehen. Die Welt draußen lockt mich nicht. Nur noch einmal in diesen leichten, befreienden Schlaf fallen, nur noch einmal. Wie schön, sich wieder hinlegen, einkuscheln und einschlafen zu dürfen. Aber wenn dann der Tag fortschreitet und die Uhr läuft weiter, tauchen wieder diese vorwurfsvollen Gedanken auf und werden größer und größer: Du hast es wieder nicht geschafft, Du hast wieder versagt, alle Menschen, die das wissen, müssen Dich verachten.

Ich bin von einem Gefühl der Schwere befallen, ein unsichtbarer grauer Schleier legt sich auf mich und ist in mir, Ausweglosigkeit liegt in den Gedärmen, nimmt mir die Luft, lässt nur flaches

Atmen zu. Ich möchte stöhnen, um mir Erleichterung zu schaffen, aber es nützt nichts. Düstere Gedanken belagern mich, schweifen zwischen Hals und Bauch wie Nebelschwaden.

Erinnerungen knüpfen blitzartig an ein vergangenes Ereignis an, lösen Gefühle der Ablehnung, des Versagens, der Unfähigkeit und der Getrenntheit aus. Wie ein kurzer, kalter Wasserstrahl läuft es über mich und lässt solche Gefühle zurück. Dann kommen Erinnerungen an Menschen, Menschengruppen, Begegnungen, Verletzungen auf. Aber auch das Zukünftige lauert böse und macht Angst. Verzweiflung, Ausweglosigkeit und Ohnmacht breiten sich wie ein roter Tropfen in einem Glas klaren Wassers in meinem Gefühlsleben aus. Das alles lähmt mich wie eine latente Übelkeit. Nichts ist mehr sicher, täglich können Missgeschicke passieren, Freude und Lust, zum Beispiel an Musik, kann ich nicht mehr ertragen, es ist, als wenn ich nie mehr dazugehören werde. Sehnsucht nach Glück, Tränen, vorbei...

Aber die Pflicht zwingt mich, doch wieder ins Leben zu treten. Einkäufe müssen erledigt werden, Treffen mit Ärzten, Freunden müssen eingehalten werden. So zwinge ich mich äußerlich, angepasst zu sein, die Haare zu waschen, mich ordentlich zu kleiden und fürchte gleichzeitig, die Verzweiflung und Düsternis müsse mir jederzeit anzusehen sein. Ich kann nicht mehr lachen, small talk fällt mir schwer, eigentlich will ich nur nach Hause und mich in der Wärme meines Bettes verkriechen.

Die Welt draußen ist getrennt von mir, ich bewege mich darin mit dem Gefühl: Hoffentlich tut dir keiner was, hoffentlich falle ich nicht auf. Aber dann passiert wieder irgendetwas, was nur mir passieren kann, weil ich so ungeschickt, so wenig selbstbewusst oder einfach so dumm bin. Ich lese meinen eben ausgedruckten Bankauszug, bin blass vor Entsetzen und vergesse, die Chipkarte aus dem Automaten zu ziehen. Das Bankpersonal muss helfen, wundert sich, wie das passieren konnte, andere Kunden schauen mich spöttisch an.

Ja, das Leben spielt sich getrennt von mir ab. Die Anforderungen sind zu hoch, und ich bin zu minderwertig. Ich habe wohl kein Recht auf Freude, die Sonnenstrahlen, die ersten Schneeglöckchen sind nicht für mich, in mir ist ein Verbot, mich daran zu freuen. Es ist, als ob ich den Atem anhalte und mich ducke, damit man mich nicht sieht, damit ich ungesehen überleben kann.

Vieles, was ich angehe, misslingt, ich habe keinen Mut mehr, keine Ausdauer, keine Kraft, könnte Rückschläge und eine Blamage nicht ertragen. Und dann immer dieses ängstliche Gefühl, etwas falsch zu machen, andere könnten sich über mich lustig machen, ein freundliches Wort sagt mir nur, dass ich noch einmal davongekommen bin.

Ich habe Angst vor der Ablehnung der Menschen. Freunde sagen, sie rufen wieder an, tun es dann aber nicht. Einerseits bin ich froh, andererseits vermisse ich es. Mit so einer wie mir will eben niemand etwas zu tun haben. Jede noch so kleine Tätigkeit kostet Überwindung, ich tue es nur, damit es hinterher nicht zu spät ist. Denn dann würde man mich nicht schätzen, höchstens bemitleiden, wenn nicht gar verachten. Ein „Ich darf" oder „Ich möchte" gibt es nicht. Warum nur immer dieser Zwang, etwas zu tun, warum keine Freude, warum nur Quälerei?

Wenn eine manische Phase beginnt, sind es Wege voller Hoffnung und Sonnenschein. Welch ein wunderbares Gefühl, wenn der schwarze Trauerflor verschwindet, wenn ich ohne alle Barrieren zwischen meinem verwundbaren Herzen und der Welt außer mir Schönheit und Freude genießen kann. Ich bin ein Teil dieser Welt und fühle mich ganz mit ihr verbunden, wie ein kleines Kind. Es ist, als habe jemand die Eisenstäbe von meinem Herzen genommen, ich darf mich freuen und glücklich sein. Da sind die Farben der Natur – Blumen, Himmel, Meer. Die Geselligkeit und Leichtigkeit der Menschen im Café. Das Lachen der Kinder. Ich bin den Menschen ganz geöffnet, ich fühle mich selbstbewusst und kann sagen, was ich denke. Ich nehme die Dinge in Angriff, um sie zu bewältigen. Aber gleichzeitig entsteht ein Gefühl, etwas ganz Besonderes zu sein, mehr als andere zu erkennen. Und manchmal sage ich das auch.

Und dann kommt die feine Grenze zwischen der hypomanischen und der manischen Phase, die ich unbewusst schon überschritten habe. Ich bin überwältigt von der Fülle der Eindrücke und Gedanken und möchte Einfluss auf die Welt nehmen. Ich kann mich nicht mehr zurückhalten, muss, was ich für richtig halte, auch umsetzen. Manchmal fliegen mir die Gedanken davon, die Geschwindigkeit der Eindrücke und Gedanken wird immer größer. Ich habe keine Bodenhaftung mehr, die Leichtigkeit des Seins hat mich angeweht, von der ich im gleichen Moment spüre, dass etwas Fremdes, Unstatthaftes von ihr ausgeht; ich habe ihr aber nichts entgegenzusetzen.

Neben der Freude und dem herrlichen Lachen mit Menschen, beispielsweise in unserem privaten Singkreis, erfahre ich aber auch Ablehnung und Feindseligkeit. Ich weiß nicht, warum. Ich war weder unhöflich noch beleidigend, ich habe nur gesagt, was ich denke. Ich bin mir keiner Schuld bewusst.

Eine alte Problematik taucht hier auf: Ich werde nur akzeptiert, wenn ich den Mund halte und meine eigene Meinung verberge. Spreche ich etwas aus, was für mein Gegenüber unangenehm ist, so trifft mich Ablehnung und Feindseligkeit. Wenn ich den Mund halte und signalisiere, dass ich mich geschlagen gebe, hat der Andere gewonnen und ich eine Chance, zu überleben.

Ich glaube, ich werde auch in Zeiten der Manie nicht mehr für meine Meinung oder meine Überzeugungen kämpfen und mich auch äußerlich jeder Situation anpassen, nicht auf meinem Standpunkt beharren. Ich weiß, ich habe keine Chance, es kann nur wieder eine Niederlage werden. Ob ich das schaffe? Die Zukunft wird es zeigen.

AUFGEWÜHLT

Gedankenblitze
Schwirren in deinem Kopf herum
Warum sollst du sie verjagen?
Es sind doch Wünsche aus vergangenen Tagen...
Warum nicht endlich mal Prinzessin sein
Warum nicht an Größe gewinnen
Und nicht mehr so winzig und klein
Gedanken tanzen
Noch erkennst du nicht die Gefahr
Achtung
Der Höhenflug ist wieder mal da

Sonja Becker

Heinz (62): Meine Frau hat mir geholfen ...

Ich bin als Einzelkind im Sudentenland geboren, mein Vater starb schon 1950, meine Mutter 1974. Ich habe Abitur gemacht, bin seit 1962 verheiratet und war 12 Jahre als Zeitsoldat bei der Bundeswehr, zuletzt als Major. Bei der Bundeswehrhochschule habe ich einen Abschluss als Diplom-Ingenieur für Luftfahrt-Flugzeugtechnik gemacht und war dann in der Luftfahrtindustrie tätig, bis 1999 als Abteilungsleiter. Meine Arbeit hat mir Freude gemacht.

Aber schon seit 1988 hatte ich immer wieder starke Anzeichen von Depressionen und nach längeren Phasen dann manische Exzesse, Energie wie bei einer Wunderkerze, die an beiden Enden angezündet wurde. Die Phasen waren mal stärker, mal schwächer, Anfang 1991 dann eine tiefe Depression mit Suizidversuch. Danach wurde ich täglich ambulant in der Münchner Psychiatrie behandelt.

Nach einer Kur von zehn Wochen in einer Psychosomatischen Klinik (1991) war ich relativ unauffällig. Aber dann kam im August 1993 wieder eine tiefe Depression, ein Nervenzusammenbruch und die Einweisung in eine Klinik. Da war ich drei Monate und wurde im Dezember mit relativ stabilem Nervenkostüm wieder entlassen. Ich konnte wieder denken und die Welt um mich erleben, ich lebte wieder! In dieser Zeit entstand mein Gedicht „Zwischenstation".

ZWISCHENSTATION

Was wir brauchen im Zug der Zeit, um glücklich zu leben,
Ist auf der bunten Palette des Lebens zu finden.

Wir spüren Sonne, Luft, Wasser, Eindrücke, Spuren, Farben, Hilfe,
Zeit, Worte, Menschen...
Es ist Geborgenheit der Erde, Stille, Ruhe, Wärme...
Freiatmen im Wind der Natur.

Freiheit wie der Adler über den Bergeshöhen des Lebens,
High-tech-Antennen für den Wellensalat des Alltags,
Gleiche Wellenlänge für den optimalen Empfang der Gefühle,
Gemeinsame Berührungspunkte beim Sammeln geistiger und
Seelischer Vorräte für die langen, kalten Winterabende des Lebens.

Mut zur Zweisamkeit auf den Schienensträngen der Jahre,
Denn es reisen sehr viele einsam,
Obwohl der Zug doch immer voller wird.
Zeit zum Glücklichsein, die Seele baumeln lassen.
Liebe, die sich überträgt, ohne Worte, wie ein Lächeln im Wind.

Haltestellen im Leben für die Strapazen der Weiterfahrt,
kostenlose Retard-Tabletten der Hoffnung inklusive.
Mitreisende, die einen hindern müssen, auszusteigen,
Sonst steht man allein auf dem Bahnsteig,
Sonst bleibt man auf der Strecke.
Weichen, die eine Streckenänderung zu neuen Zielen zulassen.
Ein Kursbuch zum Suchen, Finden und Auswählen der
Richtigen Spur zu unseren Zielen.

Freie Fahrt!

Bei grünen Signalen und der grünen Karte werden wir
Im gläsernen Zug der Zeit eines Tages
Doch noch ankommen nach mühevoller Fahrt,
Dosiert in kleinen Erfolgsschritten.

Glückliche Reise...

Eine konstante körperliche Verfassung habe ich leider nie erreichen können. Weil ich immer wieder für längere Zeit depressiv war und ausfiel, hat mich meine Firma in einen untergeordneten Einzelkämpfer-Posten zurückgestuft. Aber dort war ich den Aufgaben noch weniger gewachsen: Fehlende Informationen, keine Teilnahme an Besprechungen, Mobbing von Vorgesetzten und Mitarbeitern, nachdem sich mein Aufenthalt in der Nervenklinik („Klapsmühle") herumgesprochen hatte.

Als sich dann auch noch Bekannte und Freunde immer mehr zurückzogen, begann die Isolation. Ich versuchte, durch überdurchschnittlichen Einsatz gegenzusteuern, mit der Folge, dass der Stress meine Kräfte überforderte und ich wieder in Depressionen verfiel, längere Zeit krank war, zu nichts mehr fähig war – die Spirale drehte sich intensiver.

Nach einem erneuten Klinikaufenthalt bin ich nun in ambulanter Behandlung, zur Zeit beim Stanley Foundation Center. Die Gespräche mit einer Psychologin helfen mir sehr. Seit ich aus der Firma raus bin, geht es mir verhältnismäßig besser.

Nach dem krankheitsbedingten beruflichen Ende, medikamentöser Einstellung und Blutbildüberwachung bemühte ich mich nach Kräften, andere Interessen und Lebensgebiete zu erschließen.

Dass ich diesen Leidensweg überhaupt durchgehalten habe, verdanke ich meiner Frau und meinen vier Kindern, die alle immer zu mir gestanden haben und mir Zuversicht und Mut zum Leben gegeben haben.

Ich habe lange gebraucht, meine Krankheit zu erkennen, damit umzugehen und vor allem, sie anzunehmen!

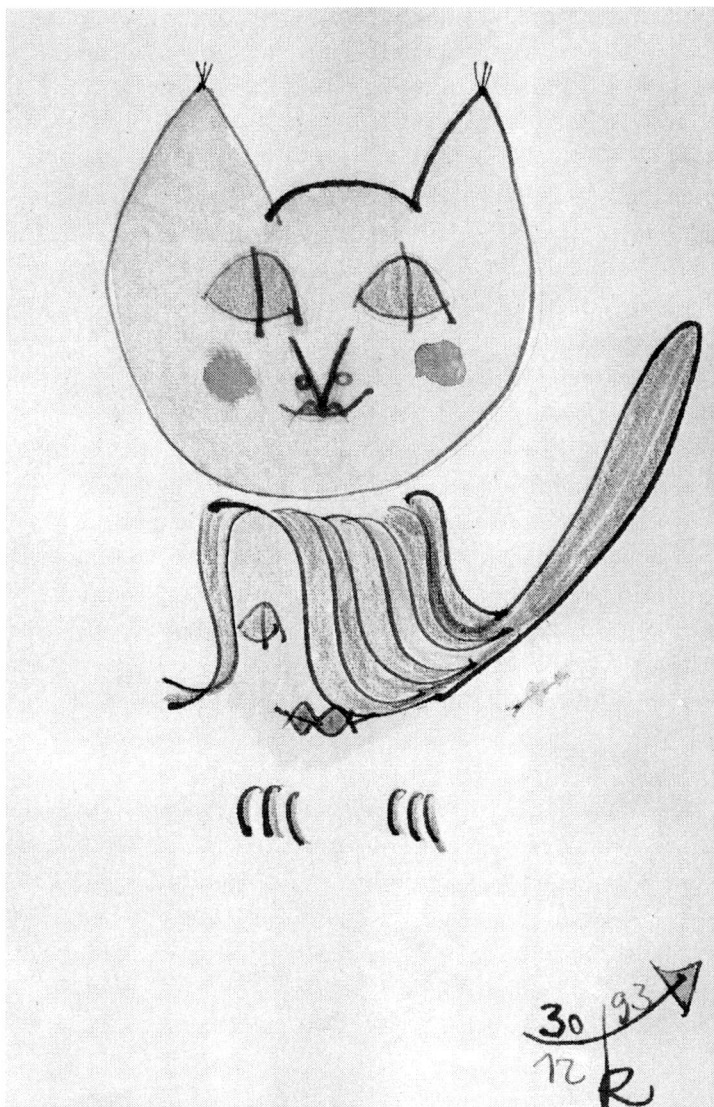

© Reinhard Gielen

Marie-Luise (59): Ich liebe mein bipolares Leben…

Das war lange nicht der Fall. Immer wieder habe ich damit geflirtet, ihm ein Ende zu setzen. Zwei ernsthafte Versuche hat es schon gegeben.

Heute weiß ich sehr viel über meine Krankheit und „Wissen ist Macht"! Ich weiß, dass ich als Partner einen sehr guten Psychopharmakologen brauche, dass ich täglich mein Lithium nehmen muss, und vor allen Dingen weiß ich, dass ich nicht alleine bin. Denn sehr viele wertvolle und kreative Menschen – zum Beispiel Schumann, van Gogh oder Tolstoi – hatten diese Krankheit. Auch Zeitgenossen, wie der Fernsehmagnat Ted Turner (CNN) und die Psychologin und Schriftstellerin Kay Redfield Jamison, sind kreativ und leistungsfähig.

Von diesen Menschen hole ich mir immer wieder den Mut, mich aus meiner Depression zu arbeiten. Es ist eine harte Arbeit und erfordert oft mehr Mut und Selbstvertrauen, als in meiner Seele vorhanden sind. Aber immer wieder kommen Freunde aus der Selbsthilfegruppe und reichen mir die Hand – die ich ihnen auch schon oft gehalten habe…

Die erste Psychose traf mich völlig unvorbereitet. Es war 1976, kurz vor meinem 33. Geburtstag. Ich erkannte nichts von dem, was mich da überfiel. Es passierte auf einer Reise nach Kalifornien, auf der ich eine Gruppe von 200 Personen zu betreuen hatte.

Zum Hintergrund: 1976 feierte die USA ihren 200. Geburtstag. Der europäische Tourismus boomte, und ich war das ganze Jahr Tag und Nacht auf Achse. Und wenn ich spätabends nassgeschwitzt und mit brennenden Füßen nach Hause kam, saß mein Mann in der klimatisierten Wohnung in New York, einen Stapel

Bücher um sich und die Beine hochgelagert. Das hat mich als Brot-verdienerin schon ziemlich irritiert, obwohl ich wusste und billigte, dass er an seiner Doktorarbeit schrieb. Ich hatte kaum Zeit, darü-ber nachzudenken, ob das Leben zwischen uns gerecht verteilt war – eine schnelle Dusche und auf zur nächsten Tour.

Ich arbeitete so hart, dass ich gar nicht merkte, wie sehr der Satz auf mich zutraf, der damals überall auf Modestickern, Kaf-feetassen und Schlüsselanhängern zu lesen war: „ I work so hard I deserve a nervous breakdown" (Ich arbeite so hart, dass ich mir einen Nervenzusammenbruch verdient habe). Manchmal wartete wenigstens meine Tante auf mich, hatte einen Tee oder Fruchtsaft und hörte sich meine Erlebnisse an. Mein Mann schlief schon, wenn ich endlich nach Hause kam.

Auf dieser Kalifornienreise waren wir vier Reiseleiter für eine große Gruppe Holländer, die Organisatoren waren Deutsche. Weil eine meiner Kundinnen Zahnweh bekam und wir in der Zahn-klinik stundenlang warten mussten, kam ich gleich am ersten Tag – wohl auch wegen der Zeitverschiebung – nicht ins Bett. Meine Schlafroutine war völlig durcheinander.

Als ich dann auch noch Unregelmäßigkeiten bei den deut-schen Organisatoren entdeckte, die auf unsere Kosten gingen, blühte ich zur Rächerin auf. Ich fing an zu grübeln und zu suchen, was wiederum die Deutschen stutzig machte, die glaubten, das New Yorker Büro sei ihnen auf die Schliche gekommen und ich sei als Spionin eingesetzt.

Bis hierhin stimmt noch alles. Aber dann begann ich wahnhaft nach weiteren Betrügereien zu suchen. Ich rief mitten in der Nacht meine Kolleginnen an, um sie zu warnen, ich schrieb x-mal die gleichen Dienstanweisungen und beschwor die Busfahrer, wäh-rend unserer Besichtigungen die Motoren laufen zu lassen, damit die Deutschen nichts unbemerkt kaputt machen konnten. Merk-würdig, dass meine Kunden von all dem nichts merkten. Aber ich erzählte und erklärte, bemühte mich, es allen recht zu machen.

Ich arbeitete gut, obwohl ich vor lauter Panik so gut wie gar nicht schlief und in ständiger innerer Unruhe war. Als auf dem Heimflug versehentlich kein Alkohol an Bord war, glaubte ich wieder, das sei ein Trick und regte mich furchtbar auf. Die Deutschen wollen wohl die Touristen unzufrieden stimmen, damit wir Reiseleiter kein Trinkgeld bekommen.

In New York war die Tour zu Ende. Ich freute mich auf mein Zuhause und mein Bett. Aber ich konnte nicht schlafen. Immer wieder weckte ich meinen Mann mit Einzelheiten über das Komplott. Der gab mir Wein, stellte Musik an, beruhigte mich – nichts. Immer wieder fuhr ich hoch und bat ihn, irgendetwas aufzuschreiben, damit es nicht vergessen würde.

Am nächsten Tag rief ich alle Zeitungen an. Warnte andere Reisebüros. Mein Mann und meine Tante, in deren Wohnung wir wohnten, hatten alle Hände voll zu tun, mich vom Telefon fernzuhalten. Dann der Zahnarzttermin. In der U-Bahn schienen mich alle Leute komisch anzusehen. Nach dem Termin fuhr ich im Taxi zum Reisebüro. Der Taxifahrer hatte einen roten Zigarettenanzünder.

Rot ist eine gute Farbe. Mein Mann ist gut. Er ist Sozialist. Rot ist die Farbe des Sozialismus. Ich kaufte rote Rosen. Bei einem roten Licht sehe ich ein Hutgeschäft. Ich kaufe einen großen Hut, damit man mich nicht erkennt. Dann zum Chef. Der merkt nichts. Freut sich über die roten Rosen. Ich kündige einen Bericht an, der vor Gericht Bestand haben wird.

Zuhause versuchen mein Mann und die Tante, den Hausarzt zu kriegen. Aber der ist in der Karibik. Aruba heißt die Insel. Mir wird mulmig. Habe ich mich dort nicht in einen Vorgesetzten verliebt? Ich muss meinem Mann beichten, bevor der es von dem Arzt erfährt. Zum Glück kann nun auch mein Mann nicht mehr zwischen meinem Wahn und der Wirklichkeit unterscheiden und siedelt meine Beichte in der Wahnwelt an.

Meine Eltern werden benachrichtigt, sind auf dem Weg nach New York. Ich bleibe unruhig. Wenn mein Vater mich nun in die Klapsmühle steckt? Ich muss den Bericht schreiben. Mein Mann hilft mir geduldig. Als meine Tante vom Einkaufen kommt und berichtet, dass sie gestürzt ist, bin ich sicher: Das können nur die bösen Deutschen gewesen sein. Ich fange an zu toben. Meine geliebte Tante haben sie totgemacht. Mein Mann packt mich und wirft mich auf die Couch. Kissen dämpfen mein Geschrei. Er setzt sich auf mich und drückt mich so lange runter, bis ich aufhöre zu toben. Dass meine Tante in der Wohnung umhergeht, nehme ich gar nicht mehr wahr.

Wir holen die Eltern am Flughafen ab. Ich fühle mich ausgelaugt. Grüße jeden Taxifahrer. Unserer hat ein lila Feuerzeug. Lila ist auch eine gute Farbe. Gelb und Grün sind falsche. Am Kennedy-Flughafen fällt mir der Mord an J. F. Kennedy ein. Dick hält mich fest. Die Tür zum Zoll geht auf, meine Eltern treten heraus, ich reiße mich los, grabsche mir die amerikanische Flagge und brülle auf englisch: „Kennedy lebt und ist wohlauf in Griechenland – alles andere sind dreckige Lügen…" Ein Sicherheitsbeamter nähert sich, aber die Swiss Air-Hostess nimmt mich energisch, aber freundlich beiseite (Sie trägt rot, sie ist gut!). Ich gehe brav nach draußen. Bedränge im Taxi meine Eltern mit meinen Geschichten.

Mein Vater kennt einen Psychiater. Der kommt sofort. Seine Diagnose klingt gut: „Nervenzusammenbruch"! Den habe ich mir wirklich verdient. Ich bekomme Tabletten, meine Eltern bringen mich ins Bett, und zum ersten Mal kann ich wieder schlafen. Am nächsten Tag rufe ich allerlei Leute an, erzähle von meinem wohlverdienten Nervenzusammenbruch. Fühle mich dumpf, kann kaum laufen, duschen ist unmöglich. Mein Mund stinkt wie ein Chemiewerk. Von den nächsten Tagen weiß ich gar nichts mehr.

Das erste, was ich wieder wahrnehme, ist meine Tante: „Komm, lass uns die Thanksgiving-Parade ansehen." Mir ist, als sei ich im Himmel. Die Tante ist da, meine Eltern sind auch da und auch mein Mann ist da, aber fühlt man sich im Himmel so stumpf und so abwesend? Immerhin – die Tante lebt. Der Doktor erklärt mir, dass die Tabletten helfen werden, mich wieder in die Wirklichkeit zu bringen. Aber dann käme die Therapie und da müsse ich aktiv mitarbeiten.

In der Therapie wird alles in Frage gestellt. Meine Kindheit soll unglücklich gewesen sein, meine Ehe auch. Meine Eltern haben Fehler gemacht, meine Tante sei lesbisch. Ich habe viel zu viele Freunde. Ich soll sie aufgeben. Ich bekam das Gefühl, als wenn mein ganzes Leben ein Fiasko gewesen sei und trotzdem sagte mir mein Innerstes: „Das ist doch alles Unsinn!!" Mein Vater äußerte den Verdacht einer Schilddrüsenerkrankung, der Doktor verneinte dies, obwohl er keinerlei Laborwerte hatte! Mein Vater hatte einen Chef, dessen Frau manisch-depressiv ist. Die kam extra aus der Schweiz, um nach mir zu sehen. Sie schlug Lithium vor, aber der Doktor verbat sich wütend jede Einmischung. Er versuchte meine Vergangenheit aufzubrechen. Meine Seele fauchte: „Das ist doch alles Quatsch". Aber keiner hörte mich. Als dann auch noch ein Sozialarbeiter sagte, dass ich nie wieder arbeiten könne, schien mein Schicksal besiegelt.

Heute nehme ich Lithium und arbeite besser als je…

Nach zwei Jahren fühlte ich mich so wohl, dass ich die Medikamente absetzte. Das kurze Glück endete in einer neuen Psychose. Diesmal wurde ich von der Polizei in die Psychiatrie gebracht. An ihrem 70-sten Geburtstag besucht meine Mutter mich im Krankenhaus – ich bin in der Zwangsjacke im Isolierzimmer. Vor lauter Schreien habe ich keine Stimme mehr. Mein Glück war eine junge Assistenzärztin, die mich richtig diagnostizierte und den Mut hat, dem Doktor Allwissend von damals zu widersprechen. Mit viel Liebe, Geduld und persönlichem Einsatz gelang es ihr, mich von Lithium zu überzeugen. Mir war zwar übel von dem „Rattengift", aber ich unterschrieb mit ihr einen Vertrag – den Lithium-Vertrag. Der Arzt von damals wurde von mir gefeuert. Der neue konnte nicht viel mit mir anfangen. Gruppentherapie. Ich fand es furchtbar. Wie sollte ich mich auf andere konzentrieren, wo ich nicht mal wusste, was mit mir selber los ist?

Nach zwei weiteren Krankenhausaufenthalten konnte ich durch gutes Zureden eines Arztes mit vier weiteren Patienten eine Selbsthilfegruppe gründen. Daraus entstand 1986 schließlich der USA-Dachverband für manisch-depressive Menschen, seit 2001 DBSA (Depressive and Bipolar Support Alliance).

Trotzdem fiel ich noch einmal in eine psychotische Depression. Es war die bisher Schlimmste, und sie kam ohne jede Warnung. Aber über die Selbsthilfegruppe lernte ich einen Psycho-Pharmakologen kennen, der mir einen perfekten Medikamenten-Cocktail mixte. Er ist nicht nett, sondern ein vom Leben enttäuschter emotionsloser, steinkalter Mann. Aber er hat mir geholfen. Er hilft auch vielen anderen und wirkt mit in der Selbsthilfegruppe.

Durch meine internationalen Dolmetscher-Tätigkeiten konnte ich nun auch in den Selbsthilfegruppen von Holland, Belgien und Frankreich aktiv werden. 1994 gründete ich mit anderen die Schweizer Gruppe Equilibrium. 1993 wurde ich von NARSAD eingeladen, einer Organisation, die Stipendien für junge Wissenschaftler und Preise für etablierte verleiht. So habe ich nun Zugang zu Forschern in der ganzen Welt und sitze mit Nobelpreisträgern an einem Tisch. NARSAD-Mitglieder sind meist Millionäre, die Millionen spenden, damit etwas für psychisch Kranke getan wird. Meist haben sie selber kranke Kinder.

Ich bin glücklich, durch meine Krankheit anderen helfen zu können. Das ist doch besser, als in der Psychiatrie Topflappen zu häkeln, was vielleicht mein Schicksal geworden wäre, wenn nicht die junge Ärztin meine Sache in ihre Hände genommen hätte.

Meine bisher letzte Psychose mit Klinikaufenthalt war im Sommer 1998. Obwohl ich selber so viel über psychische Krankheiten gelernt hatte, konnte ich mir nicht helfen. Die psychotische Depression kam innerhalb von 2 Tagen. Ich dachte, mein Freund sei gestorben und ich sei obdachlos und laufe barfuß herum. Dieser Wahn war unwahrscheinlich realistisch. Ich fühlte kalte, schmerzende, wunde und blutende Füße, obwohl alles in der Klinik komfortabel und warm war. Alles, was ich fühlte, „hörte" und „sah", war die Wirklichkeit – die Klinik war unwirklich, obwohl ich brav an den Mahlzeiten teilnahm und mitmachte mit Seidenmalen und ähnlichem Blödsinn. Auf den Spaziergängen am Zugersee hatte ich Angst, im Wasser zu landen und zu ertrinken, obwohl ich gerne sterben wollte. Gemischte Gefühle, auch im Wahn.

Zweimal habe ich eine Gesprächstherapie versucht, um meine Ehe zu retten. Mir hat das nichts gebracht. Die Therapeutinnen fanden mich ungeheuer interessant und hätten mich eigentlich für meine spannenden Geschichten bezahlen müssen, nicht umgekehrt. Denn ich habe sie immer wieder in andere Welten mitgenommen. Sie stellten meine Beziehungen zu interessanten, wertvollen Menschen – etwas ausgefallen und nicht so stabil, wie es vielleicht für mich gut wäre – in Frage. Mir aber gefallen meine verrückten Beziehungen, ich brauche sie nicht mehr zu rechtfertigen, kann einfach – wenn vielleicht nicht immer glücklich – doch zufrieden mit ihnen leben.

Auch mit meinem jetzigen Freund. Vielleicht sehe ich ja eine Art Vater in ihm (mein Vater wählte am Ende eines erfolgreichen Lebens den Freitod). Eigentlich fühle ich mich eher zu den Künstlertypen hingezogen, aber dieser liebe und zuverlässige Mann gibt mir Sicherheit. Meine unruhige Seele fühlt sich bei ihm geborgen. Es ist, wie es ist, und es ist gut, wie es ist...

Manchmal schäme ich mich dafür, wie ich mit anderen Menschen umgegangen bin. Ich habe eben ein paar unschöne Charakterzüge. Aber kann irgendein Therapeut mir helfen, die auszurotten? Man muss doch zwischen Charakterschwächen und Krankheitssymptomen unterscheiden lernen. Das kann ich jetzt, und ich kann mich auch entschuldigen. Allerdings können die Krankheitssymptome kaum je die Charakterzüge verändern, sondern eher untermalen. Wer als Gesunder geizig ist, wird als Kranker nicht seine ganzen Bücher oder seinen Schmuck verschenken. Wer als Kranker gemein wird, ist es wahrscheinlich auch als Gesunder. Aber eine als Gesunde prüde Frau kann in der Krankheit sexy werden, weil die Krankheit das „Anstandskorsett" entfernt. Um all das zu verstehen und um richtig zu helfen, brauchen alle Therapeuten viel Einsicht, Wissen, Geduld, Takt und gute Technik. Nach meiner Erfahrung müsste die ideale Therapie drei Stufen haben:

1. Behandlung durch einen Psychopharmakologen, der sein Fach versteht und die richtigen Medikamentencocktails mixen kann.

2. Eine kognitive Therapie, die dem Patienten hilft, seine Diagnose zu akzeptieren und die die Krankheitsschäden so gut wie möglich ausgleichen kann. Wer sonst niemanden hat, um sich auszusprechen, braucht die Aussprache mit einem Therapeuten besonders dringend. Denn er muss lernen, sich selbst zu verzeihen.

3. Eine Selbsthilfegruppe, in der man von Betroffenen aufgefangen wird und Verständnis findet. Hier kann man ungeniert sprechen und um Rat fragen. Hier wird man verstanden und nur von Mitbetroffenen kritisiert. So jemand kann schon mal sagen „Warum hast Du Trottel bloß deine Medikamente abgesetzt?" Aber wehe, wenn Eltern oder Partner das wagen würden...

Angelika (38): Ich musste die Krankheit akzeptieren lernen...

Bei mir wurde 1988 eine bipolare Störung festgestellt. Zunächst wurde ich ambulant mit Lithium, Carbamazepin und Ludomil behandelt. Aber Ludomil war überdosiert und verursachte bei mir einen epileptischen Anfall. Dann kamen verschiedene schnell wechselnde bipolare Phasen (rapid cycling), und nach zwei Jahren war ich unter dem Einfluss der Medikamente stabil. Ludomil wurde durch Fluctin ersetzt.

Zwei Jahre später war ich schwanger. Auf Anweisung meines Arztes setzte ich die Medikamente ab, und Schwangerschaft und Geburt verliefen ohne psychische Störungen. Aber ein Jahr später gab es familiäre Schwierigkeiten, ich geriet unter Stress, und weil ich keinen Schutz durch Medikamente hatte, fing alles wieder an. Also wieder ambulante Behandlung, gleiche Medikamente, gleiche Dosis.

Ich nahm 24 Kilo zu und wusste mir nicht zu helfen. Mein Arzt sagte, die Episoden kommen sowieso, wie sie wollen. Inzwischen weiß ich aber, dass man die Auslöser der Phasen in den Griff bekommen kann.

Es dauerte fünf Jahre, bis ich stabiler wurde und die Medikamente langsam und unter Aufsicht absetzen konnte. Ich trennte mich von meinem Mann und zog mit meiner Tochter weg.

Aber mit dem neuen Lebenspartner gab es große psychische Belastungen, und unter dem Stress wurde ich wieder krank – schwer depressiv. Zwei Jahre lang habe ich versucht, ohne Medikamente damit fertig zu werden, aber der einzige Weg war dann Schlafentzug, der mich jedoch manisch werden ließ.

Ich suchte Hilfe in einer psychosomatischen Klinik und bekam viel gute psychologische Hilfe. Aber da die Ärzte dort ohne Medikamente arbeiteten, wurde ich nicht gesund und musste meine Tochter zu ihrem Vater geben.

Schwer depressiv wurde ich dann 1998 in die Uniklinik Freiburg eingeliefert. Dort wurde ich wohl richtig behandelt, denn alles wurde besser: Nach sieben Monaten war ich stabil, wurde mit Orfiril, Lamictal und Wellbutin entlassen und wurde ambulant weiterbehandelt, bis ich schließlich – zwei Jahre später – unter ärztlicher Aufsicht die Medikamente ausschleichen konnte.

Aber nach einer sehr aktiven Zeit – Umzug, anstrengender Job, neue Liebe und Verlust der Tochter – bekam ich neun Monate später doch wieder eine schwere Depression und eine sehr starke, kurze Manie mit Wahnvorstellungen. Also wieder fünf Monate stationär in der Uniklinik.

Jetzt bin ich 38 und bekomme eine Erwerbsunfähigen-Rente. Meine Krankheit habe ich akzeptieren gelernt, meine Medikamente nehme ich regelmäßig, meine Tochter sehe ich einmal im Monat und in den Ferien, und einen kleinen Job habe ich auch. Als Mitglied in der Deutschen Gesellschaft für bipolare Störungen versuche ich, mich laufend über die Krankheit zu informieren und habe mit einigen Betroffenen eine kleine Selbsthilfegruppe gegründet. Es ist einfach wichtig, Erfahrungen auszutauschen, da der Leidensdruck sehr groß ist.

Maja (35): Nie wieder übers Kuckucksnest fliegen.....

Schwer zu sagen, wann es begann, in der Kindheit, als Teenager oder als ich erwachsen war. Dass mit mir etwas nicht stimmt, spürte ich erst vor sechs Jahren.

Ich hatte seit einem Jahr eine glückliche Beziehung, war mit meinem Studium fertig, und mein Job gefiel mir, mit Familie und Freunden war ich im Einklang. Und doch stimmte irgendwas nicht. Weder in langen Gesprächen mit meinem Freund noch mit anderen fand ich eine Lösung, und so versuchte ich es mit einer Gesprächstherapie.

Anfangs saß ich dort und sagte: „Eigentlich ist bei mir alles in Ordnung: ich hatte eine wunderbare Kindheit, eine gute Familie und Freunde, ich bin glücklich, bin attraktiv, erfolgreich, und doch habe ich das Gefühl, dass ich unglücklich bin." Aber warum?

Schon immer war ich auf der Suche nach dem ultimativen Kick. Ich glaube, das begann schon in meiner Kindheit. Ich wollte anders sein als andere, besser sein als andere, wollte im Mittelpunkt stehen, Aufmerksamkeit haben. Und dann kam allmählich noch der Perfektionismus hinzu. Was auch immer ich machte, es sollte perfekt sein. Eigentlich war ich kein Überflieger, aber ich legte es immer darauf an, so perfekt wie möglich zu sein. Aber der Haken war, dass die Powerfrau innerlich einsam und von Selbstzweifeln geplagt war.

Meine Freunde sagen noch heute, dass ich stets die Schönste, Beste und Erfolgreichste sein wollte und zwar in allen Bereichen. Ich hätte eine unbändige Kraft besessen, was ich mir vornahm, hatte auch zu gelingen. Kurz: Ein Leben auf der Überholspur. Heute weiß ich, dass ich damals immer wieder über meine Grenzen gegangen bin. Aber da ich die nicht kannte, fiel es mir auch nicht auf. Mein Leben war „die unerträgliche Leichtigkeit des Seins".

Irgendwann stand ich dann mit dem Rücken an der Wand. Ich konnte nicht mehr, war ausgebrannt, sah keinen Sinn mehr in dem, was ich tat, ich rannte und rannte und kam doch nicht an. Bloß nicht stehen bleiben, bloß nichts verpassen, bloß nicht nachdenken müssen. Ruhe und Besinnlichkeit waren Fremdworte.

Dann war sie einfach da, meine erste Depression. Ich, die ich all die Jahre mit Lachen und Freude und Ehrgeiz durch die Welt marschiert war, wie sollte ich jetzt mit diesem lähmenden Gefühl der Nutzlosigkeit, der Einsamkeit und Trauer umgehen? Zurückgeworfen auf mich selber, wusste ich einfach nicht mehr weiter.

Ich war verzweifelt, suchte Rat bei einer Psychiaterin, die (man mag es kaum glauben) mitten in meinen Heulkrampf hinein sagte: „Jetzt reißen Sie sich mal zusammen! Sie haben es doch gut. Sie haben einen Job, einen Freund, und anderen geht es viel schlechter. Gehen Sie spazieren, schlafen Sie sich aus, das wird schon wieder." Noch heute denke ich mit Wut daran, dass sie mir ohne weitere Erklärungen eine Beruhigungsspritze und Schlaftabletten gab und mich krank schrieb.

Noch mutloser ging ich am nächsten Tag zu einem anderen Psychiater. Der erkannte sofort, dass es sich um eine ernstzunehmende Depression handelte. Er setzte mich auf die Warteliste für eine Gruppentherapie. Aber mehr als Schlaftabletten hatte er auch nicht. Es folgten zwei Tage mit schlaflosen Nächten. Ich war verzweifelt, merkte, dass das so nicht funktionieren kann. Es war keine schnelle Hilfe in Sicht, für jemanden, der sehr ungeduldig ist, der blanke Horror.

In dieser Zeit hatte ich zudem viel Stress im Job, wir waren dabei, mit einer kleinen Mannschaft ein neues Unternehmen aufzubauen, und die Erfolge stellten sich nicht sofort ein. Unser Chef war ein Choleriker, der ständig seine Meinung änderte und dem ich es – meinen Ansprüchen entsprechend – recht machen wollte.

Diesem Druck war ich einfach nicht mehr gewachsen, ich sah die erste Niederlage auf mich zukommen, hatte große Angst zu scheitern und noch größere Panik damit umzugehen.

Ich kann mich noch ganz genau an das Gefühl erinnern: Ich hatte seit Wochen nachts kaum geschlafen, war erschöpft und aufgekratzt zugleich. Ich war schlapp und lebensmüde, wollte nicht mehr so weitermachen, aber wer sollte mir helfen? Ich war verzweifelt und einsam, konnte mich niemandem anvertrauen und so beschloss ich das Unvermeidliche: Ich nahm eine Überdosis Tabletten. Wie habe ich damals um Ruhe, Erholung und Erlösung gebetet. Die konnte ich nur auf diesem Wege finden. Zwei Tage später fanden mich dann meine Eltern, die von einer Freundin angerufen worden waren.

Ich kam erst ins Krankenhaus und dann in die Psychiatrie. Diese Zeit war ein Geschenk. Ich lernte mich kennen und mit mir auseinander zu setzen, ich begriff, dass der Mensch nicht das ist, was er leistet, sondern das, was er ist. Die ersten Wochen waren schmerzhaft, ich war geplagt von Schuldgefühlen meiner Familie und meinen Freunden gegenüber und musste begreifen, dass ich über Grenzen gegangen war. Damals sagten die Ärzte, ich hätte ein Burn-Out-Syndrom, dass sich in einer Belastungs-Depression manifestiert habe. Ich hätte mir über Jahre zuviel zugemutet.

Noch heute bin ich überzeugt davon, dass die drei Monate in der Klinik zu den wichtigsten meines Lebens zählen. Hier wurde ich zum ersten Mal wirklich mit mir selber konfrontiert. Ich lernte, dass Arbeit und Erfolg nicht alles im Leben sind. Aber dass Theorie und Praxis weit voneinander entfernt sind, musste ich in den nächsten Monaten erfahren. Ich fing langsam wieder an zu arbeiten, musste aber schnell feststellen, dass das, was ich 28 Jahre lang gelernt hatte, nicht von heute auf morgen zu ändern ist. Ich verfiel schnell wieder in das alte Muster. Arbeitete zu viel, nahm mir alles zu Herzen, konnte nicht abschalten, und sechs Monate später war das Monster Depression wieder da. Ich ging sofort zu meiner Therapeutin, bekam rechtzeitig ein Antidepressivum, und wenige Wochen später war das Tief überwunden. Anders als die Ärzte damals gesagt hatten, war die erste Depression also doch keine einmalige Krise gewesen. Deshalb nahm ich meine Medikamente weiterhin ein.

Nach dieser erneuten Krise, die wohl auch mit dem Berufsstress zu tun hatte, suchte ich mir ein neues Arbeitsfeld. Mit einem Neubeginn, so hoffte ich, würde sicher alles besser werden.

Damals war ich 30, die alte Anerkennungssucht war noch nicht verschwunden, ich wollte mich wieder mal profilieren – um jeden Preis. Ich realisierte also in nur zwei Monaten sehr erfolgreich ein großes Projekt und fiel danach von heute auf morgen in eines der schwärzesten Löcher überhaupt. Wieder begann es mit Schlaflosigkeit und dem Gefühl, für alles verantwortlich zu sein und der unbändigen Panik, zu versagen. Aber ich fand rechtzeitig den Weg zu meiner Ärztin, und mit einem Antidepressivum und vier Wochen Auszeit ging es mir schnell wieder besser.

Damals hatte ich noch nicht kapiert, dass ich mein Verhalten und Denken grundlegend ändern muss. Es war, als ob ich diese Krankheit immer wieder herausfordern wollte. Nach drei Depressionen sprachen die Ärzte nun nicht mehr von einem einmaligen Ausrutscher, sondern sagten, dass ich für diese Krankheit eine Veranlagung habe. Und wieder begriff ich nur langsam, welche Konsequenzen das für mich hat.

Sobald erste Anzeichen zu erkennen sind, und das sind bei mir Erschöpfungszustände, Panikattacken und Schlaflosigkeit, muss ich schnellstens zum Arzt. Meine Abneigung gegen Medikamente war immer noch da. Sobald es mir besser ging, setzte ich das Antidepressivum ab. Der Begriff Prophylaxe war mir fremd. Aber das dicke Ende sollte noch kommen.

Bis zu diesem Zeitpunkt lagen also eine zehnwöchige, eine dreiwöchige und eine vierwöchige Depression hinter mir. Die habe ich aber durch Antidepressiva und Therapiegespräche relativ gut hinter mich bringen können.

Mit 33 kam dann die bisher schlimmste Depression. Diese stellte mein Leben dann wirklich auf den Kopf. Es begann wieder mit einem Jobwechsel. Schon vor Antritt der neuen Stelle plagten mich große Zweifel, und nach der ersten Woche konnte ich nachts nicht mehr als zwei Stunden schlafen, ich war völlig ausgebrannt. Wahrscheinlich hatte ich Wochen zuvor schon die ersten Zeichen einer Depression ignoriert. Völlig übernächtigt baute ich einen Verkehrsunfall. Aus dem Krankenhaus wurde ich nach wenigen Tagen entlassen mit dem Rat, psychologische Hilfe in Anspruch zu nehmen, weil meine Depression offensichtlich war.

Ich zog wieder bei meinen Eltern ein, fühlte mich wie ein Baby, konnte nichts essen, lag nur auf dem Bett und starrte die Wand an. Ich genoss es, wieder Kind zu sein und mich beschützen zu lassen.

Meine Krise dauerte über sechs Wochen. Ich suchte Hilfe in einer Tagesklinik. Dort ging es Tag für Tag bergauf, ich erholte mich schnell, konnte wieder essen, fand Interesse an der Gestalttherapie, Sport und den Gesprächen mit anderen Patienten, die verstehen konnten, was Angst und Depressionen sind.

Für Angehörige ist diese Zeit eine Hölle, weil sie verstehen wollen, aber nicht können. Die Krankheit ist teuflisch, Außenstehenden kaum begreiflich zu machen. Jeder weiß zwar, was ein Durchhänger ist, aber niemand kennt die dunklen, unheilvollen Wolken einer Depression. Alles ist schwarz, nichts macht Sinn, man sucht nach Schuldigen, nach Motiven, nach einem Sinn – aber nichts geht. Mir half schließlich die Erkenntnis, dass die Depression eine Krankheit ist, wie jede andere auch, aber dass sie sich in mir drin abspielt. Sie braucht Zeit und wird wieder vergehen. Ich muss kein schlechtes Gewissen haben. Aber ich muss mit ihr leben. Sie ist mein stiller Begleiter, ich kann versuchen, sie nicht zu nähren, aber ich werde sie wohl mein Leben lang in mir tragen.

Nach 12 Wochen Aufenthalt in der Tagesklinik wurde ich entlassen. Es ging mir bestens, wir waren alle zuversichtlich, dass es nun vorbei ist. Wie töricht! Ärzte und Therapeuten ermahnten mich, mit meinen Kräften zu haushalten, aber ich war einfach glücklich, spürte das zurückströmende Leben, hatte unbändige Lust, Bäume auszureißen. Ich fühlte mich so stark und meiner selbst bewusst wie nie zuvor. Nie wieder würde mir so etwas passieren, alles würde nun besser sein.

Ich drehte auf. Ich wollte leben. Es folgten vier intensive Wochen, die ich heute noch spüren kann, nur den Schwachsinn, den ich damals verzapfte, konnte und wollte ich nicht erkennen. Ich brauchte keinen Schlaf mehr, warum auch, ich telefonierte stundenlang, rief nachts für viele hundert Mark bei irgendwelchen Gewinnshows an, arbeitete mehr als 12 Stunden täglich, ging shoppen und redete pausenlos. Ich war auf dem Weg in meine erste handfeste Manie.

Die war nach all den Depressionen natürlich wunderbar, ich spürte wieder diese unerträgliche Leichtigkeit des Seins. Meine Aufgedrehtheit führte aber bald zu wirren Gedanken, ich glaubte, einer Weltverschwörung auf der Spur zu sein, zog mich von meiner Familie zurück, und wer sich mir in den Weg stellte, wurde nicht beachtet. Anfangs haben sich meine Eltern noch keine Sorgen gemacht, sie waren froh, dass es mir wieder besser ging. Aber dann wurde ich fahrig, hörte nicht mehr auf zu reden, und meine Konzentration nahm rapide ab. Anrufe von besorgten Freunden gingen bei meinen Eltern ein. Keiner konnte sich erklären, was los war.

Der Super-Gau passierte dann an einem Wochenende, von Freitag bis Sonntag kam ich ganz ohne Schlaf aus, ich hörte lautstark Musik, vergrub mich in meiner Verschwörungstheorie und telefonierte wild umher. Überall fühlte ich mich verfolgt. Ich stellte meine Wohnung auf den Kopf, suchte nach Abhörwanzen. Alles schien plausibel, alles passte zueinander. Ich wollte die Verschwörung aufdecken und dann der Held der Nation sein. Dann würde endlich die große Anerkennung folgen.

Nachdem ich nachts durch die Straßen geirrt war und fremde Menschen vertrauensselig zugetextet hatte, erwarteten mich morgens meine Eltern, meine Freundin, ein Ärzteteam, die Polizei und ein Psychologe. Ich dachte an ein Spiel und ließ mich widerstandslos mitnehmen. Ich glaubte mich am Ziel meiner Träume: Endlich populär. Selbst im Krankenwagen dachte ich noch, dass es nun ins Fernsehstudio ginge. Die Diagnose: maniforme, affektive Psychose. Ich wurde per Amtsbeschluss zu meinem eigenen Schutz zwangseingewiesen und gleich dort behalten.

An diese Zeit erinnere ich mich nur noch mit Grauen. Ich verweigerte die Medikamente und wurde gezwungen, ich war impertinent und stellte die Station auf den Kopf, ich fühlte mich wie Jack Nicholson in „Einer flog übers Kuckucksnest", warum hielt man mich hier fest, ich war doch gesund, nur weil die Menschen nicht ertrugen, dass ich gut drauf war?

Nach drei Wochen war die Manie vorbei, die Medikamente zeigten zwar noch starke Nebenwirkungen, ich konnte kaum laufen und meine Hände zitterten, aber der manische Teufel war weg. Als sie dann aber sagten, ich sei manisch-depressiv, brach für mich eine Welt zusammen. Warum ich und warum so schnell, vier Depressionen und eine Manie machen doch noch keinen manisch-depressiven Menschen aus! Man stimmte mich darauf ein, dass ich mein Leben lang Medikamente nehmen müsse: Valproinsäure.

Alles sträubte sich in mir, aber dann siegte die Vernunft, und ich fing an zu begreifen, dass ich lernen musste, liebevoll, bewusst und aufmerksam mit mir und meinen Symptomen umzugehen und bei den ersten Anzeichen den Arzt meines Vertrauens aufsuchen muss.

Der Manie folgte eine 16 Wochen dauernde tiefe Erschöpfungsdepression. Ich war ein Wrack, schämte mich für die Manie, fühlte mich nutzlos und sah kein Licht am Ende des Tunnels. In einer Tagesklinik baute man mich langsam wieder auf. Ich lernte, mich mit der Krankheit auseinander zu setzen, zu begreifen, dass das nicht das Ende eines erfüllten, sondern der Beginn eines bewussteren Lebens ist.

Zunächst hieß es, dass ich wohl nie wieder arbeiten könne, denn körperlich war ich am Ende, konnte kaum gehen, war geistig verwirrt, und äußerlich ließ ich mich gehen. Ich war krank und wollte es allen zeigen. Meine Eltern taten mir leid. Sie sahen ihre Tochter leiden und konnten nichts tun. Aber irgendwann begann meine Mutter mir klarzumachen, dass ich eine große Chance hätte und sehr viel Glück im Unglück. Es sei an der Zeit, Verantwortung zu übernehmen und das Leben so zu nehmen, wie es kommt. Sie hatte recht, denn Selbstmitleid hilft nicht weiter. Was zählt, ist die Zukunft, die Vergangenheit müssen wir hinter uns lassen. Ich musste lernen, mein Leben neu zu sortieren, sehr behutsam mit meinen eigenen Grenzen umgehen und die Erfahrungen mit der Krankheit in mein tägliches Leben einzubauen.

Seit zwei Jahren bin ich symptomfrei! Aber ich bin wachsam geworden, denn die Krankheit schläft nur, und ich darf sie nicht wecken. Entgegen allen Prognosen habe ich heute wieder einen verantwortungsvollen Job. Aber ich gehe anders damit um, mute mir nicht mehr soviel zu, meine Vorgesetzten und eine Kollegin wissen Bescheid. Es ist gut zu wissen, dass Andere aufmerksam werden, wenn ich mich verändere.

Mittlerweise weiß ich auch, dass das Valproin für mich eine lebensnotwendige Prophylaxe ist. Ich bin nach wie vor eine sehr lebhafte Frau und hin und wieder auch mal traurig, aber die extremen Schwankungen sind zurückgegangen.

Die letzten fünf Jahre der Trauer, der Wut und der Euphorie werde ich nie vergessen, und ich weiß genau, dass ein Rückfall sehr wahrscheinlich ist, wenn auch nicht so massiv wie damals. In den letzten zwei Jahren gab es auch sowohl leichte depressive als auch submanische Phasen, aber ich bin dann sofort zum Arzt gegangen, und nach wenigen Wochen war alles wieder in Ordnung.

Ich habe Respekt vor der Krankheit, aber ich werde mich ihr nicht unterordnen. Mein Leben ist lebenswerter als früher, weil ich respektvoller mit mir umgehe. Eins ist sicher: „übers Kuckucknest" möchte ich nie wieder fliegen…

Meine Krankheit begann, als ich 29 war. Ich hatte mich in meinen Chef verliebt und damit meinem Mann Anlass zur Eifersucht gegeben. Er glaubte mir einfach nicht, dass nichts passiert war und hielt mir vor, meine Arbeit zuhause und im Dienst zu vernachlässigen.

Das alles machte mich mutlos und depressiv – fast ein halbes Jahr lang. Obwohl mein Mann längst wusste, dass ich krank war, bot er mir keinerlei Hilfe an. Ich sollte einfach nur meine Arbeit machen.

Weil ich dann beim Arzt eine Szene machte, bekam ich eine Einweisung und war darüber sehr erleichtert. Ich wollte immer schon weg von zuhause. Aber mein Mann ließ das nicht zu, und ich beugte mich immer wieder seinem Willen. Obendrein bestand er auch noch auf einer Umschulung, zu der ich gar keine Kraft mehr hatte, weil ich nicht mehr klar denken konnte.

Der einzige Ausweg schien, mir das Leben zu nehmen. Ich versuchte, mir die Pulsadern aufzuschneiden. Als das nicht klappte, fuhr ich auf eine Brücke und überlegte noch, ob sie wohl hoch genug wäre, erfolgreich herunterzuspringen oder ob ich nur im Rollstuhl landen würde – da sahen mich Passanten dort zitternd sitzen und übergaben mich der Polizei. Die brachte mich in die Psychiatrie. Ich konnte nur noch denken: „Das wars, nun bist du in der Klapsmühle."

Zwei Tage später versuchte ich, mich dort mit einer Binde aufzuhängen, die aber riss – aus heutiger Sicht: Gottseidank. In dieser Zeit kümmerten sich mein Mann und meine Eltern sehr um mich. Aber mein Mann drängte vor allem auf Entlassung, damit ich im Beruf und in der Umschulung den Anschluss nicht verpasse.

So ließ ich mich entgegen dem Rat des Arztes nach drei Wochen wieder entlassen. Die Umschulung fiel mir sehr schwer, obwohl ich studiert hatte und das Lernen mir normalerweise leicht fällt. Die einzigen Freuden dieser Zeit waren ab und zu ein Stück Kuchen und der Gameboy meiner Tochter. Aber dabei durfte mein Mann mich nicht erwischen.

Irgendwann hatte ich das Bedürfnis, noch mal mit meinem früheren Chef zu sprechen. Mein Mann drohte, meine Koffer zu packen und mich rauszuwerfen. Ich ging trotzdem hin und erfuhr viel Positives: Wir hätten beide unsere Arbeit gut getan, die Schließung der Filiale sei nicht unsere Schuld. Ich war unendlich erleichtert!

Aber dann ging mein Mann zu der Frau dieses Chefs und verlangte eine Aussprache zu viert. Dabei gab es viele Vorwürfe, und mein Chef brach den Kontakt zu mir ab. Aber irgendwie hatte ich doch einen Teil meines früheren Selbstbewusstseins wieder gefunden und erinnerte mich an Sätze wie „Diese Frau hat Klasse", was ich so oder so ähnlich von meinem Mann nie gehört hatte. Obwohl ich doch nicht dumm bin, Beruf und Haushalt geschafft hatte und nicht gerade hässlich bin.

Von nun an ging ich neue Wege, kaufte mir ab und zu ein Buch, was ich früher nie gewagt hätte, und war auch wieder viel vertrauter mit meiner Tochter. Von meinem Mann ließ ich mir auch nicht mehr soviel bieten, ließ schon mal Wut und Frust ab. Aber nach einem sonntäglichen Streit ließ ich das Radio so laut laufen, dass mein Mann den Notarzt rief und ich wieder in der Psychiatrie landete.

Dort stellte man fest, dass ich manisch sei und gab mir Medikamente. Aber ich wollte zu meinem Kind und ließ mich entlassen. Weil ich aufgrund der Nebenwirkungen furchtbare Krämpfe bekam, wurde ich wieder eingeliefert. Der Arzt riet mir, da zu bleiben, aber ich fühlte mich eingesperrt und bekam wieder Depressionen.

Ich war auch wirklich eingesperrt. Meine Mutter besuchte mich gar nicht, mein Vater nur einmal, mein Mann selten. Oft war ich ganz ohne Geld, konnte mir nicht mal Zigaretten kaufen. Aber im Krankenhaus fand ich einen neuen Partner. Darüber waren die anderen Patientinnen erbost und wollten nichts mehr mit mir zu tun haben. Damals hatte ich nur Vertrauen zu meinem Arzt, der mir zur Scheidung riet, was dann auch geschah. Aber weil es, wie ich erst sehr viel später erfuhr, ein ärztliches Gutachten gab, dass ich nicht in der Lage sei, meine Tochter zu erziehen, wurde das Kind ihm zugesprochen. Anfangs durfte ich sie noch alle zwei Wochen sehen, aber dann nahm mein Mann das Kind immer mehr gegen mich ein. Ich tauge als Mutter nichts und sei zu faul zum Arbeiten. Dahinter steckte, dass ich aufgrund meiner Krankheit (und der Umschulung) meiner Tochter keinen Unterhalt zahlen konnte.

Nach fünf Monaten Psychiatrie lebte ich zunächst in einem Wohnheim und fand dann eine eigene Wohnung. Kurz darauf lernte ich meinen zweiten Mann kennen. Zu meinen Eltern hatte ich keinen Kontakt, da sie zu meinem Ex-Mann hielten. Ich heiratete noch einmal, aber bald häuften sich die Probleme, es gab häufig Krach, und ich zog nach einem halben Jahr Ehe wieder aus. Scheidung.

Seitdem lebe ich allein. Als ich meine neue Wohnung bezugsfertig hatte, drehte ich noch einmal durch. Seitdem kümmern sich meine Eltern wieder um mich. Sie sorgten auch dafür, dass der Kontakt zu meiner Tochter wieder zustande kam, mit der ich inzwischen ein gutes Verhältnis habe.

So alle vier bis sechs Monate verliebte ich mich aufs Neue und war dann vor Glück außer mir. Aber darauf folgte jedes Mal ein dreimonatiger Krankenhausaufenthalt.

Dann kam die Rente und die große Liebe. Aber mit meiner Manie wurde es immer schlimmer, und sie kam in immer kürzeren Abständen. Zuerst randalierte ich in der Wohnung, dann kam der Kaufrausch und ausgedehnte Kneipenbummel, wo ich natürlich mit meiner Redseligkeit bald auffiel. Man hielt mich meist für betrunken.

Ich lernte viele Männer kennen. Mit manchen landete ich im Bett, zwei wollten mich vergewaltigen. Immer wenn ich mich verliebte, waren meine Eltern außer sich, und eigentlich hatten sie auch recht. Schließlich wurde ich auch ohne erkennbaren Grund manisch. Zwischen den dreimonatigen Krankenhausaufenthalten war ich mal zwei, mal vier Wochen zuhause, bis ich ein halbes Jahr durchhielt, aber mit Ängsten zu kämpfen hatte. Mein Freund, der mich nur noch ein paar Stunden am Wochenende besuchte, machte Schluss, und auf einmal war ich wieder allein. Bei meinen Freundinnen und Kumpels wagte ich mich nicht wieder zu melden. Ich hatte auch zu nichts mehr Lust.

So antwortete ich auf Kontaktanzeigen, hatte aber immer wieder Angst, sodass nichts zustande kam. Erst bekam ich Beruhigungsmittel. Als sie abgesetzt wurden, musste ich wegen innerer Unruhe wieder ins Krankenhaus, um nicht noch einmal durchzudrehen.

> Das Glück wird dich nicht erreichen,
> wenn du es suchst.
> Lerne zu leiden,
> du bist verflucht.
> Doch in manchen Momenten
> ist plötzlich Glück da.
> Dann drehst du durch.
> Das Glück war so nah…

Insgesamt war ich dann noch dreimal für kurze Zeit im Krankenhaus. Während dieser Zeit lernte ich meinen jetzigen Freund kennen. Nach mehreren Stimmungsschwankungen geht es mir jetzt gut.

Christa (27): Im Spiegel sah mich eine Fremde an...

Ich habe die Berufe Zahnarzthelferin und Zahntechniker gelernt. Seit acht Jahren leide ich unter der Erkrankung, welche in Fachkreisen als "Bipolare affektive Störung" bezeichnet wird. Was das konkret bedeutet, sollte ich erst nach und nach verstehen lernen. Und ich lerne immer noch dazu.

Ich bin in einer ziemlich großen, intakten Familie aufgewachsen. Mit meinen drei jüngeren Brüdern war es nie langweilig. Aber schon als Kind wurde ich unmittelbar mit der Krankheit meiner Großmutter konfrontiert, denn sie war seit ihrem 36. Lebensjahr manisch-depressiv.

Ich kann mich noch gut an Situationen erinnern, die ich als Kind nicht einzuordnen wusste. Was hatte es mit diesen Stimmungsschwankungen auf sich? Wie sollte ich das ständige Jammern, die Untätigkeit, die Vorwürfe, die Tränen, den Selbstmordversuch einordnen? Und auf der anderen Seite den Kaufrausch, die vielen schnellen Ideen, Hausarbeiten, die mitten in der Nacht erledigt werden mussten, unzählige Aktivitäten! Zeitweise hatte sie gar keine Krankheitseinsicht, was für unsere Familie oft sehr schwierig war.

Ich bin gern zur Schule gegangen und war auch ziemlich gut (Abitur). In dieser Zeit war ich viel mit Freunden unterwegs und auch in einem christlichen Jugendkreis aktiv. Im September 1994 ging ich für ein halbes Jahr als Au-pair-Mädchen nach England und fand eine sehr liebe Gastfamilie, in der ich die beiden Kinder (drei und sieben Jahre) zu betreuen hatte.

Das hat mir viel Spaß gemacht, aber mich auch gefordert, denn oft haben die Kinder ausgetestet, wie weit meine Geduld reicht.

In dieser Zeit fiel mir besonders auf, dass meine Stimmung sehr schwankt. Ich fand ständig andere Ausreden dafür: Heimweh, das schlechte englische Wetter, hormonelle Gründe. Aber eigentlich änderte sich die Stimmung grundlos und in ganz kurzer Zeit. Darunter habe ich sehr gelitten, aber immer wieder versucht, meine täglichen Aufgaben zu erfüllen, was auch mehr oder weniger gelang. Manchmal dachte ich, ob ich wohl die Krankheit meiner Oma geerbt hätte. Aber ich wagte den Gedanken nicht zuende zu denken und versuchte, alles nicht so ernst zu nehmen. Vielleicht würde es mir besser gehen, wenn ich wieder zuhause bin.

Aber das war ein Trugschluss! Mein Zustand verschlechterte sich. Ich konnte nachts nicht mehr schlafen und war voller Unruhe. Manchmal spürte ich eine Angst, die nicht zu definieren war, und fühlte mich wehrlos in die Ecke getrieben. Ich war furchtbar unsicher und hatte gar kein Selbstvertrauen mehr! Immer wieder habe ich mich verzweifelt gefragt: „Was ist bloß los mit mir? Das bin ich doch nicht wirklich!!" Wenn ich in den Spiegel sah, schaute mich eine andere an: blass, voller Angst, das Gesicht regungslos, tiefe Augenringe, und ich merkte, dass ich immer dünner wurde. Es fiel mir schwer, mit anderen zusammenzusein, ich konnte mich nicht mehr freuen, nicht mehr angemessen reagieren. Diese Zeit war geprägt von einer großen inneren Leere. Ich empfand weder Freude noch Trauer – einfach gefühllos!

Zu manchen Tageszeiten, meistens abends, hellte sich die Stimmung wieder etwas auf, dann schöpfte ich wieder Mut. Dann wieder Weinkrämpfe. Ohne ersichtlichen Grund.

Oft ging mir ein Lied von einer Sängerin durch den Kopf, die ich als Teenager oft gehört hatte:

> „... im Spiegel schaut mich eine Fremde an,
> die unmöglich so aus dem Haus gehen kann:
> Die Augen voller Tränen, die Hände vorm Gesicht
> hör ich wie Gott spricht:
> Egal was Dir Sorgen macht,

was Dich um den Schlaf gebracht,
was Dir auf der Seele liegt,
Dich unterkriegt und lähmt.
Egal was Dich beschämt.
Ich steh zu Dir.
Mein Kind, komm, vertraue mir,
auch wenn Du verzweifelt bist
und mich vergisst,
bin ich hier:
Mein Kind, ich steh immer zu Dir…"

An dieser Zusage hielt ich mich fest, und oft war es das Einzige, was mich gehalten hat!!

Meine Eltern und Geschwister wussten zunächst nicht mit mir umzugehen. Sicher war das ganz schwierig – keiner kannte mich so. Ich reagierte übersensibel und nahm alles persönlich. Durch die Konzentrationsschwierigkeiten hatte ich Mühe, Gesprächen zu folgen. Sehr belastend empfand ich „Aufmunterungsversuche". Oftmals wollte ich einfach nur meine Ruhe!

Aber durch die Krankheit meiner Großmutter und die Arzttätigkeit meiner Mutter waren meine Eltern nicht ganz unerfahren, deshalb besorgte mir meine Mutter einen Termin bei einem guten Nervenarzt.

Mir ging es an dem Tag ziemlich schlecht, ich war müde und konnte mich auf nichts konzentrieren. Der Arzt kannte die Geschichte meiner Großmutter und sah schon bald, was mit mir los war. Mit einigen Fragen bekam er schnell heraus, dass ich an einer Depression litt und dass die Vererbung einer Bipolaren Störung nicht auszuschließen war. Ich bekam ein Antidepressivum, und er erklärte mir, dass es wohl zwei Wochen dauernd würde, bis es Wirkung zeige. So ging ich mit dem Kopf voller ungelöster Fragen.

In den nächsten Tagen versuchte ich, meine Gedanken zu ordnen: Einerseits war ich froh, endlich zu wissen, was mit mir los ist und woher diese furchtbaren Beschwerden rühren. Andererseits schwirrten viele Gedanken und Fragen durch den Kopf: Eigentlich wollte ich doch studieren. Eigentlich bin ich doch gerade verliebt. Eigentlich will ich Freude am Leben und etwas leisten können. Eigentlich will ich doch viele Kinder. Eigentlich möchte ich unabhängig sein.

Viele Situationen aus dem Leben meiner Oma kamen mir in den Sinn. Nein, so will ich nicht leben. Ich schämte mich. Ich haderte mit Gott und der Welt. Ich wollte und konnte nicht mehr kämpfen. Und wieder erinnerte ich mich an den Vers: "...mein Kind, ich steh immer zu Dir."

Auch meine Eltern waren erschüttert und grübelten, wie es nun weiter gehen sollte. Ich erlebte große Unterstützung seitens meiner Familie. In dieser Zeit konnte ich auch erleben, wie sich echte Freundschaften bewähren.

Ich weiß, dass meine Lieben oft mit gelitten haben, ohnmächtig daneben stehen zu müssen. Nur mit meiner Großmutter konnte ich nie darüber sprechen. Ein großes Problem war für mich: Wem konnte ich mich anvertrauen? Wer hatte Verständnis für meine Lage? Wer ist einfach nur neugierig?

Freunde und Bekannte fragten nach mir, aber ich versuchte immer wieder, allen Fragen aus dem Weg zu gehen. Ich schämte mich einfach zu sehr und dachte, andere Menschen können damit nicht umgehen. Manchmal merkte ich, wie andere mich beobachten. Ich wollte kein Mitleid. Ich wollte so „normal" wie möglich leben. Bis heute suche ich mir die Menschen sehr genau aus, denen ich etwas über meine Krankheit erzähle.

Mein Zustand besserte sich unter dem verordneten Medikament nicht! Mir wurde erklärt, dass es eine Vielzahl von unterschiedlichen Antidepressiva gibt und die Patienten unterschiedlich darauf ansprechen. Es wurden verschiedene Präparate ausprobiert und die entsprechende Dosis ausgetestet! Immer wieder bedeutete das Warten und Aushalten und bei jedem Versuch neue Hoffnung.

Einige gute, teure Medikamente – zum Teil ganz neu auf dem Markt – wurden ausprobiert. Langsam wurden mir einige Fachworte geläufiger, und ich las alles über dieses Thema, was ich in die Hände bekam.

Eigentlich war es sehr untypisch, dass keiner dieser Wirkstoffe anschlug, und ich war verzweifelt. In dieser Zeit begann ich eine Lehre als Zahnarzthelferin in der Praxis meines Vaters. Ich liebte die Arbeit mit den Patienten, aber wenn es mir schlecht ging, fiel es mir schwer. So hatte ich oft lange Krankheitszeiten. Trotz allem konnte ich die Lehre beenden und sogar noch eine Ausbildung zum Zahntechniker machen.

Mit der Zeit machte ich eine sonderbare Entdeckung. Zeitweise habe ich tagelang nur im Bett gelegen, meine Glieder schienen wie gelähmt zu sein. Ich aß nicht mehr und reagierte auch nicht auf meine Mitmenschen. Ich konnte bis zu 20 Stunden am Tag schlafen, weinte grundlos und quälte mich mit Selbstmordgedanken.

Aber dieser Zustand hielt nie sehr lange an. Dann ging es mir wieder gut – meist sehr gut. Ich genoss dieses Hoch. Langsam erwachte ich wieder, nahm meine Umwelt wieder wahr! Ich hatte Energie und viele Pläne im Kopf. Die Müdigkeit war wie weggeflogen, ich kam mit viel weniger Schlaf aus. Meine Eltern, Geschwister und Freunde freuten sich mit mir – endlich wieder die Alte. Später erfuhr ich, dass man diesen Zustand als Hypomanie bezeichnet.

Es folgten einige Jahre, in denen es ständig auf und ab ging. Mich machte dieser schnelle Stimmungswechsel unsicher. Oft fühlte ich mich hoffnungslos ausgeliefert, traute mich nicht mehr, Pläne zu schmieden, weil die allzu oft durchkreuzt wurden.

In dieser Zeit war ich häufig krankgeschrieben, aber wenn es mir irgendwie möglich war, versuchte ich zu arbeiten, um damit meinen Rhythmus einigermaßen beizubehalten. Doch in den schlechten Zeiten war Arbeiten fast unmöglich, und oft fuhr ich weinend mit dem Auto nach Hause. In dieser Zeit war ich schon

Zahntechnikerin. Mein Chef und meine Kollegen hatten sehr viel Verständnis für meine Lage. So erlebte ich eine gewisse Sicherheit und bin sehr dankbar dafür.

Um die Krankheit besser in den Griff zu bekommen, verordnete der Arzt mir sogenannte Stimmungsstabilisatoren. Er erklärte mir, dass diese Form der Krankheit „rapid cycling" genannt wird, kurzer Wechsel der Episoden. Diese Form der Krankheit sei relativ selten und die medikamentöse Therapie sei schwierig, man brauche viel Geduld, um die optimale Kombination der Wirkstoffe zu finden.

Aber ich hatte keine Geduld mehr! Wie lange soll das noch dauern? Ich bin nun schon Mitte zwanzig und habe doch noch so viele Wünsche und Träume. Aber immer wieder erinnerte ich mich daran, dass Gott zugesagt hat, zu mir zu stehen. Das gab mir Kraft durchzuhalten. Und tatsächlich merkte ich nach einiger Zeit, dass ich stabiler wurde. Die Schwankungen wurden leichter. Ich quälte mich nicht mehr mit diesen schweren Depressionen, sondern die Episoden waren besser auszuhalten. Natürlich war das auch für meine Eltern, Geschwister und Freunde eine ganz große Erleichterung.

Im Sommer 2000 lernte ich meinen Mann kennen. Wir beide legten viel Wert auf Ehrlichkeit in unserer Beziehung. Dazu gehörte dann aber auch, dass ich ihm erzähle, was mit mir ist. Er kannte ja nur die unternehmungslustige, fröhliche Frau, wusste nichts von der anderen Seite. Sollte ich „es" ihm sagen? Und wann? Zur Zeit geht es doch gut. Was ist, wenn ich ihn verliere? Würde er jemals fähig sein, damit umzugehen?

Es fiel mir nicht leicht. Aber es war gut so. So waren wir gezwungen, uns intensiv mit uns und mit der Krankheit auseinanderzusetzen. Die Entscheidung füreinander war mutig, und wir haben es uns beide nicht leicht gemacht. Im Mai 2002 haben wir geheiratet.

Nun genießen wir jeden Tag, an dem es mir gut geht. Wahrscheinlich lernt man das erst schätzen, wenn man das Gegenteil kennt. Natürlich sind die „schwierigen Tage" immer wieder eine

Herausforderung, und wir kommen an unsere Grenzen. Denn da sind ja noch so viele Fragen: Welchen Verlauf wird die Krankheit nehmen? Werden wir Kinder haben können? Wie wird sich unser Miteinander in schweren Krankheitsphasen gestalten? Werde ich die Medikamente auf Dauer vertragen?

Doch für vieles sind wir auch sehr dankbar. Zu unseren Eltern und Geschwistern haben wir ein gutes Verhältnis, wir wissen, dass sie hinter uns stehen. Und es gibt auch echte Freundschaft.

Als sehr wichtig empfinde ich das gute Verhältnis zu meinem Arzt. Ich weiß mich in guten Händen und habe Vertrauen.

Es hat lange gedauert, bis ich mich der Krankheit stellen konnte, aber nun fällt es mir leichter, damit umzugehen. Ich bin gut informiert, und wir wollen lernen, mit den Höhen und Tiefen zu leben. Wir sind gespannt, wie sich unser gemeinsamer Lebensweg gestaltet!!

Ich bin nicht mehr in mir zuhause
Sondern irre irgendwo umher
Jeder Tag und jede Stunde
Fällt mir so unendlich schwer.
Ich weiß, das Licht ist da
Aber wann ich es wieder sehe?
Vielleicht im nächsten Jahr...

Kein Boden unter den Füßen
Sondern nur nackter kalter Asphalt
Leider macht auch vor mir
Die Realität des Lebens nicht halt
Ich möchte weiter träumen
Möchte wieder Prinzessin sein...

GEFANGEN, erstarrt
Sind Gefühle, Freude und Elan
Mal wieder muss ich Fesseln lösen
Nur – den Schlüssel hab ich weggetan
Ich brauche meine Zeit zum Erwachen
Wann? Wann werde ich endlich wieder lachen?

Mir fehlt der Mut, zu mir selbst zu stehen
Mir fehlt der Mut, jetzt auf und davon zu gehen
Ich kann nicht mehr in den Spiegel sehen
Ich möchte weinen...

Sonja Becker

Ich bin als drittes Kind eines Dorflehrers auf dem Lande geboren und wuchs sehr behütet auf. Nach der Grundschule kam ich mit 10 Jahren auf die „Höhere Schule" in die Stadt und wurde dort von Klosterschwestern in einem Schülerinnenwohnheim betreut. Aber ich hatte schon bald Heimweh. Dort erlebte ich das Kriegsende mit Sturzkampfangriffen und der Verteidigung der nahen Stadt von Soldaten in unserem Schulhaus und auf dem Schulhausgelände. Die Endphase des Krieges hat viele tiefe Eindrücke bei mir als zwölfjährigem Kind hinterlassen: Aufstellung des Volkssturmes, Zusammentreibung von Kriegsgefangenen und so weiter.

Als die Amerikaner mit Panzern einmarschierten, brannte unser Dorf zu einem Viertel nieder, weil die Wehrmacht Widerstand leistete. Flieger- und Gewittergeräusche lösten noch viele Jahre danach Angst in mir aus. Außerdem wussten wir lange nicht, wo mein Vater als Soldat und meine zwei älteren Geschwister waren, die zum Schluss noch als Kriegsverpflichtete kämpfen mussten.

Als ich siebzehn war, zogen wir in die Stadt, wo ich eine kaufmännische Lehre in einem Schreibbüro bekam. Mit achtzehn lernte ich meinen Mann kennen, vier Jahre später heirateten wir und zogen nach Oberbayern, wo ich in einer Maschinenfabrik als Sekretärin arbeitete. Mit 26 bekam ich mein erstes Kind und gab meinen Beruf auf, um ein gutes Familienleben zu führen – so, wie ich es von zuhause gewohnt war. Aber da wir bauen wollten, entschloss ich mich dann doch, meinen Sohn in den Kindergarten zu geben und wieder ganztags als Sekretärin zu arbeiten.

Nach sechs Jahren kam unser zweiter Sohn zur Welt. Mit großer Freude und vielen Erwartungen startete ich nun das angestrebte

Familienleben mit Mann und zwei Söhnen, mit eigenem Haus und Garten. Aber nach etwa zwei Jahren überkam mich eine große Traurigkeit, und ich funktionierte nicht mehr so, wie meine Familie das von mir erwartete. Während mein Mann für seine Firma lebte, wollte ich zuhause alles mehr als hundertprozentig regeln, und das klappte nicht – immer wieder stellten sich über 33 Jahre verteilt schwere und länger anhaltende Depressionen ein. Dazwischen lagen immer wieder Hochs, in denen ich bis zur Erschöpfung arbeitete, denn bei den vielen Tiefs – zusammengerechnet neun Jahre meines Lebens – war ein enormer Nachholbedarf vorhanden.

Heute mit siebzig kann ich sagen, ohne meine beiden Söhne, die zu allen Zeiten im wahrsten Sinne des Wortes mit mir gelebt haben, hätte ich diese leidvollen Zeiten wohl nicht überstanden.

Bis auf die letzten drei Jahre habe ich alle Durststrecken zuhause abgesessen. Nach zwei kurzen Klinikaufenthalten, bei denen ich mit entsprechender Hilfe vieles überdenken und eine andere Verhaltensweise für mein Leben erarbeiten konnte, wollte ich bei meiner letzten und schlimmsten Depression im November 2001 wissen, ob es für mich als Medikamenten-Versager (5 Jahre Lithium, Sirtal, zuletzt Ergenyl) denn wirklich kein Mittel geben sollte.

Auf eigenen Wunsch ging ich in eine Fachklinik, um moderne Vorsorgemedikamente zu testen, aber nach Kreislaufstörungen und Vergiftungserscheinungen wollte ich wieder nach Hause (weil Familienfeste anstanden), um dann noch einmal stationär behandelt zu werden. Der älteste Sohn, inzwischen Oberarzt an einer städtischen Klinik, wollte mich unterstützen, der jüngere brachte mich zu einer ihm gut bekannten Heilpraktikerin. Von nun an fuhr ich also zweigleisig: ambulante Behandlung in der Fachklinik und Behandlung mit Naturheilverfahren.

Ich setzte auf eigene Verantwortung alle Psychopharmaka ab. Da ich psychisch bei meinem letzten Klinikaufenthalt sehr gut betreut wurde, konnte ich durch eine andere Verhaltensweise mein Leben ändern.

So geht es mir seit Mai 2002 anhaltend gut. Seit ich siebzig bin, lebe ich völlig ohne Psychopharmaka.

Wenn ich heute zurückdenke, war der erste, jedoch sehr milde Ausbruch meiner Krankheit eineinhalb Jahre nach der Geburt meines ersten Kindes eine Art von Frühwarnung. Ich wollte zuhause einfach alles zweihundertprozentig machen, versorgte mein Kind streng nach einem Säuglingsbuch und habe sogar die Mullwindeln gebügelt. Obwohl mein Sohn sehr pflegeleicht und ein richtiger Wonneproppen war, reichte der Tag für meine Hausfrauenpflichten hinten und vorne nicht aus, und so war ich bald das heulende Elend.

Mein Mann dachte, ich sei „nervenkrank" und schickte mich zu einem Nervenarzt. Aber als ich dann wieder voll berufstätig war, ein Kindergartenkind und meinen Haushalt zu führen hatte und dann auch noch der Hausbau mit den vielen Eigenleistungen abends und am Wochenende anstand, war der Spuk doch für sechs Jahre trotz aller Doppelbelastungen zu Ende. Heute weiß ich, es war die Anerkennung im Beruf, wo ich ernst genommen wurde. Aber als ich nach der Geburt des zweiten Sohnes nur noch eine Superhausfrau sein wollte, fingen die Depressionen prompt wieder an.

Meinen Mann und die beiden Söhne konnte ich in den schlechten Zeiten nur mit größter Anstrengung einigermaßen betreuen, in guten Zeiten schaffte ich es „mit links". Meine Mutter kam immer wieder, um mir zu helfen. Vor allem die Kocherei fiel mir schwer, sodass ich in schlechten Zeiten durch Appetitlosigkeit immer sehr stark abnahm. Mit der Hilfe der Ärzte und des sozialpsychiatrischen Dienstes konnte ich mich so einigermaßen durchwurschteln, vor allem, weil sich auch mein ältester Sohn schon mit elf Jahren zu einem guten Hausmann entwickelte.

Die Diagnose hieß damals „endogene Depressionen", später „manisch-depressive Erkrankung". Durch meine Mutter erfuhr ich, dass auch mein Vater und dessen Mutter an seelischen Schwankungen gelitten hatten, was man aber damals als Schwäche abtat. Die sollten sich einfach zusammenreißen, eine einsichtige Behandlung gab es nicht.

Inzwischen konnte ich auch meine Wünsche durchsetzen und hatte nacheinander zwei Schäferhunde, mit denen es mir viel besser ging. Mit meinen Söhnen und den Tieren lebten wir friedlich und aufeinander abgestimmt. Mein Mann lebte für seine Firma und kletterte auf der Karriereleiter nach oben.

In den depressiven Zeiten fühlte ich mich schuldig, wenn ich durch meine Verzweiflung, meine Hoffnungslosigkeit, meine Grübeleien und meine Angstzustände nichts erbringen konnte. Ich wollte immer wissen, wie es die anderen schaffen, war eine Suchende geworden, litt an Schlafstörungen und konnte nicht abschalten.

Als ich dann mit rund fünfzig Jahren im Zusammenhang mit einem Rentenverfahren einen Facharzt für Neurologie und Psychiatrie kennenlernte, lernte ich durch ihn auch meine Krankheit kennen und ließ mich behandeln. Endlich lernte ich, mit meiner Krankheit umzugehen: Nicht mehr immer mit dem Kopf durch die Wand, nicht immer wieder äußerste Willenskraft zu verlangen, nicht immer funktionieren müssen. Hausarbeit auch mal nachmittags zu machen und nicht immer früh morgens, wie es die Nachbarinnen tun. Ich lernte, dass nicht schon um vier Uhr nachmittags alles perfekt sein musste, wenn mein Mann nach Hause kam. Das war ein harter Umlernprozess, aber weil ich eben vormittags so mutlos war, ging nachmittags alles besser.

Als ich sechzig wurde, waren unsere Söhne außer Haus, und mein Mann ging in Rente. Ich wollte endlich viel Zeit für unser Privatleben haben, stattdessen stellten sich die schwersten und längsten Depressionen ein. Ich wurde immer weniger produktiv. Deshalb versuchte ich, mir mit Süßigkeiten Gutes zu tun und nahm immer mehr zu.

Die Diagnose lautete jetzt „bipolare Störung". Nach langer Zeit und vielen Anstrengungen musste ich feststellen, dass mit meinem Mann als rastlosem Einzelgänger und mir als Familienmenschen ein harmonischer Lebensabend nicht möglich ist. Jetzt wohnen wir zwar im gleichen Haus, aber jeder hat seinen eigenen Bereich. Mein Mann ist viel unterwegs, ich dagegen bin gern viel zu Hause und lebe sehr eng mit meinen vier Enkelkindern, meinen Geschwistern, vielen guten Bekannten und nicht zuletzt mit meinen Söhnen und Schwiegertöchtern – so wie es ihre Zeit erlaubt. In einer Verhaltenstherapie habe ich gelernt, dass es mit siebzig Zeit wird, so zu leben, dass man sich wohl fühlt. Ich musste zwar noch viel Wut ablassen, kann mir aber mein Leben nun so einteilen, dass es mir gut geht.

Ich bin stolz, alle anstehenden Dinge allein erledigen zu können und habe vieles (wie Familienfeste mit großer Küche, Fotos aus alter Zeit einkleben und viele Hobbys, zum Beispiel verreisen) nachgeholt – das alles hat mir ein neues Selbstbewusstsein gegeben. Seit etwa drei Jahren mache ich außerdem eine Art Lichttherapie, morgens und abends etwa zehn Minuten UV-Bestrahlung im Garten oder bei der Arbeit auf der geschützten Terrasse. Man muss nicht immer hinter Mauern arbeiten.

Mit meinen Angehörigen und meinen Bekannten bin ich, außer mit meinem Mann, in all den Jahren trotz meiner Depressionen immer klar gekommen. Seit ich nichts mehr vertuschen muss, ist mein Leben entscheidend leichter. Die größte Katastrophe war sicher, mit meinem Partner keine gute Beziehung aufbauen zu können. Mit meinem Klinikarzt bin ich auf ambulanter Basis gut verbunden. Monatlich melde ich mich per Telefon, alle zwei bis drei Monate komme ich zu einem persönlichen Gespräch und liefere meine täglichen Aufzeichnungen für die „Stanley-Ambulanz"-Studie ab.

Meine innere Welt hat nun wieder die gleichen Gefühle, Wahrnehmungen und Befürchtungen, wie ich sie damals mit zwanzig hatte – viel Optimismus, viel Fröhlichkeit, viele Ideen. Natürlich profitiere ich auch von den vielen Erfahrungen, die einem das

Leben in siebzig Jahren so reichlich beschert hat. Körperliche Gebrechen und Erkrankungen, bis hin zu notwendigen Operationen, waren für mich nie so belastend wie die depressiven Phasen meiner „bipolaren Störung".

An Psychopharmaka habe ich in 33 Jahren in etwa 25000 Tabletten eingenommen!

Ganz unten: Die Sonne scheint, aber es ist dunkel. Die Sonne kann gar nicht so hell scheinen, als dass sie in meine Dunkelheit einzudringen vermag, geschweige denn, sie zu durchdringen. Es bleibt dunkel. Es wird immer dunkel bleiben. Kein Sonnenstrahl wird mich jemals mehr berühren.

Es ist kalt, sehr kalt. Ich friere nicht. Nicht einmal fröstelt es mich. Niemals werde ich mehr frieren. Es wird immer kalt sein. Licht und Wärme sind reine Verschwendung. Sinnlos vergeudete Sonnenkräfte. Dabei sehne ich mich so sehr nach Deinen wärmenden Strahlen.

Es ist Nacht. Ich schlafe nicht. Seit Stunden wälze ich mich schweißgebadet im Bett. Es sind immer die gleichen Fragen. Wie geht es weiter? Wie geht es weiter? Geht es weiter? Fragen ohne Antworten. Ewig wiederkehrend.

Es ist Morgen. Ich bleibe liegen. Es ist schon spät, sehr spät. Ich kann nicht aufstehen. Ich werde wieder zu spät zur Arbeit kommen. Der dunkle Dämon hält mich gefangen. Er fesselt mich ans Bett. Meine Glieder sind bleiern. Der Sog aus der Tiefe ist übermächtig. Er zieht mich hinab. Panik ergreift mich. Ich versuche, mich zu befreien. Verzweifelt rudere ich. Wie ein Schiffbrüchiger auf offenem Meer. Kein rettendes Ufer in Sicht. Die letzten Atemzüge. Dann erlöschen meine Kräfte.

Ich beobachte Euer Treiben. Ich sehe, wie Ihr um das „goldene Kalb" tanzt. Es widert mich an. Ihr widert mich an. Eure Oberflächlichkeit, Euer Streben nach Geld und Macht, Eure Gier, Eure Geilheit, Eure Verlogenheit. Ich mache nicht mehr mit. Ich steige aus. Spielt Eure falschen Spiele von nun an ohne mich. Ich kann und will so nicht mehr leben.

Mein Kopf liegt in Deinem Schoß. Geborgen wie ein kleines Kind. Ich atme Deinen Duft, sehe, wie sich Deine vollen Brüste im ebenmäßigen Rhythmus Deines Atmens heben und senken. Ich liebe den Anblick Deiner Brüste. Ich liebe das kleine Muttermal auf Deiner linken Brust. Ich möchte es liebkosen, ich möchte Dich liebkosen, möchte Dir höchste Lust bereiten. Aber ich bin kalt, eisig kalt. Meine Küsse lassen Dich erschaudern. Meine Berührungen sind tollpatschig und verzagt. Wie soll ich Dich jemals wieder lieben können? Ich möchte schreien vor Schmerz. Stattdessen frisst mich mein Schmerz von innen her auf. Nicht einmal weinen kann ich mehr. Wäre es nicht besser zu sterben?

Ganz oben: Meine Lust kennt keine Grenzen. Frauen, Männer. Egal. Zu zweit, zu dritt, zu Hunderten. Egal. Orgien. Jawohl. Ich bin unersättlich. Riechen, fühlen, schmecken. Finger tasten, Lippen streicheln, Zungen küssen. Erst ganz zart. Dann immer stärker, immer schneller, immer tiefer. Unser Atem wird lauter und lauter. Unsere Körper verschmelzen mehr und mehr. Ich bin nur noch Fleisch. Geiles Fleisch inmitten von geilem Fleische. Stöhnendes Fleisch. Schreiendes Fleisch.

Ich nehme sie mir, Eure schönen und muskulösen Körper. Ich gebrauche sie. Ich benutze sie. Wie Werkzeuge. Ich bin ein Körperfresser. Dann spucke ich Euch aus und verspeise die nächsten.

Ich spiele Euch den Narren. Jedoch werdet Ihr teuer dafür bezahlen. Ich hülle mich in feinstes Tuch. Ich fahre die teuersten Sportwagen. Ich pflege die ausgefeiltesten Hobbys. Ich lasse mich in den protzigsten Limousinen vorfahren. Ich speise in den feinsten Restaurants. Ich nächtige in den besten Hotels. Ich verkehre in den edelsten Bordellen. Überall schätzt man meinen Witz und Charme. Eure Frauen fliegen auf mich. Ein einziger Blickkontakt mit mir entschädigt sie für sieben mal sieben verbitterte Ehejahre mit Euch. Ach, was ist das Leben herrlich.

Der Wechsel von Tag und Nacht, er existiert nicht mehr. Ich habe ihn außer Kraft gesetzt. Tag ist, wenn ich beschließe, dass Tag ist. Nacht ist, wenn ich beschließe, dass Nacht ist. Schon lange habe ich aufgehört zu schlafen. Wozu auch? Reine Verschwendung. Das Leben ist viel zu aufregend. Gilt es doch, die Welt aus ihren Angeln zu heben. Tausende und Abertausende von Ideen, und alle nur vom Feinsten, sprudeln aus mir hervor. Jede Sekunde aufs Neue. Meine Glieder zucken, mein Leib bebt. Ich werde getrieben von nicht zu bändigenden Energieströmen. Ich stehe total unter Strom. Ich erschaffe Euch eine Neue Welt. Und Ihr werdet staunen. Sie wird so unendlich viel schöner und wunderbarer sein als alles, was Ihr Euch vorzustellen vermögt.

Alles erstrahlt im goldenen Glanz. Wohlige Wärme, wo immer ich bin. Die Kraft von tausend Sonnen umgibt mich. Ich bin heller als der hellste Schein. Ich bin der strahlendste Komet am Firmament. Steige ich hinab in die tiefsten Tiefen, in die dunkelste Dunkelheit, so erfülle ich noch diese mit blendender Helligkeit. Die Kreaturen der Finsternis fliehen vor meinem göttlichen Strahlen. Ich bin unsterblich. Ich bin der Auserwählte. Ich bin wie Gott. Ich bin Gott.

Katharina (28): Nur nicht die Hoffnung verlieren...

In der Depression: Ich nenne meine Krankheit die Pest. Depression scheint mir ein viel zu sachliches, verharmlosendes Wort zu sein. Denn wie früher die Pestkranken bin ich von allem Leben abgeschnitten, habe keine Gefühle mehr für die Menschen, verletze sie mit meinem Zynismus.

Ich bin eine tote Puppe unter fühlenden, lachenden Menschen, habe keine Verbindung zu ihnen, verstehe nichts von dem, was sie sagen. Tröstende Worte sind wie Spott. Die Nacht ist hell gegen das Dunkel in mir.

Ich bin nicht mehr von dieser Welt, sondern gefangen in meinem ewigen Dunkel, in dem es kein Gestern und kein Morgen gibt. Meine Seele ist aus Stein, mein Herz erfroren. Ich verliere alle liebenswerten Charakterzüge, bin geprägt von gnadenlosem Negativismus, Menschenhass und Lieblosigkeit. Meine Mimik ist zu einem gequälten leeren Ausdruck erstarrt. Entspannung, Urlaub von der gepeinigten Seele und den dunklen Gedanken ist unmöglich. Meine geliebte Musik empfinde ich wie Lärm, selbst Vogelgezwitscher ist ein aufdringliches, in seiner Lebensfreude unerträgliches Geräusch.

Unsere Welt ist ein Jammertal. Ungeschützt durch gesunden Optimismus sehe ich nur das unendliche Leid, die Ungerechtigkeit und den Tod, der allgegenwärtig zu sein scheint. Meine geistigen Möglichkeiten sind auf das fünfminütige Betrachten eines Versandhauskataloges beschränkt, fernsehen ist unmöglich geworden, ich bin unfähig, mich auf die einfachsten Zusammenhänge zu konzentrieren, meine Seelenqual lässt mich nie los, macht mich unentwegt grübeln und (ver-)zweifeln.

Selbst im Schlaf finde ich keine Erholung. Stundenlang liege ich wach, gejagt von Stimmen, die mich in unendliche Tiefen zu reißen scheinen, gequält von Schuldgefühlen gegenüber meiner Familie. Nicht selten fürchte ich, nun endgültig den Verstand zu verlieren. Das Leben scheint ohne mich weiter zu gehen, meine Zeit steht still...

Irgendwann der Rat, doch mal einen Psychiater aufzusuchen. Natürlich habe ich Angst, weiß nicht, was mir dort passiert. Mein Zustand ist ja keine Krankheit, sondern eine Strafe Gottes. Ich bin äußerlich unversehrt, was soll ein Arzt da schon finden? Und meine diffusen Symptome wie Appetitlosigkeit, Schlafstörungen, Konzentrationsunfähigkeit bringe ich nicht mit meiner Depression in Verbindung. Mein Umfeld und ich wissen wenig über diese Krankheit, halten das alles für eine harmlose Lustlosigkeit, einen verspäteten pubertären Weltschmerz.

Als ich dann endlich verschüchtert und unsicher die ärztliche Praxis betrete, ist meine Depression schon im Abklingen. Prompt hält die Ärztin mich nicht für krank, sondern nur für unausgelastet und unzufrieden. Sie rät mir, nach einer Ausbildung zu suchen, die mir Spaß macht, und reduziert alles auf eine Sinnkrise. Ich gehe nicht wieder hin.

Aber dies ist erst der Anfang meiner jahrelangen, schmerzlichen Arzt-Odyssee. Ich werde noch eine Menge Ignoranz und Unverständnis erleben, bis die richtige Diagnose gestellt wird und ich eine annähernd adäquate Behandlung bekomme. Später erfahre ich, dass dieser Verlauf für bipolare Störungen nicht untypisch ist – aber das ist kaum tröstlich. So vergehen meine Depressionen viele Jahre lang immer wieder von alleine – um dann beim nächsten Mal um so schlimmer wieder zu kommen.

Ich habe die Depression immer als einen gestrengen, unerbittlichen Lehrmeister empfunden. Ob darin auch etwas Gutes steckt? Ich bin gelassener, reifer, gütiger geworden. In meinen schwärzesten Stunden habe ich einmal gelesen, dass, wer Schlimmes überlebt hat, zu wahrer tiefer Freude fähig ist. Diese Empfindung steht seitdem über meinem Leben.

In der Manie: Ich tanze, die Welt ist bunt und laut und schnell und wirbelt um mich herum. Ich sauge alles in mich auf, fühle mich so lebendig wie lange nicht. Alle anderen möchte ich anstecken mit meiner unbändigen Kraft und Lebensfreude – warum sind nur alle so langsam und so verhalten? Mein Kopf sprüht vor Ideen und Plänen, die alle gleichzeitig realisiert werden wollen. Leider entgeht mir, dass ich fast nichts mehr ausdauernd und vernünftig zu Ende bringe.

Ich lebe nach dem Lustprinzip, fühle mich frei wie ein Vogel, kann genau so hoch fliegen. Wie schön muss das dort oben bei den Sternen sein, mit denen ich mich auf mystische Weise verbunden fühle. Wunderbar, dieses Gefühl in meinen schlaflosen Nächten zu zelebrieren. Ich brauche niemanden zum Feiern, bin mir selber Fest genug. Die anderen sind nur Spielverderber, unterstellen, dass ich kindisch und albern sei. Sie missgönnen mir mein Glück.

Ich muss also im Verborgenen feiern. Kann die anderen sowieso nicht verstehen mit ihrem ewigen Pessimismus und ihrer schlechten Laune. In meiner Welt gibt es keine Sorgen, nur Sonnenschein und Freude. Meine Energien scheinen unerschöpflich zu sein. Ein gutes Körpergefühl. Die Schwere und Unbeweglichkeit der letzten Zeit ist verflogen. Ich tanze! Warum nur tanzt niemand mit?

Plötzlich falle ich. Meine innere Musik ist verklungen. Meine Lebendigkeit erstirbt. Zurück bleibt ein kleines, müdes Wrack. Das Aufwachen aus meinem manischen Taumel tut unendlich weh. Die Welt zeigt wieder ihr raues, kaltes Gesicht. Kein Lachen erreicht mich mehr, nur noch Schmerz und Trauer. Auch schöne Erinnerungen lässt man mir nicht, ich bin wieder ein „Fall", und meine Stimmungen werden bis ins Letzte pathologisiert. Ernüchternde Worte: Rückfall in die Depression nach unbehandelter manischer Phase. Eindeutiger Fall, nächster Fall, Herr Doktor.

Einsamkeit und Verzweiflung nehmen mich wieder gefangen – wann hört dieser Teufelskreis nur auf?

Im Zwischen-Reich: Weiße Menschen schauen mich mit bohrenden, abschätzenden Blicken an. Meine Biografie wird zerpflückt, meine Seele in Raster sortiert, damit das böse Kind endlich einen Namen hat: akute Manie bei manisch-depressiver Erkrankung. Die Fachwörter treffen mich wie Schläge und lassen mich verstört zurück. Warum spricht niemand mit mir? Warum werden meine Sorgen nicht ernst genommen? Warum werde ich wie ein unmündiges, unartiges Kind behandelt?

Von den Medikamenten, die ich nehmen soll, habe ich noch nie etwas gehört. Man gibt sie mir ohne ein Wort der Erklärung. Protest ist unmöglich. Für Fragen keine Zeit. Geschlossene Station. Geschundene Seelen, die Angst als ständiger Begleiter. Noch heute fühle ich Ohnmacht angesichts der verschlossenen Türen.

Aber bald werde ich davon nichts mehr spüren. Hohe Dosen Haldol katapultieren meine Seele in einen dumpfen, tauben Dauerschlummer. Geist und Zunge sind gelähmt, der Körper gehorcht mir nicht mehr, soll ich zwei Schritt gehen, muss man mich stützen. Zum Aufstehen zu schwach dämmere ich tagelang vor mich hin, Mahlzeiten und Tablettenausgabe teilen den Tag auf. Mein Geist scheint auf Erbsengröße geschrumpft. Nie habe ich etwas Demütigenderes erlebt.

Das Essen geht nun auch nicht mehr, ruft sofort die Hüter auf den Plan: „Sie isst nicht mehr – künstliche Ernährung?" Mein verzweifelter Protest ist auf ein leises Jammern beschränkt. Im Spiegel steht ein blasses, müdes Knochenkind mit tiefen Augenringen – bin ich das noch?

Wochen später lerne ich wieder laufen, und ich lerne, dass die Ärzte in der Psychiatrie nicht in Tagen rechnen, sondern in Monaten. Demut und Geduld bekommen eine neue Bedeutung. Moderne Medikamente lassen mich wieder an die Oberfläche, und ich nehme meine Umgebung wahr, was in der Psychiatrie nicht immer von Vorteil ist.

Nach Monaten endlich die ersehnte Entlassung in eine Welt, die nicht mehr dieselbe ist: Denn ich sei anders, hat man mir erzählt, sei chronisch krank und müsse mein Leben lang Tabletten nehmen. Und was für Tabletten! Niemand scheint sie freiwillig zu nehmen, jeder weiß um ihre Gefährlichkeit, ich verstecke sie vor meinen Freunden, denn sie könnten zeigen, dass ich verrückt bin. Aber meine Zweifel und meine Ängste finden auf sogenannter professioneller Seite kein Verständnis.

Schließlich setze ich alle Medikamente eigenmächtig ab – aus Verzweiflung? Oder aus Trotz? Endlich fühle ich mich wieder den „normalen" Menschen zugehörig, und es scheint, als sei die Psychiatrie und meine Krankheit nur ein böser Traum.

Doch das Glück ist von kurzer Dauer. Ich bekomme einen Rückfall, der schlimmer ist als alles, was ich bisher ertragen musste. Und dann der übliche Leidensweg: Monatelanges Wandern am Rande des Abgrundes, stündlicher (!) Wechsel zwischen Manie und Depression, die Ärzte nennen es „rapid cycling", aber „Besuch in der Hölle" wäre ein passenderes Wort. Endstation ist die Psychiatrie mit hochpotenter, neuroleptischer Medikation und monatelanges, schmerzliches Warten auf Besserung.

Habe ich nun endlich verstanden, dass ich mit der richtigen Medikation ein ausgeglicheneres Leben führen kann und dass diese Krankheit immer ein Teil meines Wesens sein wird? Vom Kopf her verstehe ich – aber ein bitteres Gefühl wird bleiben…

Eine Art Nachwort: Heute liegen meine schlimmsten Zeiten einige Jahre zurück. Manchmal empfinde ich diese Krankheit als besondere Gabe, die es mir erlaubt, tiefer und intensiver zu fühlen als „Gesunde". Und ich trenne nicht mehr so scharf. Trauer und Glück gehören nun mal zum Leben eines jeden Menschen. Vielleicht hat mich meine Krankheit auch toleranter und aufmerksamer gegenüber den Leiden und Schwächen meiner Mitmenschen gemacht.

Ich habe das Glück, einen engagierten und verständnisvollen Psychiater und eine mitfühlende und fähige Psychologin gefunden zu haben. Ohne ihre fachliche und menschliche Hilfe und ohne die Liebe und Unterstützung meiner Familie wäre ich heute vielleicht nicht mehr am Leben.

So kann ich jetzt Psychologie studieren, meinen Hobbys nachgehen und ein fast normales Leben außerhalb der Klinik führen. Das ist ein großes Geschenk. Natürlich habe ich noch immer Stimmungsschwankungen, aber dank Lamictal, Timox, Cipramil und Co. sind die Ausschläge nach oben und unten kleiner geworden.

Ich wünsche allen Betroffenen, dass auch sie die Hoffnung nicht verlieren…

Bruno (36): Trotz vieler Verluste bleibe ich Optimist...

Die erste Phase meiner Krankheit trat im Alter von 20 Jahren auf. Es gab keinerlei Frühwarnsymptome, die darauf hindeuten könnten. Bis zu meinem Abitur (1986) gab es auch keine Lebenssituationen, die extreme psychische Belastungen nach sich gezogen hätten.

Beim ersten Mal, also 1987, war ein stationärer Aufenthalt unumgänglich. Denn plötzlich fiel ich mitten im Studium in eine schwere Depression mit Angstgefühlen und Selbstmordgedanken. So lautete die erste Diagnose denn auch „Depression".

Daraufhin folgten in regelmäßigen Abständen weitere Phasen: 1988, 1990, 1992 und 1994 eine Manie, 1996 eine Depression, 1998 und 2000 eine Manie und 2002 eine Depression mit „Switch" in Manie nach der Einweisung.

1990 wurde zum ersten Mal die Diagnose „manisch-depressiv" gestellt.

Jeder dieser Schübe war sehr stark und musste in der Klinik mit starken Medikamenten behandelt werden, und nach jedem Aufenthalt wurde ich mit einer Kombination der gängigsten Prophylaxe-Medikamente entlassen: Lithium und Carbamazepin oder Valproat.

Eine richtige Krankheitseinsicht habe ich erst seit etwa einem Jahr, das ist spät, aber nicht zu spät. Bis zur achten und letzten Phase setzte ich immer wieder eigenwillig die Medikamente ab. Jetzt vertraue ich ihrem Schutz vor extremen Stimmungsschwankungen und bin konsequent in der regelmäßigen Einnahme. Nebenwirkungen wie Müdigkeit, Antriebslosigkeit oder Zittern nehme ich mittlerweile in Kauf, obwohl ich nach wie vor lieber ohne chemische Produkte leben würde. Ich akzeptiere sie sogar, denn die Hoffnung auf eine vielleicht dauerhafte psychische Stabilität und Ausgeglichenheit wiegt um ein Vielfaches mehr.

Zur Zeit bin ich seit zwei Monaten arbeitslos. Als ungelernte Arbeitskraft nach abgebrochenem Studium ist es für mich nicht leicht, derzeit auf dem Markt eine Arbeit zu finden, schon gar nicht in einer guten, ausgeglichenen Umgebung. Eigentlich bin ich sehr sensibel, aber ich glaube, dass mein Auftreten in der Öffentlichkeit davon nichts spüren lässt.

Die Aufgaben des täglichen Lebens bewältige ich mit Organisation, Disziplin und einem starken Willen, manchmal sogar mit Leichtigkeit.

Seit dem letzten Klinikaufenthalt vor einem Jahr habe ich neben den regelmäßigen Terminen beim Arzt – so etwa alle sechs bis acht Wochen – auch eine gute Psychotherapie (einmal wöchentlich). Darum habe ich mich selbst bemüht, genauso wie um die Gründung einer Selbsthilfegruppe zu Beginn dieses Jahres. Dabei gibt die Ambulanz der Psychiatrie Hilfen und stellt auch den Raum zur Verfügung.

Mit meiner Familie besteht auch Kontakt, zu den Brüdern eher distanziert, zur Mutter mit regelmäßigen Anrufen und auch Kurzbesuchen. Außerdem habe ich einen fünfjährigen Sohn, den ich regelmäßig sehe, mindestens einmal pro Woche. Zu meiner Exfrau habe ich auch nach dreieinhalb Jahren der Trennung ein gutes Verhältnis. Wir leben im selben Ort.

Trotzdem: Meine Krankheit hat mir schon viele Verluste beschert: Trennung von der Familie und anderen Beziehungen, Arbeitsplatz, Führerschein, Freunde, Taxischein, Wohnungen, finanzielle Einbußen in den manischen Phasen. Und es gingen auch immer wieder Ausbildungsplätze für Umschulungen verloren.

Es ist mir zwar während der Krankheit nicht mehr gelungen, mein Leben aktiv, kreativ und konstruktiv aufzubauen, und es hat immer wieder selbst „verschuldete" destruktive Katastrophen gegeben. Aber meine „innere Welt" befindet sich im Lot, und ich fühle mich wohl.

Ängste werden wohl immer bestehen bleiben. Aber ich „höre in mich hinein", stelle mich den Aufgaben des Lebens mit Behutsamkeit und Mut und bleibe trotz allem ein Optimist.

Die Manie fordert dich auf zum Fliegen
Sie verspricht dir so viel – du kannst nur siegen!
So steigst du lächelnd in diese Achterbahn
Solche Gefühlsturbulenzen haben dir schon so oft „gut" getan
Doch du weißt, dieser Blitzstart wird ein Ende haben
Du wirst unsanft landen, am Boden zerstört...

Sonja Becker

Christel (52): Mein größter Wunsch – akzeptiert zu werden ...

Ich erkrankte erstmalig im Alter von 15 Jahren an einer reaktiven Depression, da ich anfangs mit dem Übergang von der Grundschule aufs Gymnasium nicht zurecht kam. Meine Mutter stellte mich einem Kinderpsychiater vor, der mir kurzfristig ein pflanzliches Beruhigungsmittel verordnete. Ich fing mich wieder und erreichte 1969 ein sehr gutes Abitur. Im gleichen Jahr begann ich ein Pharmazie-Studium an der Martin-Luther-Universität in meiner Heimatstadt Halle/Saale.

Ich wohnte bei meiner Mutter. Diese war sehr sadistisch veranlagt und misshandelte mich fast täglich verbal und körperlich. Als Folge dieser enormen psychischen Belastung erkrankte ich erneut an einer Depression und unternahm mit 21 Jahren einen Suizidversuch mit Gas. Davon übrig blieb eine Lähmung beider Füße. Nach vier Monaten wurde ich aus der Psychiatrischen Klinik in Halle entlassen. Die Lähmung war geheilt. Das Studium brach ich ab, weil ich aufgrund einer Arthrose in den Kniegelenken nicht mehr für den Apothekerberuf geeignet war.

1973 war ich für sechs Wochen zu einer stationären Psychotherapie. Diese Therapie hat mein Leben geändert. Ich war ein neuer Mensch mit einem gestärkten Selbstwertgefühl und einer höheren emotionalen Belastbarkeit geworden. Ich war sicher, wieder ganz gesund zu sein und niemals mehr psychisch krank zu werden. Mit diesem Bewusstsein begann ich ein BWL-Studium in Potsdam, das ich 1977 mit Erfolg abschloss. In Dresden fand ich eine Tätigkeit im Gesundheits- und Sozialwesen der Stadt. Noch im gleichen Jahr heiratete ich. Zum Jahresende kam meine Tochter zur Welt. Meine Ehe war von Anfang an eine Belastung.

Ein Jahr später trat plötzlich eine erste manische Phase auf. Die konnte ich nur schwer verkraften. Ich musste für sechs Monate in eine Klinik, aber nach der Entlassung war die berufliche Wiedereingliederung kein Problem.

Es folgten noch mehrere Klinikaufenthalte, bis die Diagnose endgültig feststand: Manisch-depressiv! Ich wurde auf Lithium eingestellt, was die pathologischen Phasen aber leider nicht völlig abfangen konnte. Immerhin war ich von 1985 bis 1991 stabil.

Dann folgten familiäre Belastungen, vor allem von Seiten meiner 13jährigen Tochter, die zuhause ausgerissen war, und das hatte zur Folge, dass ich in den nächsten fünf Jahren jedes Jahr ein Mal manisch wurde. Zu Beginn einer manischen Phase hatte ich natürlich keine Krankheitseinsicht, die entwickelte sich erst im Laufe des Gesundungsprozesses.

Meine manischen Phasen zeigten sich immer wieder durch totale Euphorie, grenzenlosen Rededrang, Schreibdrang, gesteigerte Libido und fehlendes Schlafbedürfnis. Es kam zu heftigen Affektentladungen, die mir eigentlich wesensfremd sind. Ich räumte zum Beispiel alle Schränke gleichzeitig aus, ohne sie auch wieder einzuräumen. Oder ich schrieb bösartige Briefe an Verwandte und ließ mich leichtsinnig auf amouröse Abenteuer mit unbekannten Männern ein. Dabei hatte ich immer das Gefühl, eine der schönsten und klügsten Frauen zu sein und war überzeugt, dass mir alles im Leben gelingen wird. Solche hohen Glücksgefühle kann nur ein Maniker erreichen.

Immer, wenn ich manisch war, war ich auch leichtsinnig mit Geld. Einmal war ich täglich in einem teuren Restaurant zum Essen und fuhr anschließend mit einer Taxe nach Hause. Meine Telefonkosten stiegen enorm. Aber ich war immer sicher, dass sich das alles irgendwie regeln würde. Irgendwer würde mir schon Geld schicken.

Erst als meine Tochter mit 18 in eine eigene Wohnung zog, ging es mir besser. Die Phasen reduzierten sich. Mein Ex-Mann, meine Mutter und meine Tochter hatten für meine Krankheit leider gar kein Verständnis. Meine Tochter nannte mich „gehirnamputiert" und mein Ex-Mann sagte manchmal: „Du hast kein Recht auf eine eigene Meinung, weil du sowieso verrückt bist". Dieses diskriminierende Verhalten führte schließlich zur Scheidung. Das Sorgerecht für meine damals fünfjährige Tochter bekam ich. Leider wurde ich auch am Arbeitsplatz ausgegrenzt. Ich war einfach die „Lithium-Patientin". 1985 wurde ich schließlich invalidisiert. Einerseits war ich froh, dem Gerede meiner Kolleginnen zu entgehen, andererseits war es nicht einfach, schon mit 35 Jahren nicht mehr erwerbsfähig zu sein.

1997 war ich für fast vier Monate in einer stationären Psychotherapie in Bad Kissingen. Ich wollte meine Auslöser besser erkennen und verarbeiten, ohne daran krank zu werden. Aber es fiel mir sehr schwer, über meine persönlichen Probleme zu reden, sodass die Krankenkasse die Therapie eher beendete, als es mir lieb war. Ich war so enttäuscht, dass ich fast vier Monate depressiv war, aber ohne in eine Klinik zu gehen. Aber dann war ich doch fast vier Jahre fast gesund.

Als meine Tochter im September 2001 dann selbst psychisch krank wurde und bei ihr eine Schizophrenie festgestellt wurde, wurde ich wieder manisch, kam für neun Wochen in eine Klinik, und als ich wieder zuhause war, kamen zwar keine manischen Phasen mehr, dafür aber Depressionen. Meine Ärztin meinte, es komme öfter vor, dass im Klimakterium die Krankheit mehr zur depressiven Seite hin ausschlage. Aber das belastet mich mehr als eine Manie.

Ich akzeptiere meine Krankheit. Mein Selbstbewusstsein hat deswegen keine Defizite mehr. Aber ich komme einfach nicht damit klar, wegen dieser Krankheit von anderen Menschen ausgegrenzt zu werden, sogar von den Mitgliedern meiner Meditationsgruppe. Deshalb erzähle ich schon lange keinem neuen Menschen mehr von meiner Krankheit, schon gar nicht einem Mann, obwohl ich sehr gern eine Partnerschaft hätte.

Seit zwei Jahren habe ich eine sehr gute Therapeutin. Auch das Verhältnis zu meiner Tochter ist inzwischen harmonischer geworden. Wir haben beide mehr Verständnis füreinander. Die Meditation hilft mir sehr, genau so wie die Möglichkeit, in einer Kontakt- und Beratungsstelle für psychisch kranke Menschen über meine Probleme reden zu können. Hier fühle ich mich zuhause, fühle mich verstanden und muss keine Angst haben, wegen meiner Krankheit ausgegrenzt zu werden. Wir gestalten dort auch unsere Freizeit gemeinsam.

Auch meine einfühlsame und verständnisvolle Fachärztin hilft mir sehr. Sie hat viel Zeit für ihre Patienten und geht auf alle Probleme ein. Für mich hat sie nun auch eine stationäre Psychotherapie in einer Klinik beantragt. Hoffentlich genehmigt die Krankenkasse den Antrag. Denn ich erhoffe dort nicht so sehr eine Linderung meiner psychischen Krankheit, sondern eher eine Stabilisierung. Denn ich leide zudem auch an einer Treppenphobie und verschiedenen psychosomatischen Störungen, von denen ich gerne befreit wäre.

Alles in allem bin ich immer noch ein sehr humorvoller Mensch mit gesundem Selbstbewusstsein und ohne Angst vor neuen Phasen. Bei Frauen in der Lebensmitte soll es ja auch manchmal zu Spontanremissionen kommen. Darüber wäre ich glücklich. Noch glücklicher aber wäre ich, wenn mich meine Mitmenschen so akzeptieren würden, wie ich nun mal bin.

Lia (46): Wie immer mehr Licht in mein Leben kam....

Die dritte Identitätskrise liegt hinter mir, und dabei bin ich durch Höllenqualen gegangen. Nur wer selbst schon einmal ähnliches durchlitten hat, kann verstehen, wovon ich rede. Wenn ich wieder einmal einige Nächte kaum schlafen konnte, sehe ich immer den Weltuntergang vor mir oder höre in meinem Kopf ständiges Glockengeläut. Einmal bin ich auf Strümpfen und nur halb angezogen in die Kirche gerannt, weil ich dachte, dort versammeln sich von Gott Auserwählte, die für das Ende beten. Als ich dann beim Arzt nicht mehr aufhören konnte, das Lied „Land, Land, Land, höre des Herrn Wort" zu singen, wurde ich wieder einmal (nach elf Jahren) in ein Psychiatrisches Krankenhaus eingeliefert.

Oft auch diese Angstzustände und falschen Vorausahnungen. Gleich stirbt dein geliebter Mann, mit dem du doch im Juni Silberhochzeit feiern wolltest. Oder die Angst, nun so völlig mit Gott und der Welt im Reinen zu sein, dass ich bald abgerufen und sterben würde. Immer wieder diese Existenzängste wegen der schlechten Wirtschaftslage. So ganz aus der Luft gegriffen sind die nicht. In unserem Freundeskreis sind drei Familienväter arbeitslos.

Ganz oft auch die Frage, ob ich im einen oder anderen Fall die richtige Entscheidung getroffen habe. Immer wieder muss ich viele Leute um ihre Meinung fragen, ständig muss ich mich beeinflussen lassen, da ich selbst so entscheidungsschwach bin. Habe ständig an mir selbst gezweifelt, war voller Minderwertigkeitskomplexe. Oft habe ich gedacht, ich sei nicht normal im Kopf.

Zum ersten Mal bin ich 1989 im Alter von 32 Jahren in einer psychiatrischen Klinik gelandet. Ich befand mich kurz vor einer Prüfung an der IHK, als mein siebenjähriger Sohn wieder einmal

sehr krank war. Ich vertraute zu dieser Zeit, genau wie mein Hausarzt, ganz der Naturheilkunde. Also keine Fieberzäpfchen, sondern
zwölf Tage und Nächte Wadenwickel und immer bei ihm, wenn er
Fieberträume hatte. Dabei verausgabte ich mich so sehr, dass ich
keinen natürlichen Wach- und Schlaf-Rhythmus mehr fand.

Da mein Arzt außerdem der Meinung war, man dürfe kein
Schlafmittel nehmen, hielt ich es irgendwann nicht mehr aus und
suchte die Ambulanz des psychiatrischen Krankenhauses in Her-
born auf, denn ich konnte mich kaum noch konzentrieren, und
meine Ausbilderin wies mich darauf hin, dass ich, wenn ich noch
länger in der Schule fehle, zuviel Stoff für die Prüfung verpassen
würde. Dazu kam ein Job als Telefonverkäuferin in einer Firma, in
der ich vor der Geburt meines Sohnes ganztags als Fremdsprachen-
sekretärin gearbeitet hatte.

In der Ambulanz der Psychiatrie empfahl man mir die stationäre Aufnahme und versprach, dass ich dann schneller wieder gesund würde. Meinem Sohn ging es zwischenzeitlich wieder besser,
und ich vertraute ihn meiner Schwiegermutter an, die neben uns
wohnte. Die Kindergärtnerin meinte, ich müsse meinem Sohn
unbedingt mehr Selbstbewusstsein beibringen und ihm zeigen,
sich zu wehren. Dieses Gespräch löste noch mehr Schuldgefühle in
mir aus. Ich war ja ohnehin der Meinung, dass ich eine schlechte
Mutter sei und besser voll im Berufsleben geblieben wäre. Meine
Schwiegermutter würde sicher alles besser machen.

Als mein Mann abends erfuhr, dass ich im Psychiatrischen
Krankenhaus war, besuchte er mich täglich. Aber die junge Stati-
onsärztin verunsicherte mich. Sie gab mir zu verstehen, dass mein
Mann nicht der Richtige für mich sei. Außerdem hätte ich einen
„Heiligenschein", was immer das heißen sollte.

Nach ein paar Tagen kam ich nach Hause, musste aber bald
wieder zurück, da ich zu Hause das mir verordnete „Taxilan" nicht
mehr nahm, weil ich glaubte, von allein zu einem natürlichen
Schlaf zu finden.

Zu dieser Zeit setzten sich zwei Frauen aus unserer Gemeinde sehr stark für mich ein, und ich bekam viel Besuch von Arbeitskolleginnen, meiner Schwester und meiner Mutter, nur mein Vater kam nicht. Er hatte mich schon als Kind oft sehr verletzt und auch mitunter gesagt: „Die landet noch einmal in einer Anstalt". Wahrscheinlich war ich schon als Kind sehr sensibel und so gar nicht nach den Vorstellungen meines Vaters. Der hatte sich ja auch sehr einen Jungen gewünscht. Meine sieben Jahre jüngere Schwester war viel robuster und bekam seine Anerkennung, was schon damals in mir große Eifersucht auslöste.

Außerdem habe ich noch eine elf Jahre jüngere Schwester, die als Nesthäkchen von allen Seiten verwöhnt wurde und heute drei kleine Kinder mit der Hilfe unserer Mutter aufzieht. Unser Vater ist bereits im Alter von 61 Jahren an einem Herzsekundentod verstorben. Ich habe meinem Vater heute verziehen. Bin trotz der großen Vaterwunde hinkend im Leben weitergekommen, ohne irgendjemandem zu grollen oder zu hassen. Als Kind war ich immer sehr fleißig und habe damit in der Schule sehr gute Leistungen erzielt. Ich interessierte mich damals schon sehr für Psychologie und Religion.

In den Jahren 1990, 1991 und 1992 bin ich immer wieder ins Psychiatrische Krankenhaus geflüchtet, wenn ich mit meinen Kräften am Ende war. Zum Schluss hat mich keiner mehr verstehen können. Ich lief wie ein Roboter durch die Gegend, war total depressiv und hatte ständig Selbstmordgedanken. Einige Male legte ich mir abends schwarze Kleidung vors Bett und plante diese nachts anzuziehen und mich vor einen fahrenden Zug zu werfen. Ein anderes Mal lief ich bis an die Autobahn und wollte einfach in die rasenden Autos hineinlaufen. Eine ganze Weile stand ich so am Rande der Autobahn, wagte die Tat dann aber doch nicht, aus Angst, zu einem Pflegefall für meine Familie zu werden. Aber ich hatte mich praktisch aufgegeben. Nie wieder würde ich im Stande sein, einen Haushalt zu führen oder gar noch einmal berufstätig zu werden. Ich nahm zu dieser Zeit Haldol und wegen der Neben-wirkungen Akineton, Hypnorex, also Lithium und zum Schlafen Rohypnol. Mein Mann hielt trotz allem immer zu mir und war überzeugt, ich würde wieder die alte werden, was ich ihm einfach nicht glauben konnte. Er ging mit mir zum Hausarzt. Der gab mir ein paar Aufbauspritzen (Vitamin B), und irgendwann ging es langsam wieder bergauf.

Im Februar 1993 bewarb ich mich als Halbtagsschreibkraft bei einem Steuerberater und einer Rechtsanwältin in unserer Nähe. Dort arbeitete ich mich schnell ein, und man verkürzte sogar die Probezeit. Den Chefs vertraute ich an, dass ich immer noch Selbst-mordgedanken hatte, aber weil ich sehr gewissenhaft und fleißig war, hatten beide viel Verständnis für mich.

Mein Chef schätzte mich sehr und ich ihn auch. Die Arbeit machte mir Spaß, ich setzte mich mit meiner ganzen Kraft dafür ein, denn sie gab mir ein Stück Selbstbewusstsein wieder. Aber immer, wenn ich mal wieder über meine Kräfte hinausgegangen war, erkrankte ich (meistens im Frühjahr) und war dann entweder manisch oder auch depressiv. Eigentlich übernehme ich mich auch heute noch. Abends gehe ich gern zu verschiedenen Turnstunden und in den Singkreis oder den Frauentreff und neuerdings auch in die Selbsthilfegruppe für depressiv Erkrankte. Daneben habe ich den Anspruch, für meine Familie möglichst täglich ein vollwertiges Mittagessen zuzubereiten und mein Vollkornbrot selbst zu backen. Unser großes Haus ist immer sauber und aufgeräumt.

Dann wurde das Büro vergrößert, und es sollte jemand dazu kommen, der mit mir zusammen für beide Chefs tätig ist. Ich war nicht begeistert und bekam gleich wieder eine Depression. Es folgten weitere und immer der Gedanke: Du bist jetzt überflüssig. Auch von meiner Mutter bekam ich zu hören: „Wenn da noch je-mand ins Sekretariat kommt, bist Du bald weg vom Fenster". Aber folgsam wie ich nun mal bin, arbeitete ich die Neue ein. Gleich-zeitig kam die alte Geschwistereifersucht wieder in mir hoch, denn mir schien, die Chefs würden mehr mit meiner Kollegin sprechen und mehr von ihr halten als von mir.

Im letzten Frühjahr kam dann vieles zusammen: Ich stand kurz vor einer Bandscheibenoperation, zuhause hatte mein Mann viel Arbeit, weil er unsere Außenanlage in Eigenleistung erstellte, es kamen Erbauseinandersetzungen mit meinen Geschwistern hinzu, und auf der Arbeit erlitt ich einen Schock, weil man, ohne mit mir zu reden, während einer zweiwöchigen Krankheit eine Aushilfe eingestellt hatte.

Also beschloss ich, meine Arbeitsstelle zu kündigen. Mein Mann unterstützte mich und ging mit mir zum Chef. Der war völlig überrascht: „Sie waren doch immer meine Stütze, wie soll ich die Lücke bloß schließen?" Mein Psychiater sagte mir später, ich sei wohl wieder manisch gewesen und keiner hätte mich aufhalten können. Natürlich bereute ich bald, dass ich gekündigt hatte. Aber nun gab es kein Zurück mehr.

Kürzlich stieß ich auf eine kleine Chiffreanzeige. Ein Herr rief mich an und vereinbarte mit mir einen Vorstellungstermin. Ich kaufte ihm seine Chi-Maschine ab, die ich zur Zeit mit gutem Erfolg teste. Sie stärkt über elektrische Schwingungen die Muskulatur des ganzen Körpers und löst gleichzeitig einen Ganzkörpermassageeffekt aus. Davon bin ich so begeistert, dass ich Vertriebspartner werden möchte.

Aber zunächst war ich wieder einmal für eine Woche in der Psychiatrie. Es ging um eine Studie, die zeigen soll, dass Lamotrigin für Epileptiker auch als Langzeitprophylaxe bei bipolaren Störungen helfen könne. Denn Lithium bekomme ich seit Jahren nicht mehr, weil ich angeblich kein Lithiumpatient sei. Ich sträubte mich von Anfang an dagegen. Inzwischen nehme ich Zyprexa und Remergil und habe damit schon zehn Kilo zugenommen. Auf Rat des Arztes ließ ich das Zyprexa ausschleichen, und prompt hatte ich wieder Schlafstörungen. In dieser schlechten Verfassung begann dann die Studie.

Mein Arzt mag zwar eine große Kapazität sein, aber auch ein ziemlicher Chaot. Immer unter Zeitdruck, so dass man sich nicht richtig aussprechen kann. In den letzten Jahren habe ich kaum noch klare Anweisungen für die Einnahme der Medikamente bekommen und nehme Zyprexa und Antidepressiva auf eigene Faust, experimentiere also viel zu viel herum. Meine Psychologin sagt, dass er sich auch nie die Zeit nimmt, mit ihr über die Patienten zu sprechen.

Bei meiner neuesten Krise ließ ich wieder einmal alle Tabletten weg, denn ich stellte fest, dass die Lamotrigin Medikation nicht mit dem Einnahmeplan übereinstimmte, den mein Arzt aufgeschrieben hatte. Ich wollte deshalb eine radikale Entzugskur machen und zur Homöopathie zurück, nicht zuletzt auch wieder verunsichert durch die Meinung anderer.

Dadurch bin ich wieder einmal sehr krank geworden. Aber dennoch habe ich die Erfahrung gemacht: Alles im Leben ist Stoff, aus dem wir Sinn schlagen können. Gott hat mich auch diesmal wieder wunderbar geführt, mir im richtigen Augenblick seine Engel zur Seite gestellt und neue Aufgaben aufgezeigt. In jeder Krise bin ich meiner wahren Identität ein Stück näher gekommen. Es gibt immer mehr gute Gespräche zwischen meinem Sohn und mir, und meine Ehe wird immer inniger. Ich wachse durch meine Krankheit. Vielleicht bin ich jetzt mit fast 46 Jahren erst wirklich erwachsen.

Karla (47): Ich fühle mich so wohl als auch...

Im Alter von 22 Jahren (1978) wurde ich das erste Mal in eine Nervenklinik gebracht und 20 Jahre später das letzte Mal.

Die Diagnose lautete: „akute Psychose" und „manisch-depressives Syndrom", was ich als passende Beschreibung der Symptome empfinde und nicht als Krankheitsbezeichnung, wie z.b. „Schizophrenie". Inzwischen wird das auch als „affektive bipolare Störung" bezeichnet, eine „Mischform", da ich meist gleichzeitig manisch und depressiv bin.

Der erste Klinikaufenthalt dauerte etwa 7 Monate, der letzte 3 Wochen. 1978/79 war die Behandlung ausschließlich medikamentös, kein Gespräch, keine Erklärung, keine Therapie – nur sehr viele Medikamente: grüne, rote, weiße, gelbe und eine „Summavit". Ich konnte mir nur den Namen des Multivitamin-Präparates merken, weil ich es kannte. Vor der Entlassung wurde ich auf „Lithium" umgestellt.

1998 gab es neben den Medikamenten (an Faustan, Ximovan und Finlepsin kann ich mich erinnern) auch viele verschiedene therapeutische Angebote. Die Tage waren ausgefüllt, und alles fand in Gruppen statt. Und ich fand alles gut, jedes einzelne Angebot – besonders die Kunsttherapie. Auch gegen Gruppen habe ich nichts, im Gegenteil. Aber ich kam nicht zur Ruhe, und eine Therapie, ganz für mich alleine, hab ich mir auch gewünscht. Ich hätte darum bitten müssen, erfuhr ich beim Abschlussgespräch. Sicher war mir das auch bei der Aufnahme gesagt worden, aber ich hatte vor diesem Gespräch schon zu viele Beruhigungsmittel bekommen und konnte mir nichts mehr merken.

Eine weitere psychotische Phase, zwischen diesen beiden – 1989/ 90 – überstand ich ambulant. (Die Zeit war verrückt genug, da fiel ich nicht so auf.) Allerdings musste ich auch wieder, etwa für ein halbes Jahr, starke Psychopharmaka nehmen, u.a. „Haloperidol". Das empfand ich als noch schlimmer, gefährlicher und wesensverändernder als das „Lithium" beim ersten Mal.

„Lithium" erschien mir fast nur unpassend, lästig und nicht hilfreich. Ich sollte es nach dem ersten Klinikaufenthalt für immer nehmen, und ich sollte nicht schwanger werden – zum einen, weil ein Kind möglicherweise auch krank würde, ohne „Lithium" vielleicht, mit „Lithium" ganz sicher, und auch, weil ich vielleicht den Aufgaben einer Mutter nicht gewachsen sein könnte. Ich sollte mit weiteren solchen Phasen rechnen und mit Krankenhausaufenthalten und wer weiß, ob ich mal arbeiten können werde. Als Lehrerin ganz sicher nicht, aber mein Studium könne ich versuchen zu beenden.

Ich habe es versucht und geschafft unter „Lithium", und ich habe diese Zeit nur dunkel in Erinnerung…

Die Psychiaterin, die mich durch dieses Jahr begleitete, machte mir Mut: Man könne nicht sicher sagen, wann und wie oft und ob man überhaupt noch einmal so etwas erleben müsste. Und wer einmal psychotisch war, erkennt dann oft schon die ersten Anzeichen und kann sich eher und freiwillig in Behandlung begeben. Und dann wird es nicht so schlimm…

Das habe ich gern geglaubt und deshalb das „Lithium" abgesetzt – auf eigene Verantwortung – und bin noch heute sehr froh über diese Entscheidung.

So habe ich gearbeitet als Lehrerin und als Erzieherin und wurde auch Mutter. Erst beides zusammen wurde zuviel.

Nach dem zweiten Kind arbeitete ich bis zur Wende und bis zu meiner zweiten Phase in einer Bibliothek. Diesmal erkannte ich die ersten Anzeichen rechtzeitig und nahm sie ernst, begab mich in Behandlung und hatte Glück: die junge Ärztin konnte mir gut erklären, warum ich in der akuten Phase Medikamente brauche.

Wir waren uns einig, dass ich nichts für immer nehmen sollte, dass es besser ist, die depressive Phase, die der manischen Psychose normalerweise folgt – sozusagen zur Erholung – ohne Antidepressiva zu durchleben und erst recht die beschwerdefreiere Zeit. Und es war möglich; nicht einfach, aber möglich, und ich habe viel gelernt.

Obwohl ich also alle nichtpsychotischen Schwankungen ohne Medikamente überstanden habe und lernen wollte, immer besser damit zu leben, sollte ich das 1998 verordnete „Finlepsin" wieder für immer nehmen.

Ich denke aber nach wie vor, besser als Tabletten helfen passende Gespräche und passende Tätigkeiten innerhalb und außerhalb von Therapien.

So halfen mir: Entspannungs-, Gesprächs- und Verhaltenstherapien, die ich nach und nach auf meine Bitte hin bekam, und eine psychosomatische Kur, da ich von klein auf oft unter Kopf- und Rückenschmerzen litt.

Sicher hat es mir auch gut getan, dass ich versucht habe, mehr über psychische Krankheiten zu erfahren. Allerdings war es vor der Wende noch schwierig, verständliche Literatur zu finden und diese als ehemalige Patientin in einer wissenschaftlichen Bibliothek auszuleihen. Heute dagegen ist die unüberschaubare Menge nicht zu schaffen, und ich lese nur noch selten und nur noch wenig davon und achte darauf, dass es mir gut geht dabei.

Psychoseseminare – nach dem Hamburger Vorbild – gibt es in unserer Stadt inzwischen auch, außerdem ein Psychiatrieforum. Beides ist offen für alle Interessierten, für „Betroffene", Angehörige und (sozial-)psychiatrisch Tätige. Beides finde ich gut und wichtig, oft allerdings auch sehr aufwühlend.

Aber gerade diese Gespräche mit anderen Betroffenen und mit Menschen, die sich aus beruflichen Gründen dafür interessieren, sind für uns wichtig. Und es ist gut, wenn sie auch unabhängig von thematischen Veranstaltungen und in ruhiger, vertrauensvoller

Atmosphäre möglich sind. In der Psychosozialen Kontakt- und Beratungsstelle, die ich seit 1998 besuche, ist das möglich. Deshalb gehe ich gern dorthin. Dort wird nicht in erster Linie über das gesprochen, was uns nicht (mehr) möglich ist, sondern gemeinsam getan, was trotz alledem geht: fröhlich, spielerisch, sportlich, kulturell, kulinarisch, kunstvoll, gut betreut, und vieles davon wird ehrenamtlich angeboten. Seit drei Jahren leite ich dort eine Malgruppe. Wir sind inzwischen über 10 Mitglieder und eine anerkannte Selbsthilfegruppe, haben uns in diesem Jahr (2003) an einer großen Ausstellung beteiligt und bereiten weitere vor.

In der Nervenklinik, in der ich 1998 behandelt wurde, gibt es seit einigen Jahren eine ambulante Malgruppe für ehemalige Patienten. Seit 1999 gehöre ich gern dazu und helfe ich mir malend.

Auch das Schreiben hilft mir schon seit vielen Jahren, seit ich das Bedürfnis habe, aufzuschreiben, was sich in meinem Kopf soweit verdichtet hat, dass es auf ein Stück Papier passt.

Aber eigentlich ist mir beides erst möglich, seit ich eine (befristete) Erwerbsminderungsrente bekomme, weshalb ich diese auch als große Hilfe empfinde.

Die Rente musste ich 1998 beantragen, weil ein erneuter Versuch, als Lehrerin zu arbeiten, in die dritte Psychose geführt hatte. Sie wurde 1999 nach der Kur bewilligt.

Bereits nach der zweiten Phase 1990 hatte mir die Psychiaterin gesagt, ich könne Rente beantragen, die Diagnose würde das rechtfertigen. Als die Bibliothek, in der ich damals tätig war, aufgelöst wurde und ich eine sozialpädagogische Weiterbildung anstrebte, riet sie mir dennoch nicht ab. Dafür bin ich ihr sehr dankbar.

Denn diese Weiterbildung war sehr gut und wirkte sowohl inhaltlich als auch durch Elemente, die der Selbsterfahrung dienten, wie eine monatelange Gruppentherapie.

Von 1993 bis 1997 war ich dann auch als Sozialarbeiterin tätig. Dabei war mir natürlich, besonders im Umgang mit psychisch kranken Menschen, mein „Spezialwissen" eine große Hilfe. Weil ich weiß, wie sich eine psychische Krankheit „von innen" anfühlt, ist mir auch heute noch in meinem Ehrenamt Verständnis und Hilfe besser möglich, als es vielleicht sonst der Fall wäre.

Seit vier Jahren bekomme ich nun Rente, und seit drei Jahren nehme ich „Finlepsin" nicht mehr, wieder gegen den Rat der Ärzte, also auf eigene Verantwortung.

Ich bin aber in regelmäßiger Behandlung und habe versprochen, „Finlepsin" zu nehmen, falls ich wieder psychotisch würde. Bisher konnte ich mir mit „Kytta-Sedativum" helfen und bin froh, dass auch das nur noch selten nötig ist.

Ich würde es gut finden, wenn es möglich wäre, eine Psychose mit guter Begleitung ohne Medikamente zu durchleben. Noch lieber wäre mir natürlich, wenn ich keine weitere Psychose „nötig" hätte…

Reinhard (53): Ich scheitere immer besser...

Als Neugeborener war ich knapp ein halbes Jahr in einer Kinderklinik. Meine Eltern sagten, ich hätte die Nahrung verweigert. Warum?

Wenn ich heute an einen typischen Klinikalltag von damals denke: Wecken in aller Herrgottsfrühe. Wenig Körperkontakt, Flasche zu Zeiten, die in die Stationsroutine passen, Lächeln eines immer wieder anderen Gesichtes mit Schwesternhaube. Wie soll da Urvertrauen entstehen? Wenn ich heute lese, wie entscheidend das erste halbe Lebensjahr für das weitere Er-Leben eines Kindes ist – was ist mir da widerfahren? Welche Fehlorientierung mag ich mir eingefangen haben? Wie habe ich es überhaupt geschafft, feste Bindungen einzugehen? Der Göttinger Neurobiologe Gerald Huether betont immer wieder, wie wichtig emotionale Sicherheit für die Entwicklung des kindlichen Gehirns ist, wie Erlebnisse und Erfahrungen unser Gehirn prägen und weiterentwickeln. Wie diese Prägungen das Denken und Handeln des Menschen lebenslang bestimmen.

Als Schulkind war ich zeitweise ein „Zappelphilipp". Manieähnliche Erfahrungen hatte ich wohl schon mit sieben, acht oder neun Lebensjahren. Mit Fünfzehn fiel ich dann in eine ausgeprägte Depression. Nach einem sehr angepassten Verhalten in einer humanistisch geprägten Schule kamen aufmüpfige Zeiten. Manien gab es 1971 zu Beginn meines Architekturstudiums und 1973 während meiner Arbeit als Studentenvertreter. Während einer Auseinandersetzung mit Professoren über Prüfungsinhalte geriet ich unversehens in die Öffentlichkeit und ganz persönlich unter Druck. Viel später lernte ich, diese Situationen als „Auslöser" einzuschätzen, als Lebensereignisse, die Gefahren bergen.

Seit 1986 hatte ich manisch-depressive, maniforme Schübe mit affektiven, von Verfolgungsängsten geprägten Ängsten und Zwängen. Eine typische Diagnose von 1986 lautete: Schizoaffektive Psychose, ein älterer, erfahrener, dem Menschen zugewandter klassischer Nervenarzt kam darauf – kurzfristig und zielgenau. Aber Diagnosen dieser Art wirken in unserer vom Erfolgsdenken geprägten Gesellschaft wie der Gang zum Schafott. Auch für mich. Wie viele Jahre habe ich gebraucht, Diagnosen nicht als Urteil, sondern als Hinweis und Chance zu verstehen. Aber diese Einsicht hat lange Zeit gebraucht. Und diese Zeit war von anhaltenden Zweifeln und Angst vor Stigmatisierung geprägt.

Ab 1988 erste Selbstmordversuche, dann die Klinik. Am besten für mich war der menschliche Kontakt in der Raucherecke. Es war der beste Ort, Empathie und so etwas wie eine therapeutische Gemeinschaft zu spüren. Um dazu zu gehören, fing ich also an zu schmöken. Und ich hörte bald wieder auf. Noch heute denke ich darüber nach, was stationäre Versorger daraus lernen könnten – nämlich als Mensch und nicht nur als Berufsmensch authentisch präsent zu sein.

Die arbeitenden Menschen in den Institutionen klage ich nicht an. Aber die Ausbilder und die mangelnden Verzahnungen zwischen stationären, ambulanten und teilambulanten Einrichtungen. Wo bleibt da die Weitergabe von Informationen? Wo spürt der Kranke als Verbraucher so etwas wie Qualitätssicherung? Wo bleibt die Chance, ein Selbstmanagement zu betreiben? Wie kann ich meine Daten dauerhaft und zuverlässig sammeln und beisammenhalten? Ich vermisse zum Beispiel eine Gesundheitsmappe, wie sie Hanneli Döhner entwickelt hat.[1] Mir scheint es unmöglich, dass jeder chronisch Kranke selber auf die Führung seiner Daten achten muss, weil das nicht automatisch geregelt ist. Wo bleibt da die Effizienz des Gesundheitssystems? Ich meine nicht die geplante Chipkarte für den „gläsernen Patienten". Mir reicht auch nicht der lobenswerte Vorschlag der Verbraucherzentralen, ein Patientagebuch zu führen.[2]. Das weist nur auf offensichtliche Lücken in der ärztlich-betreuerischen Qualitätssicherung hin.

Genau so abwegig ist die Diskussion darüber, ob Erfahrene ihre Arztberichte lesen dürfen. Das kann nur zu Geheimniskrämerei führen und dient nicht der Zusammenarbeit, der Compliance, die sich die Ärzte doch so wünschen.

Auf Ablehnung stieß ich auch immer wieder mit meinem Wunsch nach Behandlungsvereinbarungen: „Wir wissen selbst, was nötig ist und tun das Menschenmögliche". Aber darum ging es mir nur teilweise. Ich wollte einfach ernst genommen werden mit meinem Anliegen, mich selbst in die Hand zu nehmen, verantwortlich zu handeln, mich selber zu steuern, beraten von professionellen Helfern. Aber Behandlungsvereinbarungen führen nun mal zu verbessertem Vertrauen, besserer Compliance, wie die Profis sie sich wünschen.

1993 war ich noch einmal drei Monate in der Klinik – mein Switch von Depression zu Manie wurde wahrscheinlich durch Antidepressiva ausgelöst. 1995 war ich dann noch einmal wegen einer tiefgreifenden Depression im Krankenhaus.

Dort machte mich unter anderem Haldol zur Marionette. Ich hatte den Eindruck, mein Gehirn sei so entleert, dass ich es neu programmieren könnte. Zum Beispiel als Rechtshänder meine linke Hand besser zu nutzen. Aus Sicht der modernen Hirnforschung scheint sich dies zu bestätigen. Vielleicht sind in den Schaltstellen des Gehirns biologische Ursachen zu finden, sagt Huether[3].

Vielleicht bin ich auch väterlicherseits über meine Großmutter und meinen Urgroßvater genetisch belastet. Aber in den familiären Annalen finden sich eher Hinweise auf den schizophrenen Formenkreis. Bei der Stigmatisierung vergangener Jahrhunderte ist das aber nur noch schwer festzumachen. Heute nimmt man für Nachkommen ein etwa 25 Prozent höheres Erkrankungsrisiko an. Aber hinreichende Untersuchungen über mehrere Generationen gibt es nicht, und das entsprechende Gen wurde noch nicht gefunden.

Für mein Selbstmanagement ist das auch ohne Bedeutung. Selbstmanagement, das heißt: Seit 1983 war ich immer wieder in fachärztlicher Behandlung und immer wieder auch in begleitender psychologischer Psychotherapie. Dabei lernte ich mich immer besser kennen und einschätzen und mit mir, nicht gegen mich zu handeln.

Von den überwiegend biologisch orientierten Medizinern, den „einbeinigen Helfern", wollte ich immer weg, denen fehlt eine Krücke. Was mir half, waren ganzheitliche, erfahrene Personen, die fachübergreifend denken, IntegratorInnen, EingrenzerInnen statt AusgrenzerInnen, geerdete Menschen – fliegen kann ich selber. Dabei habe ich gelernt, mich auf mein pragmatisches bauhandwerkliches Denken zu verlassen, zu prüfen, was geht und was nicht. Wenns nicht geht, nach neuen Wegen suchen.

Aus der Sicht eines Manisch-Depressiven Erfahrenen erscheint mir das psychiatrisch-psychologische Hilfskonzept wenig zielgerichtet. So habe ich immer nach Versuch und Irrtum (trial and error) gelebt. Das ist mühsam, aber hilfreich, wenn man sich nicht entmutigen lässt. Ich habe nie verstanden, warum die Pillen-VerschreiberInnen so wenig mit den Psycho-HelferInnenn reden. Da gibt es Wände von Vorbehalten, obwohl es um ein und denselben Patienten geht – um mich und meine Probleme. Die Integration unterschiedlicher Sichtweisen musste ich immer wieder selbst herstellen.

Fast alle Katastrophen einer klassischen manisch-depressiven Karriere habe ich erlebt – zu viel Geld ausgeben, auf Menschen einreden, neue Projekte anfangen statt begonnene zu vollenden, Trennungen, Selbstmordversuche, Alkohol als Selbstmedikation – bis zur Abhängigkeit. Irgendwann habe ich gelernt, darüber in Psychoseminaren oder Selbsthilfegruppen zu reden, offen und unvoreingenommen zu bekennen, wo Defizite waren und wo ich nicht mehr weiter wusste. Einmal ausgesprochen, waren die Probleme dann besser zu bearbeiten.

Irgendwann lernte ich auch, in den Medien öffentlich über meine Probleme zu sprechen. Das brachte unvermutete Resonanz, von „Achtung" und von „Mut" war die Rede. Darüber reden, hilft klären und hilft auch anderen, die sich noch nicht trauen. Aber dabei ging es mir nicht vorrangig um meine Krankheit, sondern um mich als Person. Denn meine Ausstattung ist anders als die vieler Menschen, und ich lerne immer wieder, mit mir und meinen Kräften pfleglich umzugehen.

Meine beruflichen Träume sind zerstoben. Meinen Arbeitsplatz in einem kommunalen Architekturbüro konnte ich nicht behalten. Das war schwer einzusehen, und es fällt mir noch heute schwer, Beton, Holz oder Steine anzufassen oder zu riechen und nichts mehr damit zu tun zu haben. Bauen hatte so etwas Greifbares und Sinnliches. Diesen Beruf liebe ich eben.

Aber es gab stark manisch geprägte Zeiten, in denen die Menschen nicht immer wohlwollend waren und ich hinterher vieles gerade rücken musste. Oft stand ich unter Anpassungsdruck, sollte ein echter „Normalo" sein. Oft hatte ich Schuldgefühle wegen vermeintlichen Simulantentums, obwohl ich mir mein Problem ja nicht selbst ausgesucht hatte. Damals habe ich alle Formen von Stigma und Ausgrenzung erlebt.

Schon Jahre arbeite ich, vorwiegend in Eigeninitiative, im Bereich gesundheitlicher Selbsthilfe für Manie und Depression. Auch setze ich mich ein für mehr Öffentlichkeit in Schulen zum Thema Anderssein: Psychose-Erfahrene als „Lebenslehrer". Jetzt habe ich ein ausgewogenes Verhältnis zwischen Normen und innerem Erleben und spüre, obwohl es mich meinen Job gekostet hat, sogar so etwas wie öffentliche Anerkennung: Der kann mit seinem Problem umgehen. Früher hatte ich auch immer die Frage: Warum ich und warum jetzt? Es gibt keine wirklich überzeugenden Erklärungsmodelle. Warum mal lange und mal kurze Phasen? Es gibt keine hinreichend gesicherten Erkenntnisse. Die bestimmenden Faktoren sind uneindeutig und vielschichtig. Aber warum muss ich mir auch immer alles erklären? Ich muss mich ja mit den Folgen befassen, ob sie nun erklärbar sind oder nicht. Deshalb frage ich heute nur noch ganz pragmatisch: Wie komme ich von Hier nach Da und von Heute zu Morgen? Was ist danach und was ist dann?

Noch ein paar Gedankensplitter zu Manie und Depression: Zu beidem gehört Leere, das sind zwei Seiten einer Münze, ein Januskopf. Zwei Pole desselben Erlebens. Manie ist mehr als ein kaputter Wasserhahn, Manie ist ein Deichbruch. In der Manie wird man sich selber fremd und ist doch auf dem Weg zu sich selbst. Welche Beziehungen halten, wie ist die Situation in Ausbildung und Beruf, welche finanziellen Spielräume bleiben? In Zeiten der Manie braucht der Mensch Rückhalt statt Kontrolle, unkonventionelles Verhalten sollte zugelassen und integrierbar sein. Aber die Menschen im sozialen Feld – Angehörige, Geschwister, Kollegen, Partner – müssen auch lernen, sich abzugrenzen und Grenzen aufzuzeigen.

Manie mit Verfolgungszwängen ist eine Art Autoaggression. Nach außen habe ich das als Wut, nach innen als Bedrohung erlebt. Manie ist Außer-Atem-sein, ein Wettlauf der Ideen, aus einem Gedankenblitz eine ganze Geschichte stricken. Gedanken kommen daher gelaufen und schleichen sich an, bemächtigen sich meiner und entwickeln Macht, Gedanken werden aber auch zu laufenden Gespenstern und können eine erschreckende Eigendynamik bekommen.

Ein Mensch in der Manie scheint nicht wiedererkennbar zu sein. Und doch fühlen sich diese Menschen mit sich selbst einig. Manie – das ist Sehnsucht nach Liebe und Anerkennung und gleichzeitig Nichterfüllung. „Wie ein auf die Seite gelegter Tornado", hat eine Frau aus der Selbsthilfe einmal gesagt: Vieles reißt er mit, manches transportiert er weiter, lässt wieder fallen. Mir kam Manie immer vor wie ein Wirbelwind, von dem ich mitgerissen wurde.

Und auch das fällt mir dazu ein: Gefühlsjumping ohne Gummiband – oft ist die Landung hart. Menschen in Manie sind Überflieger, scheinen skrupellos, grenzenlos, Grenzen überschreitend, aber auch an Grenzen orientiert. Sie sind übernormativ und schaffen sich ihr persönliches Ventil, um auszuflippen. Wie können sie all die Ideen zulassen, integrieren und nicht ausgrenzen? Wo sind die Ursachen, wo die Folgen solcher psychodynamischer Prozesse – was ist die Henne, was das Ei?

Was kann ich tun? Meist reichen kleine Weichenstellungen, indem man pragmatisch alles nimmt, was nützt, seien es Modelle der Biologie, der Verhaltenstherapie oder Pillen, Hauptsache, es verbessert die Lebensqualität.

Depressionen sind heruntergewürgte Aggressionen, die sich gegen den Kranken selber richten – auch Autoaggression. Depression ist eine Verknöcherung der Seele, etwas anderes als Trauer, wie die alten Griechen sagen. Eher eine Lähmung, eine Leere, das Erleben des Nichts. Depressive können nichts mehr ausdrücken, spüren weder Hunger noch Durst, weder Zeit noch Zeitlosigkeit. Aber so wenig wie jemand verschärfte Haftbedingungen in ständiger Dunkelheit aushalten kann, kann jemand auf Dauer Zeitlosigkeit aushalten, ohne Schaden zu nehmen. Damit werden Menschen in Verhören weichgekocht. Eine gängige Foltermethode.

Mit dieser Analogie will ich zeigen, worunter Depressive leiden – sie können nicht wollen, sind unfähig zu können. Depression ist ein „kaltes" Gefühl, ein immer wieder scheiternder Versuch, etwas wahrzunehmen, angelehnt an Alexander Mitscherlich vielleicht „Die Unfähigkeit zu fühlen". Depressionen sind vielleicht Erinnerung an die Trauer bei der Lösung aus dem Elternhaus, die das „innere Kind" berühren. Aber sie bergen auch die Chance, frühe Verletzungen und Defizite zu entdecken und daran zu arbeiten.

Es gibt Menschen, die künstlerische Äußerungen aus der Romantik für Erkenntnis und Verarbeitung nützen. Viele „Drähte" kann es geben. Mancher findet ein Rettungsseil in der Selbsthilfegruppe. Oder in einem Partner, der sich nah und gleichzeitig abgrenzend verhält. Oder in einem Experten, der aus der Ferne respektvoll Fingerzeige gibt. Viel wäre noch zu sagen – zu Selbsthilfe, Gruppentherapie, Einzeltherapie und Psychoedukation. Zu

Ärzten und zu mir selbst. Was ich habe, was ich anbieten kann und was ich dafür haben möchte. Und wie ich mir die Verzahnung von Selbsthilfe und Profession vorstelle.

Auf den Punkt gebracht: Ich bin eine Person, eins mit mir und in mir. In meinem Leben scheitere ich immer besser, Manie und Depression werden steuerbarer. Und auch wenn die Depression keine Bagatelle ist – sie geht vorbei. Dabei helfen wir uns gegenseitig in der Gruppe. Die Krankheit fordert immer wieder mein Krisenmanagement. Aber ich bin keineswegs bereit, mich nur über eine Krankheit zu definieren. Mein Motto: Auf sich selbst hören und praktisch handeln. Oder wie Richard von Weizsäcker einmal sinngemäß sagte: „Normal ist für mich, verschieden zu sein."

---

[1] nachzulesen unter anderem im Public Health Forum von 25.7.1999 auf S. 7
[2] dort für etwa 1.70 Euro anzufordern
[3] Gerald Hüther, Bedienungsanleitung für ein menschliches Gehirn, 2001

Laila (42): Ich bin eine Lilie geworden...

Alles begann, als ich mit 21 in einer WG wohnte und in einer Klinik für Unfallopfer arbeitete. Das Schicksal der Patienten dort ging mir sehr nah. In der Bibel stieß ich dann auf eine Stelle, worin stand: „...und wenn die Zeit der weißen Lilie kommen ist, werden die Gräber sich öffnen und die Toten auferstehen, und die Türen der Verrückten gehen auf."

Da mein Name im Hebräischen „die Lilie" heißt, meinte ich, eben diese zu sein. Ich fuhr in der Gegend herum und erlebte die tollsten Sachen. War die Wiedergeburt einer Pflanze aus der Dinosaurierzeit; hatte die Vision von Krieg und Zerstörung, wobei ich wusste, dass der Weltuntergang schon längst geschehen war. Nach drei Tagen meldete mich mein Arbeitgeber bei der Polizei als vermisst. Ich kam zuhause an, sah im Spiegel das Bild einer alten Indianerin, und als der Polizist und der Arzt nach kurzem Gespräch beschlossen, dass ich in die Psychiatrie solle, hatte ich nichts dagegen, denn ich war ja eine Lilie.

Dort nahm der Arzt einen Film von mir auf, das war noch lustig. Aber in der Geschlossenen wurde mir dann eine Überdosis Haldol verabreicht, gegen die ich mich heftig wehrte, denn ich hatte furchtbare Angst. Aber keiner hatte Zeit, mit mir zu reden, ich bekam schlimme Krämpfe und hatte das Gefühl zu ersticken. Die Ärzte sagten, dies sei eine drogenindizierte Psychose, da ich in der Vergangenheit einige LSD-Trips und andere Drogen genommen hatte. Nach ein paar Wochen wurde ich entlassen. Aber kurz darauf landete ich wieder dort. Ich empfand es als das Schlimmste, was mir je passiert war. Ich verlor jegliches Selbstbewusstsein – war ja eine Verrückte – ausgestoßen...

So war ich etwa zwei Jahre recht depressiv, bekam aber keine Medikamente. Ich versuchte sechsmal auf verschiedene Weise, mir das Leben zu nehmen. Beim letzten Mal wollte ich mich vergasen, löste aber eine Explosion aus, wobei ich einen Schock bekam und mir die Beine schlimm verbrannte. Im Krankenhaus merkte ich, dass sich etwas geändert hatte. Ich wollte wieder leben. Es folgten sechs Wochen Krankenhaus, sechs Wochen Kur, und anschließend ging ich in eine Drogentherapie. Dort gefiel es mir zwar, aber ich brach die Therapie trotzdem nach einem halben Jahr ab. Löste einen Sparvertrag auf und flog das erste Mal nach Indien. Es beeindruckte mich unsagbar. Als ich zurück war, arbeitete ich in einer Saisonstelle in der Schweiz und begann wieder Drogen zu nehmen.

Bei einem dreimonatigen Aufenthalt in Irland (1984) lernte ich dann die Hare-Krisna-Gemeinschaft kennen und beschloss nach der Rückkehr, in einen Tempel zu gehen. Ich hörte innerhalb einer Woche mit allem auf: Kein Fleisch, keinen Fisch oder Eier, keinerlei Drogen, auch keinen Kaffee oder Tee. Nach mehreren Wochen in einem Tempel in Heidelberg begann eine Manie. Der Verantwortliche setzte mich in einen Zug nach Hause, aber ich stieg in Freiburg aus und kam zu einem Haus der Bhagvans. Sie hatten Angst vor mir und riefen die Polizei. So landete ich wieder in der Psychiatrie. Wieder das alte Spiel. Kaum entlassen ging ich zu den Freunden Krisnas in Süddeutschland und stellte da Emailschilder her. Trotz Depressionen folgte ich einer Einladung für fünf Wochen nach Indien. Wir besuchten den heiligen Ort Vrndavana. Zurück in Deutschland ging ich dann wieder zu ISCOn, dieses Mal aber in einen Tempel und Bauernhof im Bayrischen Wald. Es war eine interessante und schöne Zeit. Ich bekam den Namen Laila, lernte Gott kennen und konnte ohne Mühe dem Programm folgen, das schon morgens um vier Uhr begann, Frühstück, Service, Blumengarten, Feldarbeit, Dekorationen fertigen und so weiter.

Die Weisheiten der Schriften vermittelten mir zum ersten Mal ein Verständnis über meine Krankheit. Ich lernte sehr viel aus dieser vedischen Kultur. Bis 1988 ging ich wohl dreimal mit der Gruppe nach Indien. Beim letzten Mal lernte ich dann meine spirituelle Meisterin kennen. Von ihr bekam ich das Hanuman-Chalisa, ein in Indien bekanntes Mathura-Gebet, das speziell bei psychisch Kranken wirkt. Es ist sehr kraftvoll. Leider bekam ich dann in Deutschland wieder eine Manie, wohl ausgelöst von der Angst, verheiratet zu werden. Ich wurde weggeschickt. Meine Eltern nahmen mich auf, aber ich lief in der Nacht davon, sah am Rand der Straße ein Auto, das nicht verschlossen war, der Schlüssel befand sich im Handschuhfach. Ich fuhr los. Mitten auf einer geraden Strecke ließ ich das Lenkrad los. Das Auto überschlug sich zwei Mal. Ich stieg zwar unverletzt aus und wollte weiter, aber da kam auch schon die Polizei.

Nach einem Tag im Gefängnis brachte man mich wieder in die Psychiatrie. Dort gefiel es mir. Das Personal war sehr freundlich, ich brauchte keine Medikamente zu nehmen und durfte auf meinen Wunsch hin im Isolierzimmer schlafen, was auch ohne Mühe ging. Am nächsten Tag holten mich meine Eltern ab und brachten mich in eine Klinik in ihrer Nähe. Dort begann nach der Akutphase die Behandlung mit Lithium (Quilonum-retard). Als Akutmittel hatte man Taxilan ausgewählt, was ich nach der Klinik für ein paar Monate nehmen sollte. Allerdings hat mich niemand aufgeklärt über die Spätfolgen. Ich hatte Depressionen, gefrorene Gefühle, konnte nicht mehr lachen und empfand auch sexuell nichts mehr. Nach der Klinik ging ich in ein betreutes Wohnen, war regelmäßig bei einer Ärztin und arbeitete in einem kleinen Schmuckladen.

1990 besuchte ich noch einmal Indien, den Neeb-Karoli-Baba Ashram. Zurück in Deutschland lernte ich einen deutschen Sadhu kennen. Er hatte acht Jahre in Indien gelebt. Ich wohnte mittlerweile in einer freien WG, so konnte er zu mir ziehen. Nach einem halben Jahr beschlossen wir zu heiraten, um ein Kind zu zeugen. Wir heirateten standesamtlich und nach vedischer Kultur am Feuer. Weil ich ein Kind wollte, setzte ich im Einverständnis mit meinem Arzt das Lithium zügig ab. Bald wurde ich schwanger, hatte eine unbeschwerte Schwangerschaft und arbeitete noch bis zum 8. Monat. Aber durch die langen und schweren Wehen über 24 Stunden war ich zuerst erschöpft und wurde dann manisch. Aber die Geburt meiner Tochter wurde doch zu einem außergewöhnlich schönen Erlebnis.

Wieder zuhause rief ich meine Psychiaterin an und sagte ihr, dass ich manisch sei. Sie kam vorbei, meinte, dass sei normal und gab mir Baldriantropfen. Zwei Tage später war ich in der Klinik. Nach sechs Wochen kam ich mit Depressionen nach Hause und versuchte mein Kind zu versorgen. Sinas Vater ist zuerst total ausgerastet, dann wollte er, dass wir nach Indien gehen. Unsere Beziehung hatte sehr unter der Krankheit gelitten. Trotz allem flogen wir zu Sinas erstem Geburtstag nach Nepal. Ein Monat Dschungel, dann 6 Monate Indien, wir reisten sehr viel, hauptsächlich zu Pilgerorten. Aber dann gab es immer häufiger Streit, mein Mann beschimpfte mich grundlos und drohte, mir wegen meiner Krankheit das Kind weg zu nehmen. Ich hatte furchtbare Angst, hielt aber durch, bis wir dann wieder in Deutschland waren. Dort reichte ich die Scheidung ein und zog mit Sina zu meinen Eltern, danach in eine eigene Wohnung.

In der Trennungszeit bekam ich wieder einige Manien und musste wieder für vier bis sechs Wochen in die Psychiatrie, das Kind blieb bei meinen Eltern. Manchmal hatte ich Probleme mit meiner Mutter, die große Angst hatte, durch die Krankheit könnte mein Kind seine Mutter verlieren. Aber Sina entwickelt sich seit der Trennung gut, schaffte Grundschule und Gymnasium, hat einen guten Charakter und ist sehr kreativ. Kurz, ich bin eine stolze Mutter.

Nach der Trennung von Sinas Vater musste ich eine Weile von der Sozialhilfe leben und wurde dann vom Sozialamt gezwungen, Rente zu beantragen. Ich bekam einen Betreuer von der Diakonie und eine neue Ärztin, mit der ich aber nicht arbeiten konnte, sodass schließlich der Betreuer mein spiritueller Freund wurde.

Trotz Lithiumeinnahme hatte ich über viele Jahre ein bis zwei Manien jährlich. Manche habe ich zuhause kurieren können. Ansonsten war ich meist freiwillig in der Klinik. Ich bekam noch mal eine neue Ärztin, mit der ich eine Therapie begann.

Nachdem ich über acht Jahre Lithium genommen hatte, begann ich stark zuzunehmen und bekam starke Diskinesien im Gesicht. Arzt und Psychologe sagten mir, das seien die Spätfolgen von der Lithium-/Taxilaneinnahme. Ich regte mich furchtbar auf und verlangte eine Absetzung. Aber erst im letzten Sommer gelang eine Medikamentenumstellung. Ich hinterlegte eine Patientenverfügung und bekam daraufhin Ergenyl, Seroquel und ½-Lithium. Erneuter Arztwechsel, da der erste sich völlig unkooperativ verhalten hatte.

Und heute? Meine Diskinesien sind weg. Statt Taxilan nehme ich Seroquel – ganz ohne Depressionen und Gefühlsblockaden. Nun muss ich nur noch meine Lithiumphobie beseitigen, wieder abnehmen und nach und nach die Medikamente reduzieren. Aber noch trinke ich sechs bis acht Liter Flüssigkeit am Tag!

Meine Krankheit hat mich vieles gelehrt. Vor allem liebesfähig zu sein und meine Träume zu leben. Gerade dieser Traum von meiner ersten Manie, von der Lilie. Ich erlebe ihn heute als Wahrheit. Sind nicht all die Menschen, die in Psychiatrien kommen, solche Lilien, die mit ihren Geschichten dazu beitragen, dass sich eines Tages die Tore öffnen werden? Und jeder sensible Arzt, Psychiater, Psychologe, Therapeut, Pfleger oder Schwester – sind sie nicht auch alle Lilien?

Mit diesem Bewusstsein ist mir nun alles möglich. Ich bin zwar zu 70 Prozent schwerbehindert, habe aber eine tolle Tochter, eine schöne Wohnung, einen kleinen Nebenjob und bin in einer Musikband, wo ich meine Lieder singe. Trotz meiner Krankheit bin ich glücklich und dafür danke ich allen, die dazu beigetragen haben, dass es so ist, wie es ist. Den größten Anteil daran haben meine spirituelle Meisterin, mein Aufenthalt im Tempel, meine Familie, meine Freunde, meine Tochter Sina und meine Hartnäckigkeit, in meiner Wahrheit zu leben.

WEINEN

Ach wie bin ich froh
Dass diese Tränen
Die ich heute weine
Doch auch meine
Augen waschen so
Dass ich dann
Klarer sehe und
Dass auch die Regentropfen
Die an meine Fenster klopfen
Nicht für immer
An den Scheiben bleiben.
Dass ich weiß ich werde
Wieder lachen und die Sonne
Die wird wieder scheinen
Und ich werde
Keinesfalls von früh bis spät
Und täglich
Aber sicher hin und wieder
Weinen.

Karla Kundisch 2001

Schon als kleines Mädchen war das vorherrschende Gefühl in mir: Ich bin anders als die anderen, Außenseiterin, eigenwillig, und infolgedessen wurde ich, schon als Kind, zuerst von der Familie, später auch in der Schule und in der Gesellschaft, ausgegrenzt.

Das hatte und hat viel damit zu tun, dass ich in einer pietistisch geprägten Umgebung aufwuchs, dass andererseits aber mein Vater genau diesen Pietismus und auch den Konservatismus seiner Familie bekämpfte, im Rahmen seiner Möglichkeiten, die sehr beschränkt waren. Im Schwäbischen ist die Grundhaltung die, dass, egal wie jemand ist und sich verhält, er akzeptiert wird, wenn er „schafft". Damit ist nicht etwa kreatives Schaffen gemeint, sondern Arbeit. Arbeit als Sinn des Daseins. Die Komponente der engen Beziehung zur Natur mochte ich instinktiv, aber es gab auch noch eine andere Seite, besonders in meiner Familie, da mein Vater und daher auch die Familie Kontakt hatte zu den Roten: Hier gab es z. B. einen Generalstreik als Reaktion auf die Machtergreifung Hitlers, und solche Dinge waren für mich eben auch Thema, Gott sei Dank.

Diese zwei Seiten der Wirklichkeit haben mich geprägt. Gewissermaßen war mir das Bipolare in die Wiege gelegt, aber jedes Ding hat ja auch mindestens zwei Seiten. Folglich ist das noch keine Krankheit, sondern einfach das Leben.

Was aber noch entscheidender und prägender war, war die Lieblosigkeit oder besser gesagt der mangelnde Ausdruck der durchaus vorhandenen Gefühle in der Familie. Auch das war damals nicht unüblich. In den Arm genommen wurden nur kleine Kinder, später schlug das Tabu der Körperfeindlichkeit wieder durch. Trost, Zusammenhalt und Unterstützung gab es aber reichlich, in Form von Essen, materieller Hilfe und vor allem gut gemeinten Ratschlägen, die vor allem die Angst ausdrückten, das Kind könnte auf die Idee kommen, zu gehen, die Familie hinter sich zu lassen.

Andererseits hat mein Vater Zeit seines Lebens seinem unstillbaren Wissensdurst gefrönt, was ja auch eine Möglichkeit der Flucht ist. Er verschlang Bücher, und so wurde er aufgrund seines Wissens und Bewusstseins selbst ein Außenseiter. Er war vom Bauern zuerst zum Arbeiter geworden, aber auch zum Studierten, wenn auch im Selbststudium. Die Arbeit in der Landwirtschaft und das Häuslebauen wurden in der sogenannten Freizeit erledigt.

Meine Mutter stammt aus einer Familie, die bitter arm war. Ihr Vater war ein Despot, ihre Brüder Rabauken, die Mutter entrechtet und gedemütigt. Lange habe ich sehr darunter gelitten, nicht verstanden und nicht gehört zu werden. Kein weibliches Vorbild in dieser Großfamilie war für mich erstrebenswert. Als ich 15 war, erlitt meine Mutter einen Nervenzusammenbruch und wurde in die Psychiatrie eingeliefert mit der Diagnose „depressive Mischpsychose". Fortan war ich zuständig für meine kranke Mutter, für meinen Vater wurde ich zur einzigen Vertrauten, als er von ihrer Familie angegriffen wurde als Erbschleicher. Ihm wurde vorgeworfen, sie zusammen mit mir in die Psychiatrie gebracht zu haben, um einen Bauplatz zu erschleichen.

Daneben musste ich für meine Geschwister sorgen. Mein älterer Bruder wollte von all dem nichts wissen, mein jüngerer Bruder war sieben Jahre jünger und meine Schwester 14. Ich floh mit achtzehn in eine Ehe mit einem schwäbischen Bauingenieur, aus der ich aber sehr schnell wieder ausbrach. Als ich mich trennen wollte, drohte mein Vater sich aufzuhängen, weil seine Tochter sich scheiden lässt.

Meine Ausbruchsversuche endeten fast immer kläglich, das Familientribunal holte mich ein, man machte mir Schuldgefühle, appellierte an mein Verantwortungsbewusstsein und schürte meine

Angst vor dem Alleinsein und der finanziellen Abhängigkeit. Niemand hatte mir je zugetraut, dass ich als Frau auf eigenen Füßen stehen konnte, also konnte ich es auch nicht. „Du heiratest sowieso", dieser Satz war einer der vielen, die ich immer wieder hörte, schon als kleines Mädchen.

Mein Vater „half" mir immer großzügig, und immer war ich es, die mit ihm redete, d.h. ich begann mit ihm zu reden. Ich war die einzige, die es versuchte. Ich las Bücher über Psychiatrie und Antipsychiatrie, Psychologie und Sozialpädagogik.

Ich war die Rebellin, die einzige, die Abitur hatte, quasi gegen den Willen meiner Eltern, aber immer wieder brauchte ich sie, und das war gut so für alle, außer für mich.

Psychisch war ich immer schon „labil", insofern, als ich depressive Phasen hatte und dann wieder Höhenflüge, sobald am Horizont etwas auftauchte, was mir eine Perspektive bot, meistens war es ein Mann. Dann schlug meine Lebensfreude Funken, ich sang, tanzte, lachte und meine Familie versuchte, mich zu bremsen, mir „die rosarote Brille runterzureißen". Natürlich wurde ich von den Männern enttäuscht und verlassen.

Meine erste Begegnung mit einem Psychiater in eigener Sache liegt ungefähr acht Jahre zurück. Es war die Zeit, als meine zweite Ehe immer bedrückender wurde. Ich war in den Schoß der Familie zurückgekehrt, wieder einmal, da mein Mann, ein indischer Asylant, kein Geld hatte und ich selbst auch arbeitslos war. Wir zogen bei meinen Eltern ein, und ich bekam zwei Kinder. Unsere Paarbeziehung war praktisch zu Ende, als die Kinder da waren, aber mein Mann hatte eine Familie gefunden, Ersatz für die indische Großfamilie und war zufrieden. Auch mein Vater war relativ versöhnt, da er endlich einen Schwiegersohn hatte, der ihm half, im Wald, auf dem Acker, im Garten. Nur mir, der ewig Anderen ging es nicht gut damit, da ich mich als Frau nicht beachtet fühlte. Nur Mutter der Kinder und brave Tochter zu sein, war nie mein Lebensziel.

Die Krankheit meiner Mutter kam endlich zum Stillstand, nachdem ich die Ärzte davon überzeugt hatte, es mit Lithium zu probieren. Es gab keine Therapie, nur Medikamente, und sie wurde ein stiller Hausgenosse.

Die Angst, so zu werden wie meine Mutter, ließ mich ihr gegenüber immer aggressiver werden. Ich hätte mir eine starke Mutter gewünscht und kein Häuflein Elend, die zu allem ja und Amen sagt.

Mein Lebensinhalt waren meine Kinder und meine Bücher. Freunde gab es auch, aber die meisten waren weit weg oder auch tot. Mehr und mehr träumte ich von Griechenland, wo ich glücklich war, sogar im Unglück, weil ich meine Gefühle dort ausleben konnte.

Nach der Trennung von meinem Mann hatte ich mehrere Beziehungen, immer die große Liebe am Anfang, das Ende kam bald, und immer wurde ich enttäuscht und verlassen.

Mit 43 begann ich eine Umschulung zur Bürokauffrau, die ich erfolgreich abschloss. In diesen Jahren und immer wenn eine Beziehung zu Ende war, wurde ich depressiv. Ich versuchte es mit Antidepressiva und ging auf Rat meiner Ärztin für vier Wochen stationär in die Psychiatrie. Dort waren außer mir fast nur Selbstmörder, und der einzige Halt waren Mitpatienten und unsere gemeinsame „Rauchtherapie". Der Arzt war nicht nur unmenschlich, sondern auch kriminell, der Psychologe unfähig, etwas für uns zu tun.

Ich beschloss so zu tun, als ging es mir besser, malte Blümchen statt schwarze Löcher und wurde bald entlassen, da meine Prüfung bevorstand. Die Antidepressiva setzte ich schnell ab und legte eine sehr gute Prüfung ab. Im Zuge dieser Entwicklung, dieses Umschwungs, den ich sehr wohl als Manie erkannte, begann ich Lithium zu nehmen. Vier Jahre lang versuchte ich es, dazu in depressiven Phasen, die immer schlimmer wurden, Antidepressiva, die mir nie halfen. Trotzdem nahm ich sie, auf Druck der Psychiaterin und aus Angst, dass es ohne sie noch schlimmer sein könnte. Ich fühlte nichts mehr, konnte nicht einmal mehr weinen, und meine Suizidgedanken nahmen zu. Was mich davon abhielt, waren meine Kinder und meine Feigheit.

Ein Jahr ging ich zu einer Verhaltenstherapeutin. Es tat mir gut, Unterstützung zu haben, auch wenn unsere Gespräche sich oft darum drehten, dass eine Verhaltenstherapie in meinen Augen genauso wenig hilft wie Medikamente. Was mir aber gut tat, war, dass ich jemanden hatte, um zu reden und mich nicht allein fühlte, jedenfalls nicht in diesem Moment.

Der Umschwung kam, als ich mich über meinen Chef aufregte, meine Wut durch die Blockade drang und mir wieder Leben einhauchte. Ich fühlte mich so unter Druck, zu funktionieren und gleichzeitig seine „Manien" auszuhalten, das kannte ich bisher nur von meinem Vater. Eines Tages weigerte ich mich, länger zu arbeiten und ging nach Hause. Alle aufgestauten Aggressionen brachen an die Oberfläche, denn Depression ist ja nichts als umgekehrte Aggression, deshalb auch unter Frauen so stark verbreitet. Im Laufe dieser „Befreiung" von Leuten und Dingen, die mich und meine Lebensenergie unterdrückten und beschnitten, setzte ich nach vier Jahren auch das Lithium ab. Meine Psychiaterin, die mich als mitdenkende Patientin immer gelobt hatte, solange wir einer Meinung waren, erklärte mich für unzurechnungsfähig. Das verletzte mich zwar sehr und nahm mir auch wieder mal ein Stück meines Vertrauens zu den Ärzten, kam mir aber auch entgegen, da ich ebenfalls nicht mehr von ihr behandelt werden wollte, zumal sie auch meine Mutter „behandelte", d.h. sie versorgte sie mit Medikamenten.

Im Januar 2002 wurde ich also „manisch" und setzte das Lithium ab. Für mich hatten und haben diese beiden Dinge nur insofern miteinander zu tun, als Lithium die Gefühle blockiert, wie andere Psychopharmaka auch. Die Blockaden lösten sich aber in dem Moment, als meine Wut endlich ans Tageslicht kam, natürlich auch eine ungeheure Wut auf mich selbst, dass ich mir so lange so viel hatte gefallen lassen. Das Lithium war für mich eher unbedeutend, denn es verhinderte wie gesagt weder Depressionen noch Manien.

Manisch sein bedeutete für mich: Nach einem halben Jahr der psychischen Erstarrung wieder leben, tanzen, singen, lachen. Ich gab natürlich viel mehr Geld aus als vorher, denn endlich hatte ich wieder Lust auszugehen, mich zu verabreden und etwas zu kaufen, neue Kleider, Schuhe. Endlich war wieder Farbe in mein Leben gekommen. Die Ratschläge der Verhaltenstherapie, zum Beispiel, sich etwas Gutes zu tun, kann man nicht befolgen, solange man nur noch sterben will. Erst müssen die Probleme gelöst sein, die hinter einer Depression stehen. Deshalb plädiere ich eben aufgrund meiner Erfahrungen doch für tiefenpsychologische Ansätze.

Weil ich schon immer geschrieben und fotografiert habe, kaufte ich mir ein Laptop und eine Digitalkamera. Zufällig hatte ich dafür Geld aus einer Erbschaft bekommen. Ich gab also nicht sinnlos Geld aus, auch wenn ich nach dieser schönen Zeit ein paar tausend Mark Schulden hatte, aber ich bereue keine dieser Ausgaben. Außerdem gab es neue alte Liebe. Ich träumte nicht mehr vom Leben, ich lebte endlich wieder!

Für meine Familie war das zuviel. Sie reagierte mit Angst und Zurückweisung, „die spinnt!" Das alles ist bekannt, es gehört ja zum Krankheitsbild dieser Erkrankung. Das Urteil meiner Familie über mich steht fest und ist „unverrück(t)bar": Ich bin die Kranke, sie die Gesunde.

Ich arbeite (im Moment noch) nicht, also habe ich weder das Recht zu tanzen, wegzufahren oder mehr als das täglich Notwendige einzukaufen, auch wenn ich das Geld habe. So wird jedenfalls begründet, warum sie sich bei mir immer einmischen und versuchen, mich zu kontrollieren.

Für mich ist nicht der Patient krank, sondern die familiären Strukturen, aus denen er kommt. Kinder stärkt man durch Unterstützung, Stärken der eigenen Kräfte und vor allem durch Liebe! Ich habe das bei meinen Kindern getan, aus Überzeugung und weil ich nicht anders kann, als sie zu lieben, genauso wie ich in gewissem Sinn fast jedem Menschen mit Liebe begegne, der mich respektiert und mir freundlich gesinnt ist. Ich spüre mehr als andere Menschen, was in meinem Gegenüber vorgeht, manchmal kann ich fast seine Gedanken lesen. Ich war und bin noch nie psychotisch gewesen, auch wenn ich in meinem Überschwang für „Normale" oft zu glücklich war, zu naiv, zu offen oder zu laut, wenn ich mich ungerecht behandelt und kontrolliert fühlte und fühle.

In meiner großen entscheidenden „Manie" habe ich übrigens sehr viele Maniker erlebt, meinen Chef, meinen Vater, meine Geschwister. Ihre Manie bestand vor allem darin, dass sie Angst hatten, mich nicht mehr kontrollieren zu können, was meine Geldausgaben betrifft oder auch meine Aktivitäten und Kontakte. Ich sollte mich im Büro darauf beschränken, die rechte Hand meines Chefs zu sein und vor allem unangenehme Dinge für ihn übernehmen, beispielsweise mich von seinen Gläubigern „anmotzen" lassen, während er oft auf Reisen war. Als ich mich wehrte und zusammenbrach, entließ er mich kurz darauf.

Von meiner Familie aus sollte ich buchstäblich im Dorf bleiben und vor allem „meine Kinder versorgen". Mit diesem Spruch konnten sie mich immer wieder treffen, eben weil ich meine Kinder nicht so vernachlässigen wollte und will, wie ich es selbst erlebt habe. Aber mein erster Sohn ist gerade 18 geworden und macht nächstes Jahr das Abitur, der Jüngere hat mittlerweile einen Therapeuten und einen Betreuer vom Jugendamt, was seinen zweiten Schulrausschmiss wegen aufmüpfigem Verhalten für den Moment verhindert hat. Seit es mir besser geht und vor allem immer wenn der Druck nachlässt, an andere zu denken und ich endlich ich selbst sein kann, geht es auch ihm besser.

Ich bin heute überzeugt und war es immer in guten Momenten (und das bedeutet, wenn ich nicht depressiv war), dass ich nicht wirklich psychisch krank bin und schon gar nicht unheilbar. Es ist nichts Genetisches und auch keine fehlende Substanz im Gehirn.

Es ist, genauso wie bei meiner Mutter, eine Blockade der Entwicklung, der Lebensenergien und der Wünsche auf Entfaltung eines Kindes in einer negativen „depressiven" und vor allem psychisch oder physisch gewalttätigen Umgebung. Heute habe ich, zumindest bei Tag, innerlich akzeptiert, dass diese Familie mich nicht liebt, nicht versteht und mich nicht unterstützt, aus Angst. Es tut mir immer wieder weh.

Die Angst ist es, die vererbt wurde, Angst vor der Zukunft, vor der Obrigkeit, vor Arbeitslosigkeit, Angst vor allem vor Schande bei meinem „Lebenswandel". Ich würde sagen, bei meiner Lebensfreude. Es sind die Ängste einer relativ normalen deutschen Familie auf dem Land. Die Großeltern waren geprägt von Kaiser Wilhelm und den Pietisten, die Eltern vom Tausendjährigen Reich. Ich wurde als Kranke abgestempelt, so wusste man immer, wer „schuldig" ist, wenn es zu Katastrophen kommt wie Krankheiten (Vater Herzinfarkt, Mutter Psychose, Diabetes und Herzinfarkt usw.) Ich wurde und werde als Kranke abgestempelt, habe ja auch noch dazu beigetragen durch meine Hilflosigkeit in der Depression. Immer noch bin ich krank geschrieben, fühle mich immer noch nicht stabil genug, um zu arbeiten bzw. mit dieser Krankengeschichte, als alleinerziehende Mutter, die auch finanziell allein dasteht, mich auf dem Arbeitsmarkt 2003 zu behaupten.

Ich mache eine Psychotherapie im Rahmen eines Projekts zur Rückfallprophylaxe bei der Universität Tübingen. Ich nehme Carbamazepin als Alternative zu Lithium, weil ich sonst nicht teilnehmen kann, auch wenn ich weiß, dass ich es genausowenig brauche und es mir genausowenig nützt wie meiner Therapeutin oder wie dem Leiter des Projekts. Aber ich beuge mich der Schulmedizin und der Pharmaindustrie, die daran verdient, dass wir unsere Ängste nicht so einfach verlieren, die in vielen Jahren aufgebaut wurden von so vielen „Helfern".

Wenn ich mal wieder zu sehr angegriffen werde und zusammenbreche, trinke ich einen Schnaps oder auch zwei, ich rauche immer noch, ansonsten hoffe ich, bald ausziehen zu können und damit mehr Abstand zu gewinnen zu meiner Herkunftsfamilie, die leider immer noch mehr Einfluss auf mich hat als mir lieb ist. Jetzt muss ich nämlich auch auf die Kinder Rücksicht nehmen, die „den Kontakt zu den Großeltern brauchen, weil sie sonst ja wenig Stabilität im Leben erfahren haben, mit einem Vater, der nicht da ist und einer depressiven Mutter", wie der Psychologe meines Sohnes sagt!

Ein weiterer Knackpunkt bei der Frage der Selbständigkeit und Unabhängigkeit zumindest vor neugierigen und bösen Blicken ist eigentlich das größte Hindernis, das liebe Geld. In meiner vorletzten Depression habe ich einen größeren Geldbetrag, den ich angespart habe, meinem Vater überschrieben, weil er Angst hatte, ich könne in meiner nächsten Manie wieder zuviel Geld ausgeben. Ich hatte eher Angst, vollends zum Sozialfall zu werden. Bei mir war der Beweggrund ein anderer, ich wollte nämlich für diesen Fall wenigstens dieses Geld irgendwie für meine Kinder aufbewahren.

Jetzt hätte ich gern mein Geld zurück, aber mein Vater bleibt stur, und er „beschützt mich ja nur vor mir selber", wie er denkt. Für die erste Zeit in einer neuen Wohnung und als Sicherheit, bis ich wieder voll arbeitsfähig bin, wäre es sehr schön, dieses Geldpolster. Denn solange ich hier wohne, werde ich nie frei sein von Kontrolle und Kommentaren, die mir schaden, mich ärgern und die alten Geschichten jeden Tag wieder in mir hochtreiben. Und das wiederum macht mich wieder wütend und „manisch" und unfähig, mit der nötigen Konzentration und Kontinuität einer geregelten Arbeit nachzugehen.

So kämpfe ich immer noch um meine Freiheit, äußerlich und innerlich. Manchmal bin ich sehr zuversichtlich, vor allem tagsüber gelingt mir das Leben immer besser. Nachts holen mich die Alpträume meist ein, die Angst vor Einsamkeit, Isolation, dem Abgeschnittensein von der Welt und dem Ausgeliefertsein an alte Glaubenssätze, die aus dem Mittelalter bzw. dem Moder vergangener sogenannter heiler Welten stammen. Ich kämpfe also jeden

Tag aufs Neue, um mich aus diesen Verstrickungen und Schuldzuweisungen zu befreien, für meine Kinder, vor allem aber für mich. Gott sei Dank bin ich im Kern ein positiver und der Welt zugewandter Mensch, innerlich stark und psychisch gesund, sonst hätte ich diesen Druck von allen Seiten nicht bis hierher überlebt.

Es geht immer noch um Loslösung von falschen Erwartungen und Abhängigkeit von Anerkennung und Liebe, genauso wie meine Kinder stecke ich gewissermaßen noch in der Pubertät. Auch ein Grund, weshalb ich sie und Kinder so gut verstehe. Aber ich werde es schaffen, weil ich so gern lebe und noch viele Träume habe.

Was mit sehr am Herzen liegt, ist anderen zu zeigen, dass diese Krankheit nicht unheilbar ist, dass man eben nicht verurteilt ist, sein Leben lang Medikamente zu nehmen oder sich mit einer Therapie über den Tag zu retten und im sozialen Abseits zu landen.

Ich weiß, dass die Fachleute aller Couleur bei diesem Bericht ihre Schubladen weit öffnen werden, im Kopf und im Herzen: typisch manisch-depressiv, Ohnmacht und Größenwahn, hoffentlich setzt sie wenigstens ihr Carpamazepin nicht ab, das sie einigermaßen stabilisiert, sonst fällt sie wieder ins nächste Loch!

Ich habe in der langen Zeit meiner „Karriere", zuerst als Angehörige, dann als Patientin, viele Psychiater und Psychologen hautnah erlebt. Viele schaden uns mehr als sie uns nützen, denn auch sie haben vor allem Angst, um ihre Glaubenssätze, um ihren Job, um die Richtigkeit ihrer Entscheidungen, um ihr Seelenheil nicht zuletzt. Sie sind auch nur Menschen und nicht unfehlbar. Wir aber, die wir mit dieser Diagnose leben müssen (im Gegensatz zu anderen, die sie uns verpassen und manchmal genauso krank sind, aber eben nicht diagnostiziert aufgrund von Machtverhältnissen), brauchen vor allem Zuwendung, Liebe und Verständnis, Unterstützung. Wir wollen selbst über unser Leben bestimmen und von einer Umwelt akzeptiert und wieder ernst genommen werden, für die wir bis jetzt die psychisch Kranken, wenn nicht die Geistesgestörten sind.

Meine Geschichte ist sicher symptomatisch für diese Generation, sehr „krass" in meinen Schlußfolgerungen, wie meine Söhne sagen würden. Ich bin sehr mutig und extrem in meinen Ansichten und Überzeugungen, aber ich habe auch nichts zu verlieren als Fesseln, die längst überfällig sind. Ich hoffe damit vor allem, anderen Mut zu machen, ihren eigenen Weg zu gehen und mehr auf ihr Herz zu hören als auf die Horrorstories der Beipackzettel und der Fachliteratur. Ab damit in den Papierkorb, nicht ungelesen und nicht ohne Begleitung von wirklich vertrauenswürdigen Fachleuten, aber doch bleibt der Weg zurück in die „Normalität" offen, öfter als zunächst befürchtet.

Zum Schluss möchte ich noch einmal die rhetorische Frage stellen, als Denksportaufgabe und Anregung für eine weitere Diskussion: Wer ist hier eigentlich ver-rückt?

Horst (67): Mit Haldol geht's mir wohl…

Ich war 28 Jahre alt, als ich 1963 mein Studium Allgemeiner Maschinenbau an der Technischen Hochschule Hannover abschloss. Bis zu meinem 45. Lebensjahr arbeitete ich in drei Firmen als wissenschaftlicher Mitarbeiter und zog mich dann finanziell abgesichert in die Privatheit meines Einfamilienhauses zurück, um mich ganz meinen Interessen zu widmen: Physik, Anthropologie und christliche Theologie. Besonders letztere betrieb ich allmählich zunehmend immer intensiver – ja exzessiv, das normale Maß überschreitend – ich steigerte mich geradezu in die Wahrheitsfrage hinein. Es ging mir vor allem um die Glaubwürdigkeit des Glaubens.

Neben einer Fülle christlicher Autoren las ich auch Bücher wie: *Die Zukunft des Unglaubens* von Gerhard Szczesny oder *Warum ich kein Christ bin* von Bertrand Russel und versuchte, ihre Thesen zu widerlegen. Daneben vertiefte ich mich, wie ich es schon von der Schule her gewohnt war, in andere Religionen, neben anderen in den Islam, den Hinduismus und den Buddhismus.

Bis zu meinem 50. Lebensjahr habe ich bewusst weder manische noch depressive Phasen durchlebt.

Aber eines Tages stiegen dann plötzlich während einer Busfahrt eigentümliche Gedanken in mir auf, die ich, einem unwiderstehlichen Impuls folgend, schriftlich festhalten musste. Am späten Abend dieses Tages – es war der 12. Februar 1985 – steigerte sich diese Gedankenflut ins Gigantische. Während ich wie ein Automat aufschrieb, was mir durch den Kopf flutete, bebte mein ganz in Schweiß gebadeter Körper. Immer wieder formten sich die Worte wie von selbst und strömten ohne mein Zutun aus meinem Kopf. Mein Mund sprach sie laut mit und simultan schrieb die Hand sie zügig nieder. Dabei brauchte ich mich überhaupt nicht anzustrengen. Das Tempo steigerte sich von selbst, ein Geschehen wie von außen, doch es kam von innen. Ich spürte, dass etwas Außerordentliches mit mir geschah. Ich erlebte eine existentielle Erschütterung. Ich produzierte, während mein Gehirn parallel dazu normal zu funktionieren schien, im Unterbewusstsein vorformulierte Gedichte und Prosatexte religiös christlichen Inhalts ohne atheistische Anspielungen. Insgesamt schrieb ich an diesem Abend ohne Unterbrechung 29 DIN-A4-Seiten hintereinander voll. Darunter Gedichte wie: „Glaub Wahrheit nicht nur theoretisch" oder: „Wenn Du in Richtung Liebe gehst ....".

„Wie ein Blitz leuchtet ein Gedanke auf, mit Notwendigkeit, in der Form ohne Zögern – ich habe nie eine Wahl gehabt", so Friedrich Nietzsches Beschreibung der Inspiration.

Plötzlich drängte sich mir eine Frage an Jesus Christus auf: „Warum bemühst Du Dich um uns?" Seine vermeintliche Antwort sprach laut und vernehmlich aus meinem Mund. Nach dem Abklingen dieser „Exstase" ging ich zu Bett, nahm mir aber noch ein Buch von Blaise Pascal vor, weil ich mich plötzlich an seinen, jetzt für mich nachvollziehbaren, zweistündigen „Feuersturm" erinnerte, den er am 23. November 1654 nach Mitternacht in fliegender Eile auf einem Zettel protokolliert hatte. Pascal sprach mit niemanden über sein spirituelles Erlebnis, das sein Leben veränderte, hat aber sein „Memorial" acht Jahre lang bis zu seinem Tod in seinen Überrock eingenäht mit sich herumgetragen.

„Im Wahn ist das Wahrgenommene mit aller bestimmenden Macht auch das Wahre", merkte Dorothee Sölle dazu an. „Es gibt keinen Zweifel. Wir haben sonst keine unmittelbare Wahrnehmung für Gott oder die Wahrheit".

Am folgenden Tag besuchte ich einen „Ökumenisch theologischen Studientag" für Theologen und interessierte Laien in der Hauptkirche St. Petri zu Hamburg über die Befreiungstheologie in Lateinamerika, für den ich mich schon Wochen zuvor angemeldet hatte. Diesmal schrieb ich nicht, wie es sonst meine Gewohnheit war, die Vorträge ganz mit, sondern notierte mir nur Kurzkommentare dazu, wie: „Freiheit mit Einschränkung ist keine wahre Freiheit" oder: „Heil besteht in der Befreiung! – Unsinn!" oder „Warum wird Jesus nicht beim Wort genommen?" oder: „Theologie ist nicht Gott, da nicht umfassend und nicht total, doch Gott ist drin" und so weiter...

In einer Arbeitsgruppe, der ich beiwohnte, wurde meiner Meinung nach nur leeres Stroh gedroschen. Darum schlug ich meine Bibel auf und fand spontan eine christozentrische Stelle, die ich laut vorlas und den Diskussionsleiter um Abstimmung bat, wer von den Teilnehmern ihr zustimmen würde. Alle stimmten zu. Ich bedankte mich und verließ die Runde. Draußen vor der Tür fing mich ein Teilnehmer ab, und wir diskutierten angeregt noch über 20 Minuten miteinander.

Danach wollte ich einen mir bekannten Pastor besuchen, um von ihm vielleicht Antworten auf einige meiner brennenden Fragen zu bekommen. Er hatte aber nicht gleich Zeit für mich. Um auf ihn zu warten, las ich vor seiner Haustür stehend das ganze Johannes-Evangelium durch. Als ich bei der Geschichte über die Auferweckung des Lazarus angekommen war, überfiel mich ein so noch nie erlebter Weinkrampf, der bis zum Ende der Geschichte anhielt und dann abrupt aufhörte.

Am nächsten Tag fuhr ich einem inneren Drange folgend in das Institut, in dem ich 13 Jahre gearbeitet hatte. Dort stellte ich mich vor das Direktionszimmer und hielt vor den dort Anwesenden eine Rede, in der ich unter anderem ausführte, dass es die Liebe ist, die die Welt im Innersten zusammenhält. Das Gleiche hat Jahre später übrigens der Träger des alternativen Nobelpreises, Hans Peter Dürr, im Fernsehen verkündet. Für mich aber wurde die Polizei gerufen. Wegen Hausfriedensbruchs.

Mit auf dem Rücken gefesselten Händen wurde ich gegen meinen Willen in die Psychiatrie gebracht. Während der Fahrt im

Peterwagen fühlte ich mich eins mit allem und sagte das auch den Beamten. Sie lachten mich aus und trieben mit mir Scherze, denn jede ihrer Fragen beantwortete ich fast zwanghaft. Über Polizeifunk ließen sie die Psychiatrie – als Einstimmung auf mich – an unseren Dialogen teilhaben. Sie hatten einen Heidenspaß mit mir. Später las ich dann, dass schon Aristoteles bemerkt hatte, der Mensch sei auf Grund seines Denkvermögens in gewisser Weise alle Dinge.

Nach zwei Tagen unfreiwilligen Aufenthaltes in der Psychiatrie suchte mich ein Richter auf, und ich gestand ihm auf seine Frage meine „Krankheitseinsicht". Danach galt ich als freiwilliger Patient und wurde nach zwei Wochen mit der (falschen) Diagnose „Schizophrenie" entlassen. Mit Neuroleptika wurde ich gut versorgt: Dapotum, Haldol, Sedanxol, Tesoprel und Truxal. Offenbar bedingt durch diese Medikamente stellte sich bei mir eine Mundsperre ein, sodass ich nichts mehr essen konnte. Mein Hausarzt gab mir nun Atosil und Akineton, aber die Sperre hielt fast einen ganzen Monat an und ich verlor 18 kg Körpergewicht. Während dieser Zeit wurde ich von einem nicht enden wollenden Gedankenkarussell geplagt, und immer wieder dachte ich in dieser mir aussichtslos erscheinenden Lage an Selbstmord, wusste nur nicht, wie ich es am besten und schmerzlosesten anstellen sollte.

Im März 1985 ließ ich mich widerstrebend ins Universitätskrankenhaus Eppendorf aufnehmen. Dort bekam ich immerhin die richtige Diagnose: Manisch-depressive Erkrankung. Im Aufnahmeprotokoll stand: Substupöses, depressives Bild, Exsikkose, Blutdruck 90/70 [mm Hg]. Ich bekam ein Antidepressivum (Saroten) und später Quilonum retard, ein Lithium-Präparat. Nach fast zwei Monaten wurde ich entlassen, und ein Psychiater führte die Lithium-Behandlung weiter. Doch trotz regelmäßiger Behandlung und Kontrolle erlebte ich ein paar Monate später eine zweite heftige manische Phase.

Weil sich mir das Bibelwort: „Geben ist seliger denn Nehmen" aufdrängte, ging ich zur Bank und hob 23 000 D-Mark ab, schenkte dem Kassierer (mit Erlaubnis des Direktors) 3000 D-Mark. Auf der Straße verteilte ich Hundert-Mark-Scheine an Passanten. Verbat mir aber jeden Dank.

Mir wurde klar, dass ich nach Indien reisen musste, um dort meine Ideen unter das Volk zu bringen. Als ich mein Flugticket nach Bombay hatte, flog ich zunächst nach Frankfurt am Main. Im Flugzeug bildete eine besondere Deckenstruktur ein großes Kreuz ab. Aber an der Stelle, wo gewöhnlich die Inschrift: INRI angebracht war, stand dort: „Here Exit" (hier Ausgang). Wohin, fragte ich mich? Neben mir saß ein Flugkapitän in Uniform, den ich auf meine Entdeckung aufmerksam machte. Er aber schaute mich nur verständnislos an.

Da ich nicht daran gedacht hatte, mir in Hamburg ein Visum für Indien zu besorgen, konnte ich zunächst nicht weiterfliegen. Von einem Taxifahrer ließ ich mich in ein Hotel seiner Wahl bringen. Ich gab ihm 100 D-Mark. Nachdem ich mich in meinem Zimmer eingerichtet hatte, suchte ich ein Unitarier-Ehepaar auf, um mit ihm über Glaubensfragen zu diskutieren. Da die Leute sich meinen Fragen nicht gewachsen fühlten, verwiesen sie mich an einen Autor ihrer Glaubensgemeinschaft in Mainz, der „An der Bruchspitze 13" wohnen sollte. Die Zahl 13 löste allerlei Assoziationen in mir aus: Jesus und seine Jünger waren 13, ich war an einem 13. geboren usw. Ich fuhr mit einem Taxi nach Mainz. Dem Fahrer, der sich, wie auch ich, dort nicht auskannte, gab ich nach Zeichen, die ich am Wegrand ausmachte, die die Zahl 13 oder 3 in irgendeiner Form enthielten, Anweisungen, wie er zu fahren habe. Ohne Umwege erreichten wir die gesuchte Straße am anderen Ende der Stadt, jedoch nicht die Hausnummer 13. Das betreffende Haus war ohne Fenster und Türen und war nicht nummeriert. Der gesuchte Mann wohnte im Haus mit der Nummer 11 – hätte ich das vorher gewusst, wäre ich gar nicht zu ihm gefahren –, aber er war nicht zu Hause oder öffnete uns nicht. Also gab ich dem Taxifahrer 1000 (!) D-Mark und ließ mich von ihm zurück nach Frankfurt fahren.

In dem Hotel Tourist verkehrten unter anderen ein alter Araber im Fellmantel mit einem langen Hirtenstab, Inder mit Turbanen, Türken und Deutsche. Jedem von ihnen schenkte ich zum Frühstück 100 D-Mark, worüber sie hocherfreut waren. Auch zwei Babys in ihren Kinderwagen bekamen je einen Schein. In meinem psychotischen Zustand kam ich mir wie in einer anderen Welt vor.

Am Sonntag ging ich in die Kirche, in der Goethe einst konfirmiert worden war, und hielt nach dem Gottesdienst eine Ansprache an die Besucher. Der Küster rief die Polizei. Der Pastor aber ließ mich gewähren. Als ich dann schließlich in meiner Psychose eine Realitätsinsel fand, bat ich die wartenden Polizisten darum, mich in eine Psychiatrie zu bringen. Sie setzten mich vor der Universitätsklinik ab, die ich alleine betrat. Ich wurde sogleich aufgenommen und nach (wiederum) fast zwei Monaten entlassen. Zur Rückfallvorbeugung (Rezidivprophylaxe) bekomme ich seitdem intramuskuläre Haldol-Injektionen, erst alle vier, dann immer seltener alle sechs, alle sieben, alle neun und zur Zeit (2003) alle 13 Wochen.

Nach jetzt über 17-jähriger Haldol-Prophylaxe lautet mein Wahlspruch immer noch: „Mit Haldol geht`s mir wohl".

Um meine innere Unruhe mit Pulsrasen und meine anhaltenden Schlafstörungen zu behandeln, bekam ich nach dem Frankfurter Psychiatrie-Aufenthalt zunächst Noctamid, Halcion und Tavor. Letzteres half mir am wirkungsvollsten.

Resümee: Meine Psychosen, verbunden mit gesteigertem Wahrnehmungsvermögen, bescherten mir neue, völlig ungeahnte Einsichten, die ich auf keinen Fall missen möchte. Eine Psychose ist ein Erlebnis der Selbstentfaltung, förderlich für das weitere Leben, las ich. Das kann ich nur bestätigen. Das Unbewusste und das Unterbewusstsein meldeten sich bei mir zu Wort – mit fertigen Gedichten. Was mir gerade in den Sinn kam, musste ich immer tun, denn ich habe ja nur ein Gehirn und kein zweites als Kontrollinstanz. Das bestätigten mir auch die Ärzte nach einer Computertomographie. Ich fragte sie nach Abschluss der Diagnose: „Was haben sie nun festgestellt?" Sie antworteten mir: „Dass sie ein Gehirn haben". Mehr nicht.

Die Gedankenflut wurde während meiner Psychose mit der Zeit immer schneller und sprunghafter. Auf jede noch so komplizierte Frage wusste ich spontan die richtige Antwort. Die Welt war mir enträtselt. Mir war, als wüsste ich, wie alles funktioniert. Aus mir sprach die Wahrheit, da duldete ich keinen Widerspruch.

Aber wenn ich selber an andere Fragen stellte und die Antworten nur zögerlich – oder gar nicht – kamen, stellte ich mit Bedauern fest: „Ihr seid eben noch nicht so weit!"

Ach Schmerz
Du quälender Gefährte
Was glaubst denn du
Wie lange
Ich dich noch
Ertragen kann

Du weißt
Wie lange schon
Wer weiß
Wie lange noch
Geduldig heulend
Wütend dankbar
Für die Ruhepausen
Und
Für den Zwang
An mich zu denken
Und
Zu wählen was
Ist wichtig
Und was muss
Nicht sein

Und für den Genuss
Der Stunden
Ohne dich

Karla Kundisch 2000

Stefanie (44): Leben ohne Stimmungsstabilisierer...

Die Krankheit überraschte mich mit 21, mitten im Medizinstudium. Es war während einer Krise in unserer Familie, als ich nächtelang grübeln musste. Meine Schwester wollte einen Perser heiraten und das in unserer erzkatholischen Familie. Ich selbst hing eher einer existenzialistischen Lebensführung á la Camus an, hatte mit der Kirche gebrochen, rauchte stark und setzte mich mit der Ethik in der Medizin auseinander. Julius Hackethal war in, die Ära der Götter in Weiß schien zuende, wir kämpften für die Selbsthilfebewegung und lebten total alternativ, trampen statt Auto fahren, kiffen...

Als ich nicht mehr schlafen und nicht mehr essen konnte, kam ich zu einem Psychotherapeuten, der mir Neurocil verordnete. Die Wirkung war im wahrsten Sinne des Wortes umwerfend: Ich kollabierte, lag mehrere Minuten puls- und regungslos, kriegte alles mit, konnte mich aber nicht rühren. Mein Arzt schickte mich „zum Ausschlafen" in die Psychiatrie, wo ich zum ersten Mal mit der „Ethik in der Medizin" in realen Kontakt kam: Eine Mitpatientin schrie die ganze Nacht wegen Heroinentzug, eine schizophrene Frau trat die Türe ein, die Oberärztin sah ich nur kurz – nichts wie raus!

Es folgte eine mehrwöchige ambulante Psychotherapie, die nicht viel brachte, aber immer noch erträglicher war als die chemische Keule in der zweiten Episode. Ich war manisch, distanzverändert, teilweise so verwirrt, dass ich nicht mehr wusste, wo ich wohnte, planlos über die Straße lief, nicht wusste, wie ich mich am besten umbringen konnte – kurz, ich wollte freiwillig zurück in die Psychiatrie, wurde aber ohne ärztliche Einweisung (mein Therapeut war in Urlaub) abgewiesen und blieb also zuhause. bis die Psychose abklang und ich drei Monate später mein Physikum machen konnte (als Beste!). Aber es ging mir immer noch viel zu viel unter die Haut. Trotzdem gelang auch das dritte Staatsexamen ganz gut, und ich war sportlich aktiv – Volleyball bis zur Bayernliga. Dann rauschte ich nach einem fieberhaften Infekt ein zweites Mal in die Psychose (diesmal mit hypochondrischen Todesängsten): Ein grippaler Infekt, Beziehungsstress, hohes Fieber, absolute Schlaflosigkeit und ein ziemlich wüster AIDS-Wahn, weil ich glaubte, mich bei einem Patienten angesteckt zu haben. Also wieder auf die Geschlossene, wieder Psychiatrie vom Feinsten, den antiquierten Vorstellungen der Psychiater völlig ausgeliefert, zusammen mit anderen hochpsychotischen Patienten in einem riesigen Wachsaal oder fixiert am Bett, weil ich nach einer belastenden schmerzhaften Lumbalpunktion die Wände bemalt hatte. Und immer noch die AIDS-Angst, auf die niemand einging. Es ging mir immer schlechter: Aber das brachte mir nur weitere Fixierungen, höhere Pharma-Dosen, das Verbot jedweder Beschäftigungstherapie. Und ich hatte schon zehn Kilo zugenommen.

Nach der Entlassung eine tiefe Depression. Ich flüchtete zu meinen Eltern, schlief nachts im Freien, wurde immer steifer, dachte über Selbstmord nach, zwang mich dann aber, wenigstens noch das letzte Examen zu machen, um als Ärztin für mich selber sorgen zu können und nicht mehr abhängig zu sein.

Mit dem Umzug nach München, wo ich an der Uniklinik in der Nussbaumstraße meine Doktorarbeit machen wollte, ging die Depression in eine Manie über, die mich wieder in die Geschlossene brachte – acht Männer mussten mich festhalten, damit ich eine Haldol-Spritze bekam. Zu meinem Entsetzen nahm man mir die Kleider weg und zwang mich, im Bett zu bleiben, obwohl ich gelernt hatte, dass das bei psychischen Krankheiten nicht nötig sei. Man hielt mich dort fest, ohne dass ein Richter entscheiden konnte, ich bekam keinen Anwalt, keiner nahm mich ernst, ich hätte mich am liebsten in der Kloschüssel ertränkt. Als ich dann wieder nach Hause durfte, hatte dort auch keiner Verständnis für mich.

Dann kam völlig überraschend die Chance, am nächsten Tag auf eigene Verantwortung bei einem sehr bekannten und einfühlsamen Psychiater (Professor Dr. Norbert Matussek) im Labor mitzuarbeiten. Der baute mich wieder auf. Ich bekam einen Job bei einer medizinischen Fachzeitschrift, trieb wieder Sport (Klettern, Skifahren, Gleitschirmfliegen), kaufte mir ein Auto. Nur die Doktorarbeit blieb liegen, weil mein neuer Job in eine steile Karriere mündete und mich völlig ausfüllte. Zu den sportlichen Extremleistungen kamen nun auch viele kurzfristige Fernreisen mit den üblichen Zeitzonenbelastungen, die mir aber zehn Jahre lang nur Erfolg und Freude brachten.

Mit 35 habe ich dann geheiratet und einen Sohn bekommen. Das Wochenbett warf mich wieder um. Aber da es keine Klinik gab, die mich mit Kind aufnehmen wollte, blieb ich mit meiner Krankheit zuhause, nur gestützt von meinem verständnisvollen Doktorvater, einer erfahrenen Hebamme und einer sehr netten Psychiaterin in der Ambulanz. Das alles brachte mich so über die Runden, dass ich ohne alle Medikamente meinen Sohn stillen konnte und meinen Job nicht verlor. Die Erfahrung, dass man ohne Medikamente, nur durch den Zwang zur Arbeit nicht ganz den Realitätsverlust erleidet, hat mir sehr geholfen. Ich war immer ein Workaholic, eine Krankschreibung löst bei mir nur Depressionen und Selbstmordneigungen aus.

Danach ging es vier Jahre gut, wir machten mit dem Kind viele schöne Reisen, bis ich im Sommer 1999 an einer Mandelentzündung erkrankte, völlig schlaflos wurde, mir selber Haloperidol aus der Apotheke holte, was aber irgendwie nicht wirkte, sodass ich mich nach einem Festgottesdienst unserer Gemeinde in der Kirche völlig daneben benahm und wieder freiwillig in die Klinik ging, die ich ja schon von meiner Ausbildung her kannte. Aber da hatte sich vieles zum Positiven geändert, mehr Beschäftigung, weniger Beaufsichtigung, aber vieles war noch eben auch genau so schlimm wie früher: Geschlossene Türen, geschlossene Fenster, Anstaltsmief, ein ekelhaftes Raucherzimmer, kahle Wände und ein entsetzliches Potpourri von Pyromanen, Schizophrenen, Borderlinern, Selbstverstümmlern, Essgestörten, Selbstmordgefährdeten und dickgewordenen Depressiven. Mein Gefühlschaos – ich wünschte mir zum Beispiel sehr ein zweites Kind, mein Mann wollte keines – wurde dort also nicht verringert, sondern noch vergrößert.

Nach zwei Wochen wurde ich mit Truxal und Haldol entlassen und wurde zunehmend depressiv. Die Mandelentzündung kam zurück, ich setzte alle Medikamente ab. Ich wollte mich vor einen Zug werfen. Was sollte ich noch auf dieser Welt, in der es nach den Worten meines Mannes meinem Kind viel besser ging, wenn ich nicht da war. Aber als ich mich aufs Rad setzte, um an die Gleise zu fahren, wollte mein Kind unbedingt mit, und ich ließ mein Vorhaben fallen.

Nach etwa zwei Monaten hob ich dann allmählich wieder den Kopf aus dem Sand, ging wieder aus dem Haus und begann eine Verhaltenstherapie. Mein Vater war inzwischen lebensgefährlich erkrankt, was mir sehr nahe ging, und ich machte mir Vorwürfe, ihm trotz meiner Ausbildung nicht helfen zu können. Als dann auch noch meine Mutter in einer anderen Klinik eine Hüftoperation erhielt und ich zwischen zwei Krankenhäusern pendelte, wuchs mir alles über den Kopf. Ich fiel von einer Episode in die andere (Rapid Cycling), fand dann aber einen neuen Psychiater, der mir zum ersten Mal ein atypisches Neuroleptikum (Seroquel) verschrieb – einfach phantastisch! Ich konnte hervorragend schlafen, Auto fahren (wichtig wegen der Krankenhausfahrten zu meinen Eltern) und auch meine Probleme in der Verhaltenstherapie viel besser bearbeiten, zum Beispiel meine chronischen Ehekonflikte und meine manischen Kauf-Exzesse.

Irgendwann „vergaß" ich dann das Seroquel und landete wieder, diesmal auf richterliche Anordnung, in der Psychiatrie. Ich kam wieder unter die „bewährte" Kombination von Haloperidol und Truxal, wurde stockdepressiv, dachte über Scheidung nach und willigte schließlich als Zeichen meiner völligen Kapitulation vor der psychiatrischen Gewalt erstmals in eine Langzeittherapie mit Valproat ein. Richtig überzeugt war ich nicht, aber gegen die arroganten Assistenzärzte hatte ich keine Wahl. Man drohte mir sogar mit dem Rauswurf aus der Krankenkasse, wenn ich nicht kooperiere.

Angstgepeinigt und depressiv, wie ich war, versuchte ich in der Klinik meine Arbeit weiter zu machen, saß mit dem Laptop auf dem Bett, durfte ab und zu in die Redaktion. Die Ärzte habe ich nur zwei Mal die Woche fünf Minuten gesehen. In der Beschäftigungstherapie sollte ich Serviettenbilder kleben – was für ein Unsinn. Lange Radfahrten um das Klinikum und am Fluss entlang brachten mich dann schließlich ohne Suizidversuch über die Zeit.

Nach diesem Aufenthalt war ich wie immer depressiv, ich konnte auch an meinen Hobbys keine Freude mehr finden, Valproat half nicht. Ich setzte es ab, wurde wieder manisch, was meinem Arzt gar nicht gefiel, für mich aber das kleinere Übel war.

Die letzten beiden Jahre habe ich dann mit Seroquel leidlich überstanden. Ich gründete eine Selbsthilfegruppe. Aber dort traf ich Mitbetroffene, die brav alles nehmen, was die Ärzte verschreiben und auch nicht besser dran sind als ich.

So lernte ich, mit meiner Krankheit zu leben. Ich habe immer weniger Angst vor den Episoden, kann mich mit meinem Arztausweis medikamentös selber versorgen und werde nur noch ein modernes atypisches Neuroleptikum (nämlich Seroquel) nehmen. Dank meiner Ausbildung und meiner Arbeit in dem medizinischen Fachverlag bin ich ja immer auf dem neuesten Stand der Dinge. Vielleicht klingen die psychotischen Entgleisungen ja auch mit dem Klimakterium ab, schließlich haben sie immer vor der Periode begonnen, waren also wohl auch hormonell bedingt.

Meine Familie, meine Bergtouren, meine Arbeit als Redakteurin, meine Skitouren und die Arbeit mit Kindern im hiesigen Sportverein füllen mich total aus. Ob ich ohne die Krankheit beruflich weiter gekommen wäre? Immerhin bin ich der Gesellschaft nichts schuldig geblieben.

Meine Kritik am deutschen Gesundheitssystem: Ärzte verstehen unter Psychoedukation oft nur, dass sie uns sagen, wie wir unsere Tabletten nehmen sollen. Bipolare sind sträflich unterversorgt und werden oft sogar nur mit einem depressogenen Stimmungsstabilisator wie Valproat behandelt. Die Schulmedizin legt viel zu viel Wert auf Psychopharmaka. Es fehlt an Liebe und Achtung vor den Patienten. In der Manie werden bipolare Patienten eher übertherapiert, in der Depression dagegen unterbehandelt. Aber die machen ja auch weniger Mühe...

Petra (46): Drei Säulen zum normalen Leben...

Meine Krankheitsgeschichte erstreckt sich über 30 Jahre und ist eine Mischung aus manisch-depressiver Störung und Schizophrenie. Die Wurzeln dazu habe ich in der strengen und leistungsorientierten Erziehung in Elternhaus und Schule gefunden, die bei mir, einem sensiblen Mädchen mit empfindlichen Nerven, zu Fehlverhaltensweisen führte, zum Beispiel übertriebenem Ehrgeiz und Abkapselung gegenüber Bekannten und Freunden.

Mit 20 Jahren zog ich zuhause aus, machte eine Berufsausbildung und begann zu arbeiten, was man noch als Ruhe vor dem Sturm bezeichnen kann. Aber dann konnte mich dieser Beruf nicht befriedigen, sodass ich kündigte und ein Universitätsstudium begann. Nach kurzer Zeit verliebte ich mich in einen Kommilitonen, dem ich mit besonderen Leistungen imponieren wollte. Deshalb machte ich viele freiwillige Seminare mit und sammelte Bescheinigungen, zugleich vernachlässigte ich Pflichtexamina und fiel durch Prüfungen, weshalb ich das Studium nicht fortführen konnte und mich für einen neuen Studiengang bewarb.

Die folgende Zeit war von tiefer Traurigkeit überschattet, und es dauerte einige Zeit, bis ich mich erholt hatte. Das neue Studium war mit einem Umzug verbunden und war von Anfang an mit Konflikten mit Kommilitonen und Dozenten verbunden, weil niemand mein Verhalten richtig einschätzen konnte. Ich wirkte wahrscheinlich übertrieben strebsam, geltungsbedürftig und eifersüchtig. Während eines Praktikums lernte ich einen Universitätsassistenten kennen, in den ich mich beim ersten Ansehen verliebte. Meine Strebsamkeit wurde durch die neue Verliebtheit noch gesteigert.

Doch dann wechselte der Universitätsassistent seine Stelle, verschwand für mich von der Bildfläche, und ich verlor damit jeden Halt, wurde reizbar, aufdringlich und übertrieben geschäftig. Zugleich versuchte ich den Aufenthaltsort und die neue Arbeitsstelle des Assistenten ausfindig zu machen, aber das stieß auf den Widerstand aller, die ich da hineinzog, und aufgrund meiner Empfindlichkeit entwickelte ich Ängste und den Wahn, dass alle Menschen meine Feinde seien. Schließlich mündeten alle diese Verwicklungen in einen Selbstmordversuch, und ich wurde das erste Mal in die psychiatrische Landesklinik eingeliefert.

Das war ein Schock für meine Eltern, die einerseits wütend und verzweifelt waren, mich aber andererseits verzärtelten. In der Klinik wurde ich mit hochpotenten Neuroleptika behandelt, um die Psychose einzudämmen, und ich wurde bald entlassen, weil man glaubte, dass dies ein einmaliger Schub gewesen sei.

Aber das war nicht so. Auch im zweiten gewählten Studium scheiterte ich. Nach einer längeren Phase der Depression und Verzweiflung begann ich eine weitere Berufsausbildung, da ich in meinem ersten erlernten Beruf aus der Übung war. Die neue Ausbildung bestand aus einem theoretischen Teil, in dem ich gute Leistungen zeigte, und einem praktischen Teil, wo ich manische Züge entwickelte, Unfälle verursachte und schließlich mit ungenügenden Leistungen durchfiel. Damit war die Katastrophe vollkommen, vor allem wohl auch, weil ich meine Medikamente ohne ärztlichen Rat abgesetzt hatte.

Jetzt war ich davon überzeugt, dass jeder in diesem Land sich gegen mich verschworen hätte und dass ich nur noch im Ausland Fuß fassen könnte. Gegen Ärzte, psychiatrische Einrichtungen und meine Eltern war ich misstrauisch, sodass ich zu Hause ausriss, in einer fremden Stadt eine Reise ins ferne Ausland buchte und mit einer Fluglinie in eine europäische Hauptstadt reiste.

Dort angekommen ließ ich mich in mehreren Hotels gleichzeitig nieder und versuchte, über unterschiedliche Agenturen Arbeit und dauerhafte Bleibe zu bekommen. Meine gesamten Ersparnisse gingen dabei zur Neige und alle Versuche, mich zu etablieren, blieben erfolglos. Bei aller Verwirrung war ich aber noch so klar im Kopf, dass ich mit meinem letzten Geld zurück in die Heimat reiste. Dort irrte ich in der Gegend umher, bis mich der sozialpsychiatrische Dienst, der von meinen Eltern alarmiert worden war, aufgriff und in die nächste psychiatrische Landesklinik einlieferte. Zunächst versuchte ich auch dort zu entkommen, denn mein Misstrauen gegenüber Ärzten und Pflegern war immens. Als ich einsah, dass ein Entkommen nicht möglich war, verfiel ich in tiefe Niedergeschlagenheit, versuchte die Nahrung zu verweigern und war nahe daran, mich selbst aufzugeben. Ich erhielt wieder Neuroleptika, da die Ansicht vorherrschte, dass ich eine paranoide Schizophrenie habe.

Nach ungefähr einem halben Jahr kehrte mein Lebenswille zurück, die Einschränkungen wurden gelockert, ich konnte Ausflüge machen und wurde einer Gruppen- und Einzelgesprächspsychotherapie zugeführt. In der Einzelgesprächstherapie wurden Kindheitserlebnisse, Familiendynamik, weibliches Selbstverständnis und das Verhältnis zum anderen Geschlecht behandelt, und es wurden charakterliche Eigenarten von gesellschafts- und erziehungsbedingten Verhaltensweisen unterschieden. Die Bewältigung der Vergangenheit sollte von drei stabilen Säulen eines normalen Lebens getragen werden: Arbeit, Wohnen, Menschen.

Das alles hat mir sehr geholfen. Die Psychotherapie verhalf mir zu neuen Einsichten, machte mich ruhiger, widerstandsfähiger und lenkte meinen Blick auf das Wesentliche. Auch die Gruppentherapie war ein wichtiger Baustein zu meiner Normalisierung, denn sie war zugleich unterhaltend und heilend und schuf Kontakte zu Mitpatienten, weil man zu einem gewissen Grade Mitwisser ihrer Probleme wurde.

Als ich mich stabilisiert hatte, zog ich in eine stationäre Wohngemeinschaft, wo ich mit zwei anderen Patienten zusammenlebte und wir die hauswirtschaftlichen Arbeiten selbständig erledigten. Die damit verbundene ärztliche, psychologische und pflegerische Betreuung empfanden wir nicht mehr lästig, sondern wohltuend. Nachdem ich mich weiter stabilisiert hatte und regelmäßig an der Arbeitstherapie teilnahm, wurde für mich Arbeit in einer Reha-Werkstatt in Erwägung gezogen. Nach zwei Wochen Probezeit wurde ich dort aufgenommen und hatte damit die erste Säule zu einem normalen Leben aufgestellt.

Nach einem erfolgreichen Jahr Arbeitstraining wechselte ich von der Klinik in eine betreute Wohngemeinschaft, die ich mir selbst ausgesucht hatte und die im Hinblick auf Räumlichkeiten und Mitbewohner passend war. Ich lebte mich schnell ein. Mit Vollendung der zweiten Säule konnte ich mich endlich um eigenständige Unternehmungen und den Aufbau eines Bekanntenkreises kümmern. Es gelang mir, einige tragfähige Freundschaften zu schließen und ein geselliges Leben mit vielfältigen Freizeitaktivitäten zu führen. Säule drei war vollbracht.

In dieser Konstellation sind keine manischen, depressiven oder psychotischen Schübe mehr aufgetreten. Der nächste Schritt wird ein Praktikum sein, bei dem ich meine Leistungsfähigkeit erproben kann und das bei positivem Verlauf hinsichtlich Säule Eins weitere Perspektiven eröffnen könnte. Ohne den Schutz niedrigdosierter Medikamente werde ich aber wohl in absehbarer Zeit nicht leben können.

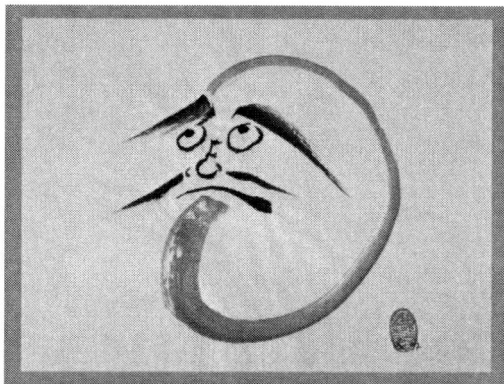

Daruma

Dies ist ein japanisches „Stehaufmännchen" und heißt
Daruma.

Daruma ist der Gründer des Zen-Buddhismus und soll
Kraft übertragen. Wenn man versucht, das Stehaufmännchen zu kippen, richtet es sich immer wieder auf.

Zu Beginn einer Depression stellte mir meine japanische
Mallehrerin die Aufgabe, diesen Daruma zu malen. Begin-
nen musste ich mit dem Dreiviertelkreis. Es waren viele
Versuche und Geduld nötig, bis mein Pinsel die richtige
Menge Farbe hatte, um den Kreis gleichmäßig zu malen.
Diese Übungen lenkten mich von meinen trüben Gedan-
ken ab. Als das Bild fertig war, war ich sogar ein wenig stolz
und fühlte mich besser.

Gundula Klein

Was ist eine bipolare Störung?

„Himmelhoch jauchzend! Zum Tode betrübt". Mit diesen beiden Verszeilen beschreibt Klärchen in Goethes „Egmont" das Wechselbad ihrer liebenden Gefühle, die sie gegenüber dem Titelhelden hegt. Diese Zeilen beinhalten aber auch die Diagnose von Manie und Depression. Ein manischer Mensch ist unermüdlich aktiv, ständig guter Dinge und benötigt wenig Schlaf. Er neigt zu Leichtsinn, übereilten Entschlüssen und Selbstüberschätzung. Oberflächlich betrachtet fühlt er sich wohl und kann seine Mitmenschen amüsieren. Spätestens aber, wenn seine gute Laune in Gereiztheit übergeht und seine Einfälle und Witze immer abwegiger und skurriler werden, merkt seine Umgebung, dass eine Veränderung seiner Persönlichkeit stattgefunden hat, die bereits krankhaft ist.

Das genaue Gegenteil erlebt ein depressiver Mensch. Er ist antriebsarm, kann sich nur schwer oder gar nicht aufraffen, gerät ins Grübeln und verliert Lebenskraft. In schweren Fällen zeichnet sich sein Zustand durch eine Gefühllosigkeit aus, in der ihn weder Freude noch Trauer erreichen. Er martert sich mit unbegründeten Selbstvorwürfen und steigert sich in einen Schuldwahn hinein, der durch die Konfrontation mit der Realität kaum noch korrigierbar ist. Professor Dr. Hans-Jürgen Luderer, Oberarzt der Psychiatrischen Klinik der Universität Nürnberg-Erlangen, nennt als untrügliches Kriterium für einen pathologischen Zustand das phasenhafte Auftreten von Depressionen und Manien, die sich mit Phasen der Normalität oder aber auch miteinander abwechseln. Im Verlauf der Erkrankung können auch körperliche Beschwerden auftreten: Zu Depressionen gesellen sich gern Druckempfindungen in Kopf oder Brust oder ein Völlegefühl im Magen und zu Manien häufig Essstörungen und Gewichtsverlust. Die genauen Ursachen für Depressionen und Manien sind weitgehend unbekannt, sicherlich aber spielen psychische und biologische Faktoren eine Rolle. Belastende Lebensereignisse, Störungen der biologischen Abläufe im Nervensystem und Vererbung sind als Auslöser nicht auszuschließen.

Vor einer Therapie steht die zeitaufwendige aber unverzichtbare Aufnahme der Krankengeschichte. Nur eine sorgfältige Befragung der Betroffenen führt zu einer präzisen Diagnose. Eine psychotherapeutische Behandlung wird häufig mit Medikamenten unterstützt. Es stehen heute die verschiedensten Psychopharmaka zur Verfügung, die ihren früheren Schrecken der manchmal unkalkulierbaren Nebenwirkungen verloren haben. Diese Medikamente können zwar krankhafte biologische Vorgänge nicht reparieren und auch keine lebensgeschichtlichen Probleme lösen, sie können aber die Symptome von Depressionen oder Manien wirkungsvoll bekämpfen.

(Aus: Gernot Raue „Das HR-Gesundheitsbuch" aus der Sendereihe „Gesundheit" des Hessischen Rundfunks, Eichborn-Verlag, Frankfurt am Main 1998)

Liste der am häufigsten genannten Arzneimittel

Erstellt von Dr. W. Emanuel Severus

Wirkstoff (ausgewählte Handelsnamen)	Anwendungsgebiete (Auswahl)	Mögliche Nebenwirkungen (Auswahl)
Selektive Serotonin Rückaufnahme Inhibitoren (SSRI)		
• Citalopram (Cipramil; Sepram) • Fluoxetin (Fluctin)	• Depressive Störungen • Panikstörung • Zwangsstörung	Zu Anfang häufig: Appetitlosigkeit, Übelkeit, Durchfall
Stimmungsstabilisatoren		
• Lithiumsalze (Hypnorex retard, Quilonum retard)	• Phasenprophylaxe bipolarer Erkrankungen • Akute Manie	Zittern, vermehrtes Durstgefühl, häufigeres Wasserlassen, Gewichtszunahme
• Valproinsäure/ Valproat (Ergenyl, Orfiril)	• Akute Manie • Phasenprophylaxe bipolarer Erkrankungen	Gewichtsveränderungen, Appetitveränderungen, Haarausfall, Müdigkeit
• Carbamazepin (Carbium, Finlepsin; Tegretal, Timonil) • Oxcarbazepin (Timox)	• Phasenprophylaxe bipolarer Erkrankungen • (Akute Manie)	Müdigkeit, Benommenheit, Schwindel, Gleichgewichtsstörungen, Sehstörungen (Doppelbilder), Übelkeit; Oxcarbazepin: weniger Nebenwirkungen als Carbamazepin
• Olanzapin (Zyprexa)	• Akute Manie	Gewichtszunahme (häufig), Sedierung
• Lamotrigin (Lamictal)	• Bipolare Depression • Phasenprophylaxe bipolarer Erkrankungen • Rapid Cycling	Kopfschmerzen; Hautausschlag (selten)

Fortsetzung I

Serotonin Noradrenalin Rückaufnahme Inhibitor (SNRI)

• Clomipramin (Anafranil)	• Depressive Störungen • Zwangsstörung • Panikstörung	Innere Unruhe, Schlafstörungen, anticholinerge Nebenwirkungen (Trockenheit der Schleimhäute, Unscharfsehen, Verstopfung, Harnverhalt)
• Venlafaxin (Effexor, Trevilor)	• Depressive Störungen • Generalisierte Angststörung	Zu Anfang häufig: Appetitlosigkeit, Übelkeit, Durchfall

Benzodiazepine

• Diazepam (Faustan,Valium) • Flunitrazepam (Rohypnol) • Lormetazepam (Noctamid) • Lorazepam (Tavor, Temesta) • Oxazepam (Adum bran, Seresta) • Triazolam (Halcion)	• Angstzustände • Akute Manie (Begleitmedikation)	Abhängigkeitsentwicklung, Tagesmüdigkeit, Schläfrigkeit, Einschränkung der Fahrtüchtigkeit, Gedächtnisstörungen

Neuroleptika

• Promethazin (Atosil) • Levomepromazin (Neurocil) • Chlorprothixen (Truxal) • Prothipendyl (Dominal) • Perazin (Taxilan) • Zuclopenthixol (Cloxipol) • Thioridazin (Melleril) • Zotepin (Nipolept)	• Schizophrenie (Sedierung, Ein- und Durchschlafstörungen)	Anticholinerge Nebenwirkungen, Kreislaufprobleme, gelegentlich Bewegungsstörungen; Erregungsleitungsstörungen am Herzen (Thioridazin)

Fortsetzung II

• Haloperidol (Haldol) • Bromperidol (Tesoprel) • Fluphenazin (Dapotum)	• Schizophrenie • Erregungszustände	Bewegungsstörungen (reversibel, irreversibel), zum Beispiel Sitzunruhe, Parkinson-Symptome, Eingebundensein
• Gegenmittel: Biperiden (Akineton)	• Bewegungsstörungen durch Neuroleptika	Euphorie, Sedierung, Schwindel, Schlaflosigkeit
• Ziprasidon (Zeldox) • Quetiapin (Seroquel) • Sertindol (Serdolect) • Risperidon (Risperdal)	• Schizophrenie • Manie	Kaum Gewichtszunahme, kaum Bewegungsstörungen, Erregungsleitungsstörungen am Herzen (Sertindol, Ziprasidon

Ältere Antidepressiva

• Trimipramin (Stangyl) • Doxepin (Aponal) • Maprotilin (Ludiomil) • Amitriptylin (Saroten) • Imipramin (Tofranil)	• Depressive Störungen	Anticholinerge Neben wirkungen, Gewichtszunahme, können manische Episoden möglicherweise auslösen

Andere Antidepressiva

• Mirtazapin (Remergil) • Mianserin (Tolvin)	• Depressive Störungen, insb. mit Schlafproblemen	Gewichtszunahme; Blubildveränderungen (Mianserin)

Schlafmittel

• Zolpidem (Stillnox) • Zopiclon (Ximovan)	• Schlafstörungen	• Möglicherweise Abhängigkeitsentwicklung, Gedächtnisprobleme

Literatur zum Thema

Angelika Walk, Ich sah in einen Spiegel und erkannte mich wieder; Lübbe; ISBN 3404614186; 1998

Arne Petersen, Affenstall; Psychiatrie-Verlag; ISBN: 3884143409; 2003

Brigitte Woggon, Ich kann nicht wollen. Berichte depressiver Patienten; Huber, Bern; ISBN 3456838921; August 2002

Gabriele Vasak, Heinz Katschnig, Sturzfliegen – Leben in Depressionen und Manien; R&R Sachbuchverlag; ISBN 3907625048

Hans-Georg Weber, (K)ein depressiver Mann – zwischen Depression und Lebenslust; ISBN 3-932917-36-7; 2002

Ilka Scheidgen, Meine Freundin Johanna; Psychiatrie-Verlag; ISBN 3884143417; 2003

Jürgen Hargens, Bitte nicht helfen! Es ist auch so schon schwer genug. (K)ein Selbsthilfebuch; Carl-Auer-Systeme Verlag; ISBN 3896701428; 2000

Kay Redfield Jamison, Meine ruhelose Seele. Die Geschichte einer manischen Depression.; Goldmann; ISBN 3442150302; 1999

Nicola Keßler, Manie-Feste.; Psychiatrie-Verlag; ISBN 3884141732; 1997

Piet C. Kuiper, Seelenfinsternis. Die Depression eines Psychiaters; ISBN 3596127645; 1995

Ruedi Josuran u.a; Mittendrin und nicht dabei...; Ullstein Verlag; ISBN 3548710212; 2001

Thomas Bock; Achterbahn der Gefühle. Leben mit Manien und Depressionen; ISBN 3451263661; 1998

Weitere Literaturhinweise finden Sie unter www.dgbs.de

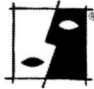

DGBS
Deutsche Gesellschaft für Bipolare Störungen e. V.
(manisch-depressive Erkrankung)

Mitglieder
Professionelle, Betroffene, Angehörige, Interessierte

Ziele
Verbesserung der medizinischen Versorgung
für Menschen mit bipolaren Störungen

Mehr Aufmerksamkeit für bipolare Erkrankungen in Fachkreisen,
Gesundheitspolitik und Öffentlichkeit

Unterstützung von Selbsthilfeinitiativen

Förderung der Forschung und Lehre über
die Ursachen, Diagnose und Therapie

Enge Zusammenarbeit mit psychiatrischen Fachgesellschaften,
Angehörigen- und Betroffeneninitiativen

Informationen
DGBS e.V.
Postfach 920249
21132 Hamburg
Tel. 040-85 40 88 83
E-Mail info@dgbs.de
Internet www.dgbs.de
Mitteilungsorgan: *Psychoneuro*, Karl Demeter Verlag

Folgende Publikationen der Deutschen Gesellschaft für Bipolare Störungen e.V. sind im Buchhandel erhältlich:

Weißbuch Bipolare Störungen in Deutschland

Inhalt: Epidemiologie – Morphologie – Neurofunktionale Grundlagen – Genetik – Diagnostik – Therapie – Phasenprophylaxe – Prognose – Psychoedukation – Neuropsychologie – Forensik – Kinder- und Jugendpsychiatrie – Kosten – Selbsthilfe

14 wissenschaftliche Expertengruppen
• dokumentieren umfassend den aktuellen Stand des
  Wissens und Konflikte in Forschung, Patientenversorgung, Selbsthilfe, Sozioökonomie,
• analysieren Defizite,
• zeigen auf, was zu tun ist.

Ein unentbehrliches Handbuch für die Forschung, Patientenversorgung, Gesundheitspolitik und Öffentlichkeit

Redaktion: PD Dr. Andreas Erfurth

440 Seiten I € 36
ISBN 3-8311-4521-0

Kurzfassung
Weißbuch Bipolare Störungen in Deutschland

132 Seiten I € 14
ISBN 3-8311-4520-2

Rosa Geislinger, Dipl.-Psych.; Dr. Heinz Grunze

Bipolare Störungen
(manisch-depressive Erkrankungen)
Ratgeber für Betroffene und Angehörige

Durch die gemeinsame Autorenschaft einer der Angehörigenarbeit und Selbsthilfe verpflichteten Psychologin und eines in Klinik und Forschung tätigen Psychiaters wird auf viele Aspekte der Erkrankung eingegangen. In einem Interview werden Einblicke in die Geduld und das Verständnis vermittelt, die Angehörige und Freunde aufbringen müssen und wie hilfreich es dabei ist, umfassend über die Erkrankung informiert zu sein.

56 Seiten I € 8,60
ISBN 3-8311-4519-9

Dr. J. M. Langosch

Vademecum Bipolare Störungen
Die Pharmakotherapie der bipolaren affektiven Störungen (manisch-depressive Erkrankungen)

Dieses Buch bietet in übersichtlicher Form die wichtigsten Therapiemöglichkeiten der bipolaren Störung. Die Anwendung von stimmungsstabilisierenden Medikamenten, Antidepressiva, Benzodiazepinen und atypischen Neuroleptika wird anschaulich erläutert. Kompakt und aktuell enthält es detaillierte Angaben zu Präparaten, Dosierungen, Neben- und Wechselwirkungen.

68 Seiten I € 9,80
ISBN 3-8311-4518-0

PD Dr. Stephanie Krüger

Bipolare Störung und Kinderwunsch
Informationen für Ärzte

Frauen stellen ungefähr 50% der an einer bipolaren
Störung erkrankten Patientengruppe dar. Die Mehr-
zahl dieser Frauen ist im gebärfähigen Alter, so dass
sich früher oder später die Frage nach der adäquaten
Versorgung der Patientin vor, während und nach der
Schwangerschaft stellt. Es ist durchaus möglich, durch
eine systematische Erfassung der individuellen Anam-
nese- und Verlaufsdaten der Patientin eine Therapie
zu konzipieren, welche die Patientin sicher durch die
Schwangerschaft und die postpartale Zeit bringt. Dieses Buch soll dabei eine Unterstützung sein.

64 Seiten I € 14
ISBN 3-8330-0663-3

PD Dr. Stephanie Krüger

Mutter werden mit einer bipolaren Störung –
was sollte ich wissen?
Ein Ratgeber für Patientinnen

Frauen mit einer bipolaren (manisch-depressiven)
Erkrankung sind verunsichert, wenn sie schwanger
werden wollen oder ungeplant schwanger geworden
sind. Diese Schrift soll Frauen mit einer bipolaren
Erkrankung dabei helfen, sich über wichtige und spezi-
fische Fragen zu Schwangerschaft, Geburt und Stillzeit
zu informieren.

44 Seiten I € 5
ISBN 3-8330-0595-5

Prof. Dr. Peter Bräunig
Petra Wagner, Dipl.-Psych.

Zwischen den Polen von Manie und Depression
Psychoedukation bei bipolarer Erkrankung
Ein Wegweiser für Betroffene und Angehörige

Psychoedukation, das bedeutet: die Wissensvermittlung über die Erkrankung und deren Bewältigung, hat sich sowohl für Betroffene als auch Angehörige als eine wirkungsvolle Unterstützung im Umgang mit der Erkrankung bewährt. Dieses Buch möchte deshalb Betroffene, Angehörige und den interessierten Leser über Wissenswertes zum Thema Psychoedukation informieren.

76 Seiten I € 10
BoD GmbH, Norderstedt, 2003
ISBN 3-8334-0749-2